Lichamelijke gezondheidsproblematiek

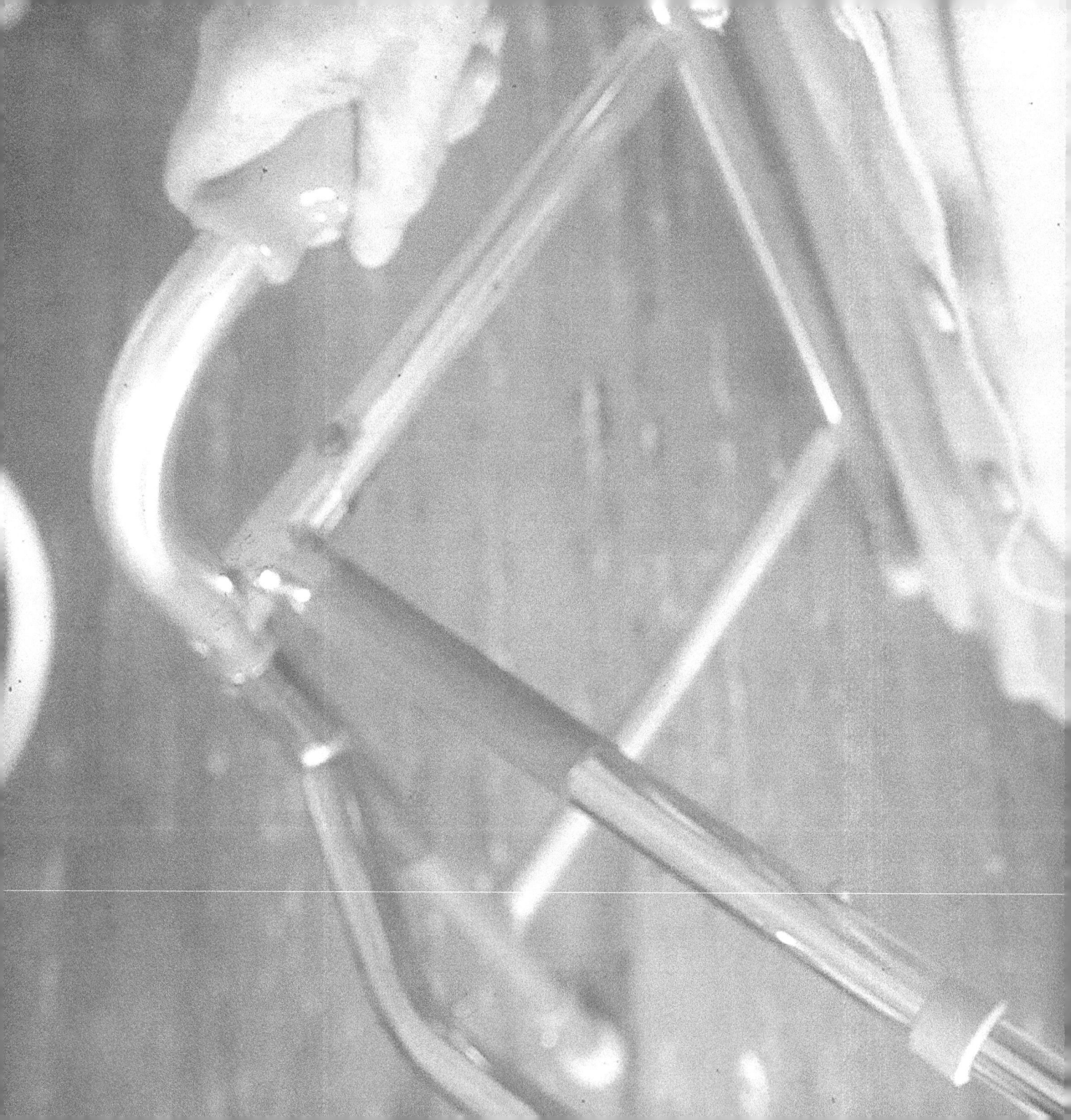

BOUWSTENEN VOOR GEZONDHEIDSZORGONDERWIJS

Lichamelijke gezondheidsproblematiek

J.C. Dito
T. Stavast
Dr. M.J. Zaagman-van Buuren
Drs. J.T.E. de Jong

Eerste druk

Bohn Stafleu Van Loghum
Houten/Diegem 1997

©1997 Bohn Stafleu van Loghum, onderdeel van Springer Uitgeverij

Alle rechten voorbehouden. Niets uit deze uitgave mag worden verveelvoudigd, opgeslagen in een geautomatiseerd gegevensbestand, of openbaar gemaakt, in enige vorm of op enige wijze, hetzij elektronisch, mechanisch, door fotokopieën, opnamen, of op enig andere manier, zonder voorafgaande schriftelijke toestemming van de uitgever.

Voorzover het maken van kopieën uit deze uitgave is toegestaan op grond van artikel 16b Auteurswet 1912 j° het Besluit van 20 juni 1974, Stb. 351, zoals gewijzigd bij Besluit van 23 augustus 1985, Stb. 471 en artikel 17 Auteurswet 1912, dient men de daarvoor wettelijk verschuldigde vergoedingen te voldoen aan de Stichting Reprorecht (Postbus 3051, 2130 KB Hoofddorp). Voor het overnemen van (een) gedeelte(n) uit deze uitgave in bloemlezingen, readers en andere compilatiewerken (artikel 16 Auteurswet 1912) dient men zich tot de uitgever te wenden.

Vormgeving: Twin Design bv, Culemborg

ISBN-10: 90 313 2433 7
ISBN-13: 978 90 313 2433 0
NUR 897

Eerste druk, eerste oplage 1997
Eerste druk, tweede oplage 2003
Eerste druk, derde oplage 2006
Eerste druk, vierde oplage 2008

Bohn Stafleu van Loghum
Het Spoor 2
Postbank 246
3990 GA Houten
www.bsl.nl

Woord vooraf

Dit boek is bestemd voor verzorgenden en verzorgenden IG. Wij hebben getracht op een volledige en heldere manier de gezondheidsproblematiek te beschrijven waarmee de doelgroep in het werkveld geconfronteerd kan worden. Dit doen wij door in een algemeen deel in te gaan op onderwerpen als geneesmiddelen, infecties, huidafwijkingen, pijn en oncologie en in een specifiek deel op de problematiek bij bepaalde zorgcategorieën.

Het boek is ondersteunend aan het centrale leergebied verzorging (zie het curriculummodel in de redactionele verantwoording). Bij de samenstelling van dit boek hebben wij net zoals bij de andere boeken uit deze serie gekozen voor de classificatie volgens Gordon. In het boek worden meerdere deelkwalificaties aangeboden. In de redactionele verantwoording is de samenhang in een schema inzichtelijk gemaakt.

Lichamelijke gezondheidsproblematiek is voor een belangrijk deel gebaseerd op materiaal van het boek *Algemene ziekteleer* voor niveau 4 en 5. Sommige hoofdstukken zijn geheel of gedeeltelijk overgenomen, andere hoofdstukken moesten volledig worden aangepast om ze geschikt te maken voor de opleiding en de beroepsuitoefening van de verzorgende en verzorgende IG. Ook is een aantal nieuwe paragrafen en hoofdstukken toegevoegd.

Auteurs en hoofdredactie houden zich aanbevolen voor elke suggestie tot wijziging en verbetering en voor elke kritische kanttekening die een bijdrage kan leveren aan een volgende druk.

J.C. Dito
T. Stavast
Dr. M.J. Zaagman-van Buuren
Drs. J.T.E. de Jong

Over de auteurs

Mevrouw J.C. Dito heeft na het behalen van het diploma A-verpleegkundige enige jaren gewerkt als verpleegkundige en vervolgens als praktijkbegeleider in een algemeen ziekenhuis. Na het afronden van de docentenopleiding was zij verbonden aan de School voor opleidingen in de gezondheidszorg 'De Wierde', eerst als docent aan de ZV-opleiding, vervolgens als vakgroepcoördinator en later als hoofd van de A-opleiding.
Tijdens deze periode heeft zij de tweedegraads lerarenopleiding gedaan en vele cursussen gevolgd, zowel op het gebied van modulariseren als op het gebied van management voor schoolleiders. Net als mevrouw Stavast is mevrouw Dito al jaren mede-auteur van verschillende verpleegkundeboeken alsmede van het boek *Ziektenkunde voor de verplegende en verzorgende beroepen*. Tot op heden is zij hoofd van de afdeling inservice-onderwijs van de Stadspoort in Groningen (college voor MDGO). Als voorzitter van diverse werkgroepen heeft zij zich beziggehouden met de vormgeving en de inhoud van de leerplannen binnen het samenhangend stelsel voor kwalificatieniveau 2, 3 en 4.

Mevrouw T. Stavast werkte na haar opleiding tot A-verpleegkundige als verpleegkundige en praktijkbegeleider in een algemeen ziekenhuis. Ruim twaalf jaar was zij werkzaam in het inservice-onderwijs als docent en later als sectorhoofd contractactiviteiten. Tijdens haar docentschap volgde zij de opleiding MO-A pedagogiek. In die periode is zij ook begonnen met haar werkzaamheden als auteur. Het eerste boek dat verscheen was *Verpleegkunde voor ziekenverzorgenden*. Daarna volgden diverse andere boeken, zoals het *Basisboek verpleegkunde voor de verplegende en verzorgende beroepen*, het boek *Specifieke verpleegkunde* en *Ziektenkunde voor de verplegende en verzorgende beroepen*.
In de periode dat zij sectorhoofd contractactiviteiten was, heeft zij cursussen management gevolgd.

Momenteel werkt zij als scholingsadviseur en unitleider not for profit bij het Regionaal bureau onderwijs in Groningen. Haar werkzaamheden bestaan onder andere uit het inventariseren van de scholingsvraag bij de zorginstellingen en het organiseren van regionale scholingsprojecten.

Mevrouw M.J. Zaagman-van Buuren studeerde geneeskunde aan de Rijksuniversiteit Groningen. Na ervaring als huisarts te hebben opgedaan, volgde zij de opleiding tot longarts. In 1980 promoveerde zij tot doctor in de geneeskunde. Sinds 1976 is mevrouw Zaagman als docent/onderwijsontwikkelaar verbonden aan opleidingen in de gezondheidszorg, met name de verpleegkunde. Zij had zitting in de Werkgroep integratie theorie en praktijk en nam vele jaren deel aan verschillende werkgroepen voor het ontwikkelen van itembanken en casuïstiek/integratieve toetsen voor de opleiding tot verpleegkundige. Zij is lid van het bestuur van het Instituut voor Zorgonderzoek te Deventer. Als auteur is zij betrokken bij diverse uitgaven binnen de BGO-reeks.

J.T.E. de Jong studeerde, na een propedeusejaar psychologie, geneeskunde aan de Rijksuniversiteit Utrecht. In 1986 behaalde hij het artsexamen en verbond zich parttime aan het Grenslandcollege in Tilburg als docent medische vakken ten behoeve van de opleiding tot A-verpleegkundige. Een jaar later combineerde hij dit met een functie bij de afdeling ambulancehulpverlening van de GGD Midden-Brabant. In 1993 was hij mede-oprichter van een firma voor de ontwikkeling van software voor verpleegkundig onderwijs.
Sinds 1995 is de heer De Jong werkzaam bij de Koninklijke Landmacht als hoofd van de geneeskundige instructiegroep van het Opleidingscentrum Militair Geneeskundige Diensten te Hilversum. Naast zijn werk is hij auteur van diverse boeken in de BGO-reeks.

Redactionele verantwoording

De reeks leerboeken *Bouwstenen voor gezondheidszorgonderwijs* is ontwikkeld aan de hand van een curriculummodel. Dit curriculummodel sluit aan bij het rapport 'Gekwalificeerd voor de toekomst' waarin de kwalificatiestructuur en de eindtermen voor verpleging en verzorging beschreven worden.
Bij de ontwikkeling van dit curriculummodel en de daaraan gekoppelde opleidingsstructuur waren twee uitgangspunten belangrijk:
1 Een theoretisch uitgangspunt waarbij het *beroepsopleidingsprofiel* centraal staat, dat wil zeggen de eindtermen voor de onderscheiden kwalificatieniveaus.
2 Een praktisch uitgangspunt waarin de *beroepsprofielen* en de daarvan afgeleide functie- en taakprofielen centraal staan, dat wil zeggen de taken en de kwalificaties: het geheel van eisen betreffende kennis, vaardigheden en attitude die organisaties aan medewerkers stellen.

Door kennis, vaardigheden en attitude (kwalificaties en eindtermen) te ordenen naar zorgsituaties en zorgcategorieën wordt de verzorgende voldoende toegerust voor zijn/haar functie. Dit betekent dat hij/zij de zorgvraag van de zorgvrager in een gegeven setting op adequate wijze kan beantwoorden.
Voor de opleiding tot verzorgende (kwalificatieniveau 3) ziet het curriculum er als volgt uit:

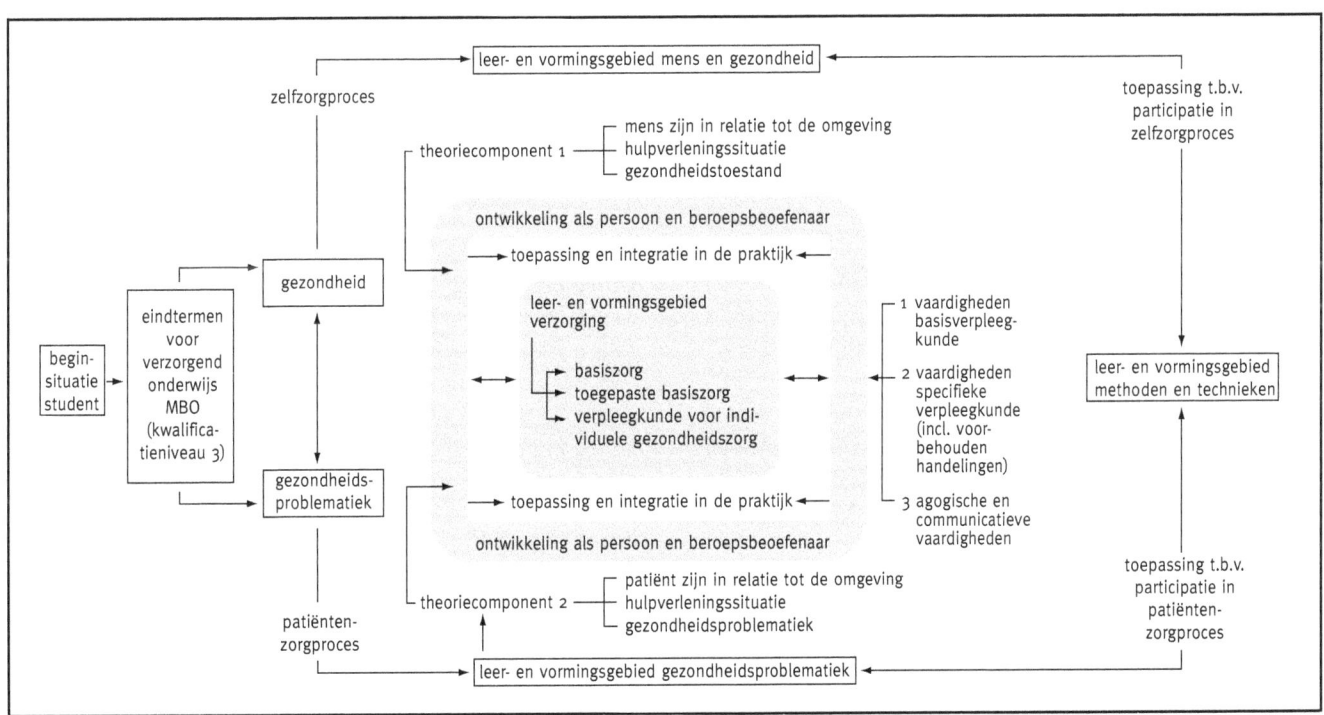

Curriculummodel

In het curriculummodel zien we alle elementen van het beroepsprofiel en het beroepsopleidingsprofiel terugkomen. Centraal staan de zorgsituaties (multidisciplinair aandachtsgebied) met daarbinnen omschreven verpleegsituaties (aandachtsgebied voor de verpleegkundige en verzorgende discipline). In alle zorgsituaties hebben we te maken met gezondheid en gezondheidsproblematiek. Enerzijds heeft de beroepsbeoefenaar te maken met een zelfzorgproces dat gericht is op het in stand houden c.q. ondersteunen van het gezond functioneren van de mens. Anderzijds heeft de beroepsbeoefenaar te maken met een patiënten- of cliëntenzorgproces dat gericht is op de begeleiding van de mens met gezondheidsproblematiek. Uiteraard hebben beide processen een nauwe relatie met elkaar. Voor het behalen van de eindtermen zijn vier leer- en vormingsgebieden nodig. Het centrale leer- en vormingsgebied is de verzorging. Het is het geheel van kennis, vaardigheden en attitudes waarmee het zorgproces in de verschillende zorgsituaties vorm en inhoud gegeven wordt teneinde de gestelde doelen te bereiken.

De zorgsituaties en verpleegsituaties zijn uitgangspunt. De mens en zijn zorgbehoefte(n) en de patiënt en zijn verpleegbehoefte(n) staan in het denken, het handelen en de attitude van de verzorgende centraal.

Om inzicht te krijgen in de zorgsituaties (zorgvrager, zorgvraag en setting) en het zorgproces vorm en inhoud te geven zijn de overige drie leer- en vormingsgebieden als ondersteuning nodig:

1 leer- en vormingsgebied mens en gezondheid
2 leer- en vormingsgebied gezondheidsproblematiek
3 leer- en vormingsgebied methoden en technieken.

Het leerboek *Lichamelijke gezondheidsproblematiek* behoort tot het leer- en vormingsgebied gezondheidsproblematiek. Het is bestemd voor de basis-, hoofd- en differentiatiefase van de opleiding tot verzorgende en verzorgende IG (niveau 3).

In de basisfase staat de basiszorg centraal, inclusief alle ondersteunende vaardigheden en kennisverwerving zoals planning en coördinatie van zorg, kwaliteitsbewaking en GVO. In de hoofdfase worden de specifieke beroepsgerichte aspecten behandeld, veelal uitgaande van zorgcategorieën. Tijdens de differentiatie wordt een verdieping gegeven in aspecten van de zorgverlening aan specifieke doelgroepen. *Lichamelijke gezondheidsproblematiek* heeft betrekking op de volgende *deelkwalificaties:*

Basisfase
301: Plannen van zorg
302: Basiszorg
303: Preventie en GVO 1

Hoofdfase
301: Plannen van zorg
302: Basiszorg
303: Preventie en GVO 1
304: Verplegende elementen
306: Kwaliteitszorg en deskundigheidsbevordering verzorgende
308: Verzorgen van chronisch zieken, lichamelijk gehandicapten en revaliderenden
309: Verzorgen van geriatrische zorgvragers
310: Verzorgen van verstandelijk gehandicapten
311: Verzorgen van barenden, kraamvrouwen en pasgeborenen

Differentiatiefase
312: Kortdurende zorg
313: Kraamverzorging
314: Zorg voor ouderen
315: Zorg voor chronisch zieken

Hoe de *leerdoelen* van *Lichamelijke gezondheidsproblematiek* voor niveau 3 zijn verdeeld over de genoemde deelkwalificaties, wordt duidelijk gemaakt in het schema 'Leerdoelen en deelkwalificaties'.

Toelichting op het schema 'Leerdoelen en deelkwalificaties'

In het boek komen meerdere deelkwalificaties aan de orde. De eindtermen van de onderscheiden deelkwalificaties zijn verspreid over meerdere boeken. In bovengenoemde matrix zijn alleen die eindtermen opgenomen die in het boek ook aandacht krijgen.

Het verspreid zijn van de eindtermen over meerdere boeken is een gevolg van de keuze die wij gemaakt hebben voor het volgen van de systematiek van het vak. Om de totale deelkwalificatie af te ronden zullen onderdelen van de leerstof uit andere vakken uit de verschillende leer- en vormingsgebieden moeten worden behandeld. We verwijzen hiervoor naar de matrices in de andere leerboeken.

De uitgangspunten zoals hier geformuleerd zijn nog volop in ontwikkeling. Een verdere verfijning en nog betere afstemming op de eindtermen zal de komende jaren moeten plaatsvinden.

Het is dan ook van groot belang voor de redactie en auteurs dat studenten en docenten reageren op de inhoud, structuur en vormgeving van dit boek. Zo kunnen we samen een goed fundament leggen onder de verpleegkundige en verzorgende beroepsuitoefening.

Wij wensen u veel succes toe.

Hoofdredactie BGO-reeks
drs. J.H.J. de Jong
drs. J.A.M. Kerstens

Leerdoelen en deelkwalificaties

leerdoelen deelkwalificaties (eindtermen)	Lichamelijke gezondheidsproblematiek			
	Hoofdstuk 1 Oriëntatie op de geneeskunde	Hoofdstuk 2 Algemene genees-middelenleer	Hoofdstuk 3 Infectieleer, immunologie en huidafwijkingen	Hoofdstuk 4 Pijn en jeuk
301 plannen van zorg 02 zorgbehoefte inschatten 04 veranderingen in de zorgvraag signaleren			x	x x
302 basiszorg 03 helpen bij opname van voeding en vocht 04 helpen bij de uitscheiding 07 vitale functies bewaken 08 bevorderen evenwichtig slaap- en waakritme 09 zorgdragen voor medicijngebruik 12 zorgvrager begeleiden 14 voorschriften toepassen		x x x	 x	
303 preventie en GVO 1 02 primaire preventie toepassen 03 secundaire preventie toepassen 04 tertiaire preventie toepassen		 x	x x	 x
304 verplegende elementen 04 medicijnen toedienen 05 wonden verzorgen 12 deelnemen aan onderzoek en behandeling	 x	x		
306 kwaliteitszorg en deskundigheids bevordering verzorgende 05 eigen deskundigheid bevorderen	x	x	x	x
308 verzorgen van chronisch zieken, lichamelijk gehandicapten en revaliderenden 01 problematiek omschrijven 02 zorgplan hanteren 04 basiszorg verlenen 05 preventie en GVO toepassen 06 zorg coördineren 07 kwaliteitszorg en deskundigheid bevorderen				
309 verzorgen van geriatrische zorgvragers 01 problematiek omschrijven 02 zorgplan hanteren 04 basiszorg verlenen 05 preventie en GVO toepassen 06 zorg coördineren 07 kwaliteitszorg en deskundigheid bevorderen	x			

	Hoofdstuk 5 Algemene oncologie	Hoofdstuk 6 De geriatrische zorgvrager	Hoofdstuk 7 De terminale zorgvrager	Hoofdstuk 8 De lichamelijke gehandicapte zorgvrager	Hoofdstuk 9 De verstandelijk gehandicapte zorgvrager	Hoofdstuk 10 De kraamvrouw en de pasgeborene	Hoofdstuk 11 Aandoeningen geslachtsorganen
301							
02	x	x	x	x	x	x	x
04	x	x	x	x	x	x	x
302							
03	x	x	x	x	x	x	x
04				x			
07	x	x	x	x	x	x	x
08							
09							
12	x			x		x	
14							
303							
02					x	x	x
03	x	x	x	x			
04	x			x			x
304							
04							
05				x			
12	x						
306							
05	x	x	x	x	x	x	x
308							
01	x			x			
02				x			
04				x			
05				x			
06				x			
07				x			
309							
01		x					
02		x					
04		x					
05		x					
06		x					
07		x					

leerdoelen deelkwalificaties (eindtermen)	Lichamelijke gezondheidsproblematiek			
	Hoofdstuk 1 Oriëntatie op de geneeskunde	Hoofdstuk 2 Algemene geneesmiddelenleer	Hoofdstuk 3 Infectieleer, immunologie en huidafwijkingen	Hoofdstuk 4 Pijn en jeuk
310 verzorgen van verstandelijk gehandicapten 01 problematiek omschrijven 02 zorgplan hanteren 04 basiszorg verlenen 05 preventie en GVO toepassen 06 zorg coördineren 07 kwaliteitszorg en deskundigheid bevorderen				
311 verzorgen van barenden, kraamvrouwen en pasgeborenen 01 problematiek omschrijven 02 zorgplan hanteren 04 basiszorg verlenen 05 preventie en GVO toepassen 06 zorg coördineren 07 kwaliteitszorg en deskundigheid bevorderen		x		
312 kortdurende zorg 01 typering geven van de zorg				
313 kraamverzorging 02 relevante ziektebeelden omschrijven				
314 zorg voor ouderen 01 levensperspectief oudere omschrijven				
315 zorg voor chronisch zieken 01 relevante ziektebeelden/therapieën weergeven				

	Hoofdstuk 5 Algemene oncologie	Hoofdstuk 6 De geriatrische zorgvrager	Hoofdstuk 7 De terminale zorgvrager	Hoofdstuk 8 De lichamelijke gehandicapte zorgvrager	Hoofdstuk 9 De verstandelijk gehandicapte zorgvrager	Hoofdstuk 10 De kraamvrouw en de pasgeborene	Hoofdstuk 11 Aandoeningen geslachtsorganen
310							
01					x		
02					x		
04					x		
05					x		
06					x		
07					x		
					x		
311							
01						x	
02						x	
04						x	
05						x	
06						x	
07						x	
312							
01			x	x			
313							
02						x	
314							
01		x					
315							
01				x			

INHOUD

Woord vooraf — V

Over de auteurs — VI

Redactionele verantwoording — VII

DEEL I
ALGEMEEN — 2

HOOFDSTUK 1
Oriëntatie op de geneeskunde — 4

Leerdoelen
1.1 Geneeskunde en geneeskunst — 5
1.2 Het werkterrein van de arts — 5
1.3 Ziekten, symptoom en syndroom — 5
    1.3.1 Ziekteverloop — 6
    1.3.2 Ziekte-oorzaken — 6
1.4 Het stellen van de medische diagnose — 9
    1.4.1 Anamnese — 9
    1.4.2 Lichamelijk onderzoek — 9
    1.4.3 Aanvullend specialistisch onderzoek — 11
1.5 Behandelingsmethoden — 16
    1.5.1 Medicamenteuze behandeling — 16
    1.5.2 Chirurgische behandeling — 16
    1.5.3 Radioactieve behandeling — 16
    1.5.4 Paramedische behandeling — 16
    1.5.5 Alternatieve behandelingen — 16

HOOFDSTUK 2
Algemene geneesmiddelenleer — 18

Leerdoelen
2.1 Oorsprong en ontwikkeling van de geneesmiddelenleer — 19
2.2 Toezicht op de geneesmiddelenvoorziening — 19
2.3 Naamgeving van geneesmiddelen — 20
2.4 Toedieningswegen, opname en gedrag van geneesmiddelen in het lichaam — 20
    2.4.1 Toedieningswegen en opname van geneesmiddelen — 20
    2.4.2 Verwijdering uit het lichaam — 24
2.5 Bijwerking en (over)dosering — 24
    2.5.1 Acute toxische reacties — 24
    2.5.2 Subacute toxische reacties — 25
    2.5.3 Chronische toxische reacties — 25
    2.5.4 Invloed op het reactievermogen — 25
    2.5.5 Interacties tussen geneesmiddelen — 25
2.6 Gewenning en verslaving — 25
2.7 Toedieningsvormen van geneesmiddelen — 26
    2.7.1 Poeder — 26
    2.7.2 Pil en capsule — 26
    2.7.3 Tablet en dragee — 26
    2.7.4 Zetpil — 26
    2.7.5 Drank — 27
    2.7.6 Inhalatie — 27
    2.7.7 Druppels — 27
    2.7.8 Injectievloeistof — 27
    2.7.9 Uitwendige preparaten — 27
2.8 Geneesmiddelen bij ouderen, kinderen en tijdens de zwangerschap en borstvoeding — 27
    2.8.1 Geneesmiddelen bij ouderen — 27

	2.8.2	Geneesmiddelen bij kinderen	28
	2.8.3	Geneesmiddelen bij zwangerschap en borstvoeding	28
2.9	Soorten medicijnen		29
	2.9.1	Pijnstillers (analgetica)	29
	2.9.2	Slaapmiddelen	30
	2.9.3	Laxantia	30
	2.9.4	Anticoagulantia	30
	2.9.5	Infusen	32

Hoofdstuk 3
Infectieleer, immunologie en huidafwijkingen 34

Leerdoelen

3.1	Micro-organismen		35
	3.1.1	Bacteriën	35
	3.1.2	Virussen	39
	3.1.3	Schimmels en gisten	40
	3.1.4	Protozoën	41
3.2	Epidemiologie		41
3.3	Besmetting en infectie		42
	3.3.1	Besmettingswegen	42
	3.3.2	Afweer van het menselijk lichaam	42
3.4	Ontstekingen		45
	3.4.1	Ontstekingsreacties	45
	3.4.2	Ontstekingsvormen	45
3.5	Immunologie		47
	3.5.1	Antilichamen	47
	3.5.2	Immuniteit	47
	3.5.3	Infecties	47
3.6	Huidafwijkingen		49
	3.6.1	Kleurveranderingen van de huid	49
	3.6.2	Afwijkingen in de turgor van de huid	49
	3.6.3	Afwijkende huidstructuren	50
3.7	Verwondingen van de huid		50
3.8	Infecties van de huid		52
	3.8.1	Folliculitis	52
	3.8.2	Steenpuist (furunkel)	52
	3.8.3	Negenoog (karbunkel)	52

	3.8.4	Flegmone	52
	3.8.5	Wondroos (erysipelas)	52
	3.8.6	Nagelriemontsteking (omloop of paronychia)	53
	3.8.7	Panaritium	53
	3.8.8	Fistel (pijpzweer)	53
	3.8.9	Lymfevatontsteking (lymphangitis)	53
	3.8.10	Lymfeklierontsteking (lymphadenitis)	53
3.9	Dermatologische aandoeningen		53
	3.9.1	Eczemen	53
	3.9.2	Andere huidziekten	54
	3.9.3	Huidafwijkingen door aanwezigheid van insecten	55

Hoofdstuk 4
Pijn en jeuk 58

Leerdoelen

4.1	Het verschijnsel pijn		59
4.2	Pijn en psyche		59
4.3	Pijnstillende middelen		59
4.4	Vormen van pijn		59
	4.4.1	Weerpijn	59
	4.4.2	Fantoompijn	59
	4.4.3	Hoofdpijn	60
	4.4.4	Pijn in de borst	60
	4.4.5	Pijn in de buik	61
4.5	Het verschijnsel jeuk		61
	4.5.1	Oorzaken van jeuk	61
	4.5.2	Behandeling van jeuk	61

Hoofdstuk 5
Algemene oncologie 62

Leerdoelen

5.1	Normale celgroei en tumorvorming		63
5.2	Aard van de tumor		63
	5.2.1	Goedaardige (benigne) tumoren	64
	5.2.2	Kwaadaardige (maligne) tumoren	65

DEEL II
DE ZORGVRAGERS 72

HOOFDSTUK 6
De geriatrische zorgvrager 74

Leerdoelen
6.1 Het verouderingsproces 75
    6.1.1 Lichamelijke ouderdomsverschijnselen 75
    6.1.2 Psychische en sociale ouderdoms-verschijnselen 76
    6.1.3 Ziekten van de oudere mens 76
    6.1.4 Oogproblemen 78
    6.1.5 Oorproblemen 78
6.2 Het dementieel syndroom 79
    6.2.1 Oorzaken van dementie 79
    6.2.2 De ziekte van Alzheimer 79
    6.2.3 De multi-infarctdementie (MID) 80
    6.2.4 Factoren die dement gedrag positief beïnvloeden 80
6.3 Psychische stoornissen bij ouderen 80
    6.3.1 Depressies 81
    6.3.2 Hypochondrie 81
    6.3.3 Ziekelijke achterdocht 81
    6.3.4 Verzamelzucht 81

HOOFDSTUK 7
De terminale zorgvrager 82

Leerdoelen
7.1 Het sterven 83
7.2 De dood 84
7.3 Het donorcodicil 85

HOOFDSTUK 8
De chronisch zieke, lichamelijk gehandicapte en revaliderende zorgvrager 88

Leerdoelen
8.1 Gezondheidsproblemen m.b.t. het bewegings-apparaat 89
    8.1.1 Reumatoïde artritis 89
    8.1.2 Arthrosis deformans 91
    8.1.3 De ziekte van Bechterew 92
    8.1.4 Osteoporose 92
    8.1.5 Spit 93
    8.1.6 Traumata 93
    8.1.7 Amputatie 95
8.2 Gezondheidsproblemen met betrekking tot de circulatie 95
    8.2.1 Stoornissen in het bloed 96
    8.2.2 Stoornissen van hart en bloedvaten 99
    8.2.3 Huidafwijkingen als gevolg van circulatiestoornissen 117
8.3 Gezondheidsproblemen met betrekking tot de ademhaling 122
    8.3.1 Klachten door aandoeningen van de bovenste luchtwegen 122
    8.3.2 Klachten bij aandoeningen van de luchtwegen, longen en pleurae 123
    8.3.3 CARA 125
    8.3.4 Ontstekingen van de longen en de luchtwegen 127
    8.3.5 Longcarcinoom 128
    8.3.6 Pneumothorax 128
    8.3.7 Tracheotomie 129
8.4 Gezondheidsproblemen m.b.t. de lichaams-temperatuur 129
    8.4.1 Temperatuurverhoging 130
    8.4.2 Ondertemperatuur 132
8.5 Gezondheidsproblemen m.b.t. de spijsvertering 133
    8.5.1 Klachten en verschijnselen 133
    8.5.2 Misselijkheid en braken 135
    8.5.3 Dyspepsie 138
    8.5.4 Ziekten van het maag-darmkanaal 138
8.6 Gezondheidsproblemen m.b.t. de uitscheiding 147
    8.6.1 Urineproductie 147
    8.6.2 Stoornissen in het mictiepatroon en hoeveelheden geproduceerde urine 149
    8.6.3 Stoornissen in de samenstelling van de urine 149
    8.6.4 Urineonderzoek 149
    8.6.5 De meest voorkomende ziekten 150
    8.6.6 Normale defecatie en feces 151
    8.6.7 Abnormale defecatie en feces 152
8.7 Gezondheidsproblemen m.b.t. het zenuwstelsel 155

8.7.1	Uitvalsverschijnselen	155
8.7.2	Prikkelingsverschijnselen	157
8.7.3	Enkele neurologische aandoeningen	158
8.7.4	Stoornissen in het bewustzijn	161
8.8	Gezondheidsproblemen m.b.t. het hormoonstelsel	162
8.8.1	Diabetes mellitus	162
8.8.2	Schildklierafwijkingen	165

Hoofdstuk 9
De verstandelijk gehandicapte zorgvrager 168

Leerdoelen
9.1	Indeling groepen verstandelijk gehandicapten in een classificatiesysteem	169
9.2	Verschijnselen bij de onderscheiden groepen verstandelijk gehandicapten	170
9.2.1	De ernstig verstandelijk gehandicapte	170
9.2.2	De matig verstandelijk gehandicapte	170
9.2.3	De licht verstandelijk gehandicapte	171
9.3	De behandeling	171

Hoofdstuk 10
De kraamvrouw en de pasgeborene 172

Leerdoelen
10.1	Gezondheidsproblemen bij kraamvrouwen	173
10.1.1	Episiotomie	173
10.1.2	Langdurig bloedverlies	173
10.1.3	Te veel bloedverlies	173
10.1.4	Vulvahematoom	173
10.1.5	Anemie	173
10.1.6	Borststuwing	173
10.1.7	Tepelkloven	174
10.1.8	Mastitis	174
10.1.9	Infecties	174
10.1.10	Psychische stoornissen	174
10.2	Gezondheidsproblemen bij pasgeborenen	174
10.2.1	Navelstrengstompinfectie	175
10.2.2	Impetigo	175
10.2.3	Diarree	175
10.2.4	Dorstkoorts	175

DEEL III
CAPITA SELECTA 176

Hoofdstuk 11
Aandoeningen aan de geslachtsorganen en seksueel overdraagbare aandoeningen (SOA) 178

Leerdoelen
11.1	Aandoeningen aan de mannelijke geslachtsorganen	179
11.1.1	Prostaathypertrofie (vergroting van de prostaatklier)	179
11.1.2	Prostaatcarcinoom	179
11.2	Aandoeningen aan de vrouwelijke geslachtsorganen	179
11.2.1	Onderzoeken	180
11.2.2	Menstruatiestoornissen	180
11.2.3	Infecties	180
11.2.4	Verzakking	180
11.2.5	De menopauze	180
11.3	De seksueel overdraagbare aandoeningen	181
11.3.1	Syfilis	181
11.3.2	Gonorroe	181
11.3.3	Herpes genitalis	181
11.3.4	Aids	181
11.3.5	Trichomonas infecties	181

Literatuur 183

Register 185

DEEL **ALGEMEEN** 1

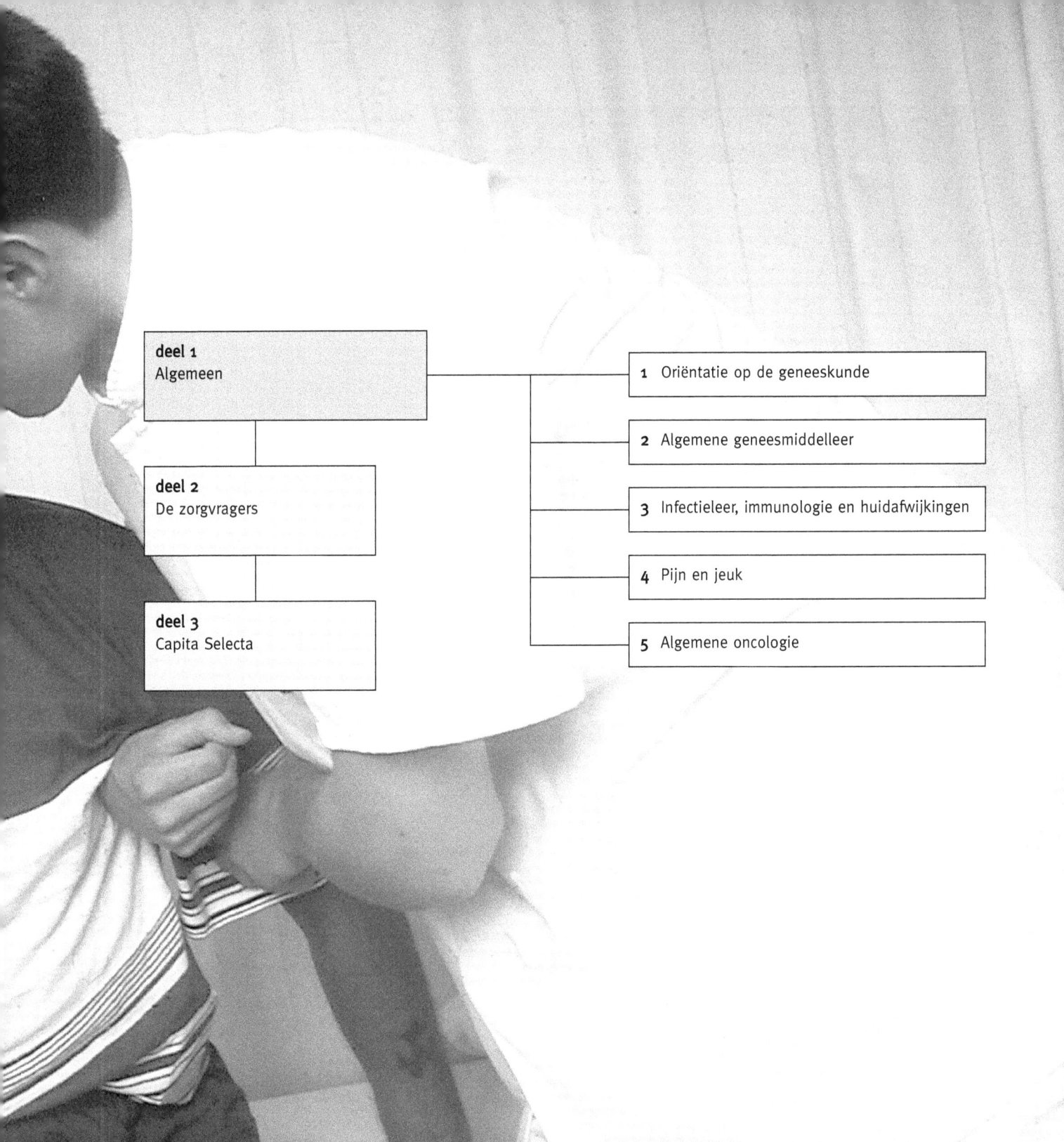

deel 1 Algemeen	1 Oriëntatie op de geneeskunde
	2 Algemene geneesmiddelleer
	3 Infectieleer, immunologie en huidafwijkingen
deel 2 De zorgvragers	4 Pijn en jeuk
deel 3 Capita Selecta	5 Algemene oncologie

HOOFDSTUK 1

Oriëntatie op de geneeskunde

LEERDOELEN

Na bestudering van hoofdstuk 1 kun je:
- het verschil tussen geneeskunde en geneeskunst herkennen
- het werkterrein van de arts en de verschillende vormen van geneeskunde begrijpen
- symptomen en syndromen onderscheiden
- ziekte-oorzaken en ziekteverloop herkennen
- de diverse lichamelijke onderzoeken onderscheiden
- de diverse specifieke onderzoeken begrijpen
- de diverse behandelingsmethoden volgen.

In dit hoofdstuk maak je kennis met onder andere het werkterrein van de arts en de verschillende vormen van de geneeskunde. Ook besteden we aandacht aan de begrippen symptoom en syndroom en de verschillende manieren van diagnostiek en behandeling.

1.1 Geneeskunde en geneeskunst

Geneeskunde kunnen we het beste omschrijven als de wetenschap die zich bezighoudt met:
- de bouw (anatomie) en de werking (fysiologie) van het menselijk lichaam
- de oorzaken en de aard van ziekten en de methoden om tot een juiste diagnose te komen
- de manieren om ziekten te voorkomen of te genezen.

Geneeskunst is meer dan geneeskunde en houdt in feite in de wijze van toepassen van de geneeskunde. Daarbij komen zaken aan de orde als intuïtie, het in de vingers hebben van het vak, het gevoel of iets goed of niet goed is.

1.2 Het werkterrein van de arts

Een arts besteedt een belangrijk deel van zijn tijd aan het stellen van de diagnose en het behandelen van de patiënt. Dit betekent dat het contact met de patiënt er pas is op het moment dat zich ziekteverschijnselen voordoen. De maatregelen die de arts vervolgens neemt, hebben als doel de genezing te bewerkstelligen. Deze vorm van geneeskunde noemt men *curatieve geneeskunde*.

VOORBEELD

De patiënt heeft een longontsteking. Omdat hij zich ziek voelt, wordt de dokter gebeld. Deze stelt de diagnose en behandelt hem met medicijnen, waarna hij geneest.

Maar het zorggebied van de arts is uitgebreider. Een belangrijk deel van zijn activiteiten is erop gericht, ziekten te voorkomen. Deze vorm van geneeskunde wordt *preventieve geneeskunde* genoemd.

VOORBEELD

Het inenten van kleine kinderen, zodat ze bepaalde infectieziekten niet krijgen.

Soms is het moeilijk of onmogelijk curatief bezig te zijn en zijn de maatregelen erop gericht, het lijden te verlichten en het leven van de patiënt zo leefbaar mogelijk te houden. Dit is *palliatieve geneeskunde*.

VOORBEELD

Een zorgvrager heeft enorme last van hoofdpijn. Bij onderzoek blijkt de aanwezigheid van een hersentumor, die in een groot deel van het hersenweefsel is doorgegroeid. Genezing, door het weghalen van de tumor, is door de doorgroei niet meer mogelijk. Ter bestrijding van de hoofdpijn krijgt de patiënt pijnstillers.

De laatste tientallen jaren wordt er in de maatschappij steeds meer nadruk gelegd op het belang van een gezond leven ter voorkoming van ziek worden. Vanuit dit denken heeft zich het begrip *positieve geneeskunde* ontwikkeld. De grens tussen positieve en preventieve geneeskunde is niet altijd even duidelijk, maar de term wordt gebruikt, zodat we deze vermelden.

1.3 Ziekten, symptoom en syndroom

Ziekten gaan in de regel vergezeld van ziekteverschijnselen of symptomen. *Symptomen* zijn het gevolg van het niet goed functioneren van organen en/of orgaansystemen en weefsels. We onderscheiden objectieve en subjectieve symptomen. Objectieve verschijnselen zijn door buitenstaanders vast te stellen, subjectieve niet. Voorbeelden van *objectieve* symptomen zijn koorts, hoge bloeddruk, bleekheid, de abnormale stand van een gebroken arm of been. Voorbeelden van *subjectieve* verschijnselen zijn pijn, jeuk, misselijkheid en dergelijke. Het is duidelijk dat deze voor de buitenstaander onmogelijk zijn vast te stellen: hij moet afgaan op wat de persoon in kwestie zegt. Als pijn vergezeld gaat van sterk transpireren en bleek zien, jeuk van krabeffecten op de huid en als misselijkheid wordt gevolgd door braken, dan weten we zeker dat de persoon de waarheid sprak. Bij een ziekte hebben we meestal te maken met een aantal verschijnselen dat bij deze ziekte altijd gecombineerd aanwezig is. Daardoor kunnen we de ziekte herkennen en benoemen.

VOORBEELD

Een patiënt hoest, geeft slijm op, is rillerig en koortsig. Bovendien klaagt hij over hoofd- en spierpijn. Deze verschijnselen zijn het meest waarschijnlijk voor een vaak voorkomend ziektebeeld: griep.

Het kan ook voorkomen dat een groep verschijnselen tegelijkertijd aanwezig is en niet typisch bij één ziekte thuishoort, maar bij verscheidene ziekten voorkomt. We spreken dan van een *syndroom*.

VOORBEELD

Het *syndroom van Raynaud* (dat zich uit door het aanvalsgewijs optreden van een blauwe verkleuring van de vingers) treedt op bij diverse aandoeningen, zoals slagaderverkalking (arteriosclerose), vergiftigingen met bijvoorbeeld lood, en spontaan, zonder bekende oorzaak.

1.3.1 Ziekteverloop

Een ziekte kan plotseling beginnen: dan is het een *acute ziekte*, maar kan ook langzaam maar zeker ontstaan: dan is het een *chronische ziekte*. Een acute ziekte kan in een chronische ziekte overgaan. Tijdens een chronische ziekte kunnen verergeringen in het ziekteproces optreden. Bij een chronische ziekte kan verbetering in de klachten optreden zonder dat sprake is van genezing, dit noemen we een *remissie* (afb. 1.1).

Een ziekte kan vergezeld gaan van *complicaties*, onverwachte gebeurtenissen die zich voordoen in het verloop van de ziekte en die de situatie verergeren. Het optreden van complicaties wordt vanuit het ziektebeeld verklaard.

Als een ziekte na volledig te zijn genezen terugkeert, dan spreekt men van een *recidief*. Van *genezing* spreekt men als de ziekteverschijnselen geheel zijn verdwenen. Vaak voelt de patiënt zich nog niet helemaal de oude en volgt een tijd van aansterken: de *reconvalescentieperiode*.

Tot slot nog het begrip *prognose*, de toekomstverwachting ten aanzien van de ziekte. Bij kanker bijvoorbeeld wordt veel gewerkt met een overlevingspercentage gedurende vijf jaar. Men bepaalt de prognose aan de hand van het aantal patiënten dat vijf jaar na het stellen van de diagnose nog in leven is.

1.3.2 Ziekte-oorzaken

Er zijn vele oorzaken waardoor de mens zijn gezondheid kan verliezen. In de geneeskunde vindt men het belangrijk

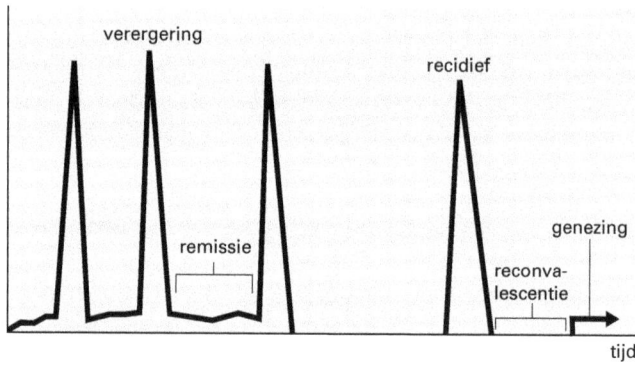

Afbeelding 1.1
Grafiek met op de verticale as de ernst van de klachten en op de horizontale as de tijd. Hierin zijn aangegeven de verschillende perioden die kunnen optreden in het verloop van een ziekte. In de reconvalescentiefase zijn de specifieke klachten geheel verdwenen; de patiënten voelen zich echter nog niet helemaal als vanouds.

de ziekte goed te begrijpen, omdat de behandeling dan op de meest juiste wijze wordt ingesteld. Omdat in een ziek lichaam oorzaak en gevolg met elkaar zijn verbonden, streeft men er met name naar bij de behandeling de oorzaak van de ziekte weg te nemen. Het is daarom zaak op de hoogte te zijn van oorzakelijke factoren.

Er bestaan nogal wat verschillen in de individuele gevoeligheid voor ziek worden. Dat heeft grotendeels te maken met de individuele verschillen in weerstand of conditie. Conditie kunnen we omschrijven als de mate waarin het lichaam in staat is weerstand te bieden aan ziekmakende factoren. De weerstand of conditie is grotendeels erfelijk bepaald. Het is ook mogelijk dat de weerstand vermindert, doordat iemand tijdens het leven blijvende beschadigingen heeft opgelopen aan organen of weefsels. Doordat deze niet meer optimaal functioneren, ontstaat een grotere gevoeligheid voor ziekten. Al eerder is genoemd dat het zeer belangrijk is erachter te komen welke oorzaak het ziek-zijn heeft. Zelden is er maar één factor voor verantwoordelijk; in het overgrote deel van de gevallen is er sprake van verscheidene oorzaken van de ziekte, waarbij zowel endogene factoren (voortkomend uit het individu) als exogene factoren (voortkomend uit de buitenwereld) een rol spelen.

Endogene factoren

Endogene factoren komen voort uit het individu zelf en zijn meestal erfelijk bepaald. De ziekte kan bij de geboorte al aanwezig zijn (congenitaal genoemd) of zich tijdens het leven openbaren. Het is echter niet zo dat iedere aandoening die bij een pasgeborene wordt vastgesteld erfelijk is; het kan ook zijn dat een beschadiging in de baarmoeder de oorzaak is geweest. Niet iedere congenitale afwijking is dus erfelijk. We rekenen ook tot endogene factoren het niet goed functioneren van organen en weefsels (bijv. als gevolg van een ziekte) waardoor nieuwe ziekten ontstaan.

Exogene factoren

De meeste oorzaken van ziekten komen van buitenaf, door exogene factoren. Er zijn vele soorten exogene factoren; we verdelen ze in groepen onder:

- fysische (natuurkundige)
- chemische (scheikundige)
- biologische
- oorzaken vanuit de voeding
- psychische (geestelijke).

Fysische ziekte-oorzaken

Tot de natuurkundige oorzaken van ziekten horen mechanische energie, thermische energie, elektrische energie en stralingsenergie.

Mechanische energie
Is de energiehoeveelheid groot genoeg, dan raken de getroffen weefsels beschadigd en ontstaan er wonden. We spreken dan van een *trauma*. De consequenties ervan zijn van licht tot zeer ernstig en kunnen zich lokaal afspelen of het hele lichaam erbij betrekken. Hieronder volgen enkele voorbeelden van ziekten als gevolg van mechanische energie.

- Verkeersongevallen: kunnen leiden tot botbreuken, beschadigde bloedvaten, hersenschuddingen en dergelijke.
- Een snelle stijging of daling in de atmosferische druk: *explosies*, waardoor plotselinge, sterke luchtverplaatsingen optreden, kunnen leiden tot beschadiging van weefsels. Een *snelle stijging in de atmosferische druk* kan het longweefsel doen scheuren. Te *snelle decompressie* na diepzeeduiken; bij te snel opstijgen naar het wateroppervlak blijven de bloedgassen als gevolg van de daling in de atmosferische druk niet langer in oplossing, maar vormen gasbelletjes (vergelijk dit met het opendraaien van een fles koolzuurhoudende drank). Deze belletjes blokkeren de kleine bloedvaten, wat vooral in de hersenen tot ernstige gevolgen leidt. Verblijf in een *lage atmosferische druk*, zoals in het hooggebergte, kan leiden tot zuurstoftekort in de weefsels en zelfs bewusteloosheid veroorzaken.
- Inademen van stofdeeltjes: jarenlang werken in steengroeven en steenkoolmijnen kan leiden tot blijvende longbeschadiging, doordat een teveel aan fijn zandstof en/of fijn steenkoolstof is ingeademd. Inademen van asbestdeeltjes geeft een vergelijkbaar ziektebeeld; bovendien kan asbest longkanker veroorzaken.

Thermische energie
Toevoer van thermische energie (hitte) of onttrekking ervan (koude) kunnen lokaal weefselbeschadiging veroorzaken (verbranding, bevriezing), maar ook aanleiding geven tot een te hoge lichaamstemperatuur of onderkoeling van het lichaam.

Elektrische energie
Als een elektrische stroom de weefsels passeert, kan dit ernstige beschadigingen geven, al is wat ontstaat vaak moeilijk te voorspellen. De mate van beschadiging hangt af van de dikte van de huid en de aan- of afwezigheid van water en mineralen aan het oppervlak. Als hart en hersenen door de stroom worden gepasseerd, treedt acute functie-uitval op. Zenuw- en spierweefsel kunnen bovendien behoorlijk door elektrische energie worden beschadigd.

Stralingsenergie
Eventuele beschadiging door *straling* hangt samen met de hoeveelheid energie die door de straling aan het weefsel wordt toegevoegd. Infraroodstraling levert vooral warmte op. UV-licht kan zeer goed een ziekte veroorzaken, zoals huidkanker en oogbeschadiging bij het lassen. Straling van radioactief materiaal dat vrijkomt uit röntgen- en bestralingsapparatuur is heel gevaarlijk. Worden de geslachtscellen getroffen, dan kan steriliteit het gevolg zijn of treden mutaties (verandering in de genstructuur) op, die pas in het nakomelingschap zichtbaar worden. Niet alle weefsels blijken even gevoelig voor straling. Beenmerg, lymfoïd weefsel, stam- en kiemcellen zijn het meest gevoelig. Bedrijfsongevallen zoals met name het ongeluk in de kerncentrale van Tsjernobyl kunnen generaties lang gevolgen hebben.

Chemische ziekte-oorzaken
Beschadiging door chemische stoffen kan leiden tot protoplasmabeschadiging, door het verloren gaan van de structuur van de eiwitten. Ook de celfysiologie kan worden beïnvloed. Zo kan chemische beschadiging uiteindelijk leiden tot het afsterven van de cel.

Etsende stoffen
Zoutzuur, zwavelzuur en dergelijke tasten weefsels bij contact aan. Kleine kinderen kunnen aan het drinken ervan een zeer ernstige slokdarmbeschadiging overhouden. Deze geneest slechts met sterke littekenvorming, zodat ze hun hele leven problemen houden. Ook het inhaleren van weefselbeschadigende stoffen kan ernstige gevolgen in de longen hebben, waardoor zelfs tijdelijk beademing noodzakelijk kan zijn. Het eten van giftige stoffen kan, als bij de uitscheiding van deze stoffen hoge concentraties in de nieren worden bereikt, een ernstige nierbeschadiging tot gevolg hebben. Ook de lever kan ernstig beschadigd worden door giften.

Biologische ziekte-oorzaken
Een grote groep biologische veroorzakers van ziekten vormen de micro-organismen. Omdat ze verreweg de belangrijkste veroorzakers van ziekten zijn, bespreken we ze apart in hoofdstuk 3.
Ook huisstofmijten, verantwoordelijk voor de meest voorkomende allergie, en bijvoorbeeld luizen moeten we tot de biologische oorzaken rekenen.

Ziekte-oorzaken vanuit de voeding
Behalve dat voeding schadelijke componenten kan bevatten, geeft ook een tekort of een teveel aan voedingsstoffen aanleiding tot ziek worden. In onze westerse maatschappij is een verkeerde samenstelling van de voeding er mede de oorzaak van dat zich welvaartsziekten hebben ontwikkeld. Eenzijdige voeding kan bijvoorbeeld leiden tot vitamine- of eiwitgebrek, waardoor de weerstand sterk vermindert, en tot specifieke ziektebeelden, zoals ondervoeding, scheurbuik, tekort aan vitamine C en vitamine B en dergelijke.

Psychische ziekte-oorzaken
Het is onmiskenbaar dat psychische en lichamelijke processen elkaar onderling beïnvloeden. Uit het alledaagse leven kennen we het blozen bij emoties of het misselijk worden van afkeer. Zo kunnen psychische factoren de aanleiding zijn van lichamelijk ziek worden. We spreken dan van *psychosomatische aandoeningen*. Het proces van ziek worden is in zulke gevallen niet altijd even gemakkelijk te begrijpen.

1.4 Het stellen van de medische diagnose

Het vaststellen van aard, ernst en oorzaak van een ziekte heet het diagnostisch proces. Daarvoor maakt de arts gebruik van:
- anamnese
- lichamelijk onderzoek
- aanvullend specialistisch onderzoek.

1.4.1 Anamnese

De anamnese houdt in: een gesprek tussen arts en zorgvrager over de klachten waarmee de zorgvrager bij de arts is gekomen. Het doel van de *anamnese* is, een indruk te krijgen van wat zich in het lichaam van de zorgvrager afspeelt om uiteindelijk tot een medische diagnose te komen. De anamnese is een zeer belangrijk onderdeel van de diagnostiek. Een goede anamnese leidt naar de diagnose; sommigen beweren zelfs dat zonder een goede anamnese geen diagnose mogelijk is. Als de zorgvrager zelf goed aan de anamnese deelneemt, spreekt men van een *auto-anamnese*. Soms is de zorgvrager echter niet in staat betrouwbare informatie te geven, bijvoorbeeld wanneer het gaat om een klein kind of om een patiënt in coma. In dat geval geven familieleden, buren, of omstanders (bij een ongeluk) de nodige informatie. We noemen dit een *hetero-anamnese*.

Bij de anamnese vraagt de arts in de eerste plaats waarom de zorgvrager bij hem komt *(speciële anamnese)*. Daarna vraagt de arts in algemene zin naar de functie van de belangrijkste orgaanstelsels, zoals ademhaling, bloedsomloop, spijsvertering en dergelijke *(algemene anamnese)*. Ook informeert hij naar doorgemaakte ziekten, medische onderzoeken en behandelingen *(vroegere anamnese* of *medische voorgeschiedenis)* en de ziekten die in de familie voorkomen *(familie-anamnese)*. Tot slot is het belangrijk te weten, of de zorgvrager geneesmiddelen, alcohol of drugs gebruikt en of de zorgvrager rookt.

1.4.2 Lichamelijk onderzoek

Na het afnemen van de anamnese heeft de arts meestal al een idee over de mogelijke oorzaken van de klachten. Het *lichamelijk onderzoek* kan helpen meer zekerheid over de diagnose te krijgen.

Het lichamelijk onderzoek omvat:
- observatie/inspectie (kijken, ruiken en horen) (afb. 1.2)
- auscultatie (luisteren met de stethoscoop) (afb. 1.3)

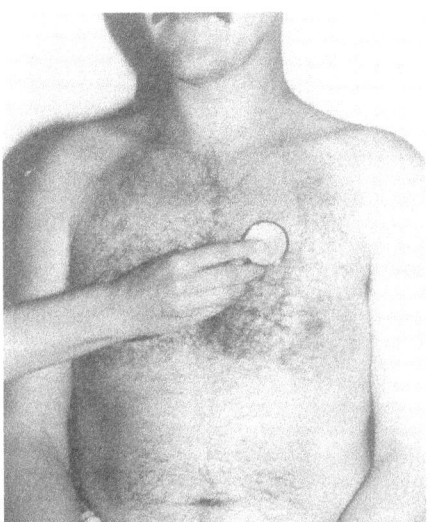

Afbeelding 1.2
Inspectie: zintuiglijke waarneming van een patiënt op afstand.

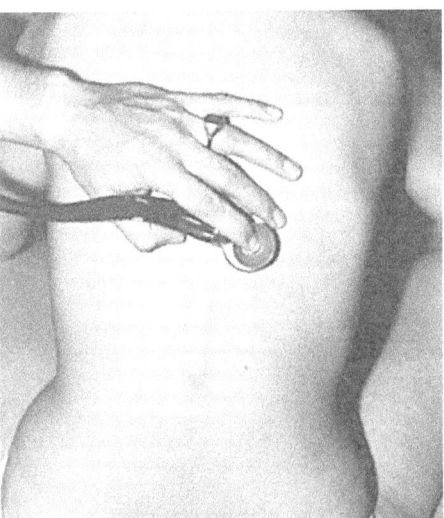

Afbeelding 1.3
Auscultatie: beluisteren van lichaamsdelen.

- percussie (kloppen) (afb. 1.4)
- palpatie (voelen) (afb. 1.5).

Bij het lichamelijk onderzoek behoren ook het vaststellen van lengte en gewicht en het meten van de lichaamstemperatuur.

Observatie/inspectie

Al tijdens het afnemen van de anamnese probeert de arts een eerste indruk te krijgen door *observatie/inspectie* van:
- De zieke indruk die de zorgvrager maakt.
- De psychische toestand; is er sprake van zenuwachtigheid, bestaat er angst of is de zorgvrager somber en dergelijke.
- De bewustzijnstoestand; is de zorgvrager in het gesprek goed aanspreekbaar.
- Afwijkingen in de lichaamshouding en in de vorm van de verschillende lichaamsonderdelen; kan de zorgvrager zich normaal bewegen.
- Het aspect van de huid; zijn er afwijkingen en hoe is de kleur van de huid en van de slijmvliezen. Bij bloedarmoede (anemie) is er sprake van bleekheid, bij leverziekten kan de zorgvrager geel gaan zien (icterus) en zorgvragers met slechte longen zien vaak wat blauwig (cyanose).
- De voedingstoestand.
- Aanwezige kortademigheid, hoesten of piepende ademhaling en dergelijke.
- De geur van de zorgvrager; patiënten met suikerziekte ruiken soms naar aceton als uiting van een niet goed functionerende stofwisseling. Zijn er problemen met het plassen, dan ruikt de patiënt naar urine, terwijl leverziekten van een grondlucht vergezeld gaan. Ook een alcohollucht laat zich niet verloochenen.

Soms wordt er meer gericht gekeken, bijvoorbeeld bij inspectie van keel of oren.

Auscultatie

Bij *auscultatie* (afb. 1.3) wordt met de stethoscoop geluisterd naar geluiden van organen in het lichaam, zoals de longen, het hart of de ingewanden. De door de organen gemaakte geluiden zijn bij iedereen ongeveer gelijk. Bij een ziekte kunnen de geluiden echter geheel van karakter veranderen, toenemen of afnemen en dergelijke. Het vaststellen ervan helpt bij de diagnostiek.

Percussie

Bij *percussie* (afb. 1.4) klopt de arts met de vinger van de ene hand op de vinger van de andere hand. Het daarbij voortgebrachte geluid echoot terug, al naar gelang de dichtheid van de weefsels steeds met een andere toon. Bij percussie van de longen klinkt de toon hol doordat de longen lucht bevatten. Heeft de zorgvrager een longontsteking, dan ontstaat door de dichtheid van het ontstekingsweefsel ter plekke een matte toon. Klopt men boven de lever of boven

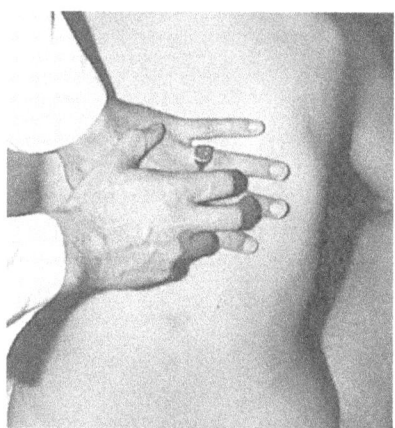

Afbeelding 1.4
Percussie: bekloppen van lichaamsdelen.

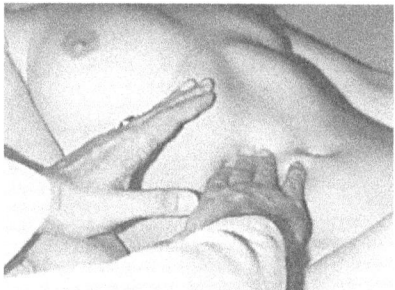

Afbeelding 1.5
Palpatie: bevoelen/aftasten van lichaamsdelen.

het hart, dan is de toon ook mat. Zo is een door ziekte vergroot hart al door kloppen vast te stellen. Boven holle organen, zoals maag en ingewanddelen, klinkt de toon minder donker en iets muzikaler dan boven de longen.

Palpatie

Bij *palpatie* (afb. 1.5) probeert de arts afwijkingen te voelen in de vorm, de consistentie en het oppervlak van organen. De drukpijnlijkheid wordt vastgesteld, evenals afwijkingen in de beweeglijkheid.
Voorbeelden zijn het waarnemen van oedemen aan de huid (in de huid is een tijdelijk putje te drukken) en het palperen van de lever (deze heeft normaliter een scherpe rand en komt aan de zijkant niet onder de ribbenboog uit). Ook het rectale en vaginale toucher behoren tot de palpatoire onderzoeken. Bij het rectale toucher wordt met een gehandschoende vinger in de anus omhooggegaan, waarbij afwijkingen aan anus, rectum en aangrenzende organen worden gevoeld. Het vaginale toucher (afb. 1.6) houdt in: palpatie via de vagina van met name de inwendige geslachtsorganen bij de vrouw. Met de rug van de hand is het beste een lokaal temperatuurverschil waar te nemen. Het voelen van de pols moet eveneens tot palpatie worden gerekend.
Met de gegevens van de anamnese en het lichamelijk onderzoek komt de arts tot een differentiële diagnose: een lijst van mogelijke diagnosen met de meest waarschijnlijke bovenaan. Het aanvullend onderzoek geschiedt om hierover zekerheid te verkrijgen.

1.4.3 Aanvullend specialistisch onderzoek

Op grond van de bevindingen bij de anamnese en het lichamelijk onderzoek kan aanvullend onderzoek worden gedaan om tot een definitieve diagnose te komen.

Laboratoriumonderzoek

Hematologisch laboratorium
Hier vinden onder andere onderzoek van de bloedcellen, de bepaling van de Hb- en Hct-waarde alsmede de BSE-bepaling plaats. Het aantal witte bloedcellen en bloedplaatjes wordt bepaald en het stollingsmechanisme wordt gecontroleerd.
Met de *Hb-bepaling* gaat men na hoeveel hemoglobine (rode bloedkleurstof) er in het bloed zit. Een te laag gehalte betekent dat de zorgvrager een bloedarmoede heeft. Het *hematocriet* (Hct) zegt iets over de verhouding tussen het aantal bloedcellen en het plasma. Een lage Hct-waarde betekent dat er in verhouding weinig cellen in het bloed zitten, het bloed is als het ware verdund. De BSE (afb. 1.7) is de bezinkingssnelheid van erytrocyten, kortweg bloedbezinking genoemd. Dit onderzoek wordt verricht als men vermoedt dat er ergens in het lichaam een infectie aanwezig is. De BSE is dan vaak verhoogd.

Klinisch-chemisch laboratorium
Hier onderzoekt men de in het bloed, de urine en de feces

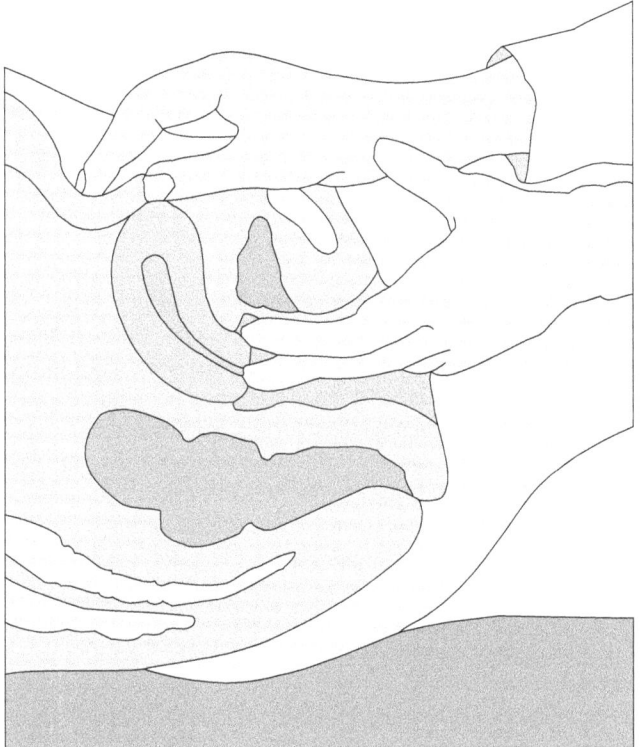

Afbeelding 1.6
Vaginaal toucher: inbrengen van enkele gehandschoende vingers in de schede voor inwendig onderzoek van de vrouwelijke geslachtsorganen.

voorkomende stoffen. Op indirecte wijze kan men zo stoornissen in orgaanfuncties vaststellen. De aanwezigheid van onverteerde voedselbestanddelen (bijv. eiwitten) in de ontlasting wijst bijvoorbeeld op een stoornis in de vertering van voedsel; suiker in de urine (glucosurie) wijst vaak op de aanwezigheid van suikerziekte; eiwitten in de urine (proteïnurie) en soms ook bloed (hematurie) kunnen wijzen op een gestoorde nierfunctie. Daarnaast kunnen nog diverse stoffen worden bekeken die in het bloed (kunnen) voorkomen. Het is mogelijk een bepaling uit te voeren van het gehalte aan elektrolyten (natrium, kalium en dergelijke), van stoffen als ureum (zegt iets over de nierfunctie), van bilirubine (zegt iets over de leverfunctie).

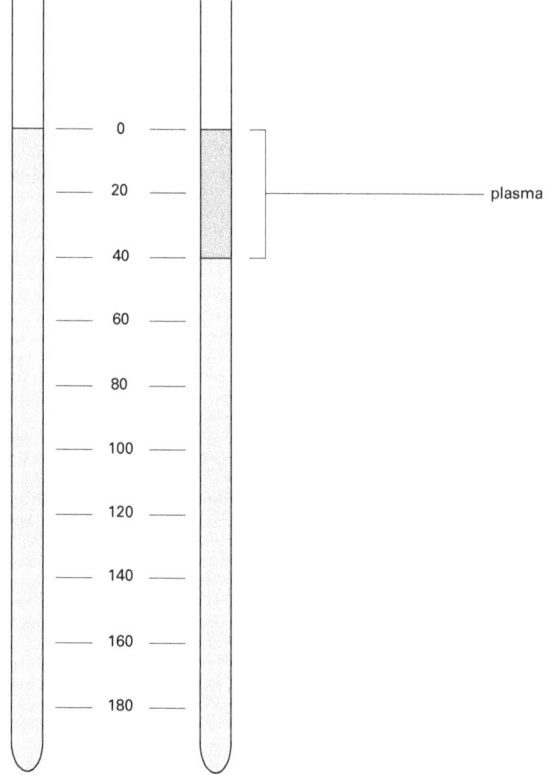

Afbeelding 1.7
Een BSE-*bepaling. Links het buisje dat direct na bloedafname rechtop is weggezet, rechts de situatie na een uur: er is nu een duidelijk zichtbare plasmakolom boven de bloedcelkolom.*

Microbiologisch (bacteriologisch) laboratorium
Hier stelt men vast welke ziektekiemen in pus, urine, ontlasting of sputum aanwezig zijn. Tevens wordt bepaald welk medicijn een zorgvrager het beste kan gebruiken tegen deze ziektekiemen (zie micro-organismen, paragraaf 3.1).

Pathologisch anatomisch laboratorium
Hier vinden lijkschouwingen plaats, waarbij men zowel macroscopisch als microscopisch onderzoek uitvoert om vast te stellen waaraan de persoon is overleden. Een lijkschouwing wordt in ieder geval uitgevoerd als men vermoedt dat er geen natuurlijke doodsoorzaak is. Het doel van een lijkschouwing (obductie) kan ook zijn onderzoek te verrichten naar de aard van de ziekte om meer kennis hierover te vergaren en/of resultaten van medische onderzoeks- en behandelingsmethoden na te gaan. In dat geval vraagt men toestemming aan de familie. Organen en weefsels die operatief zijn verwijderd, worden ook in dit laboratorium onderzocht, evenals materiaal dat is verkregen via biopsieën en puncties.

Radiologisch onderzoek

Röntgenfoto's zijn van vele organen mogelijk. Ze worden al dan niet met behulp van contrastmiddelen uitgevoerd. Röntgenstralen (voor het eerst ontdekt door Wilhelm Röntgen) hebben als kenmerk dat ze de diverse weefsels van ons lichaam meer of minder goed passeren. Lucht houdt röntgenstralen niet of nauwelijks tegen, waterige oplossingen doen dit al veel meer en kalkhoudende weefsels nog veel sterker. Wanneer de stralen, die het lichaam hebben 'doorboord', worden opgevangen op een fotografische plaat, dan ontstaat een beeld dat vergelijkbaar is met het belichte negatief van een fotorolletje. De uiteindelijke röntgenfoto, zoals in het boek is opgenomen, wordt wel als positief afgedrukt (alles wat wit moet zijn is dan zwart). Lucht laat de stralen vrijwel geheel door, waardoor er een sterke zwarting op het negatief ontstaat; botten houden veel stralen tegen, waardoor deze helder oplichten. Breuken in botten (afb. 1.8) zijn met dit onderzoek goed vast te stellen, aandoeningen van de weke delen zoals een spierbloeding, kunnen niet zichtbaar worden gemaakt.

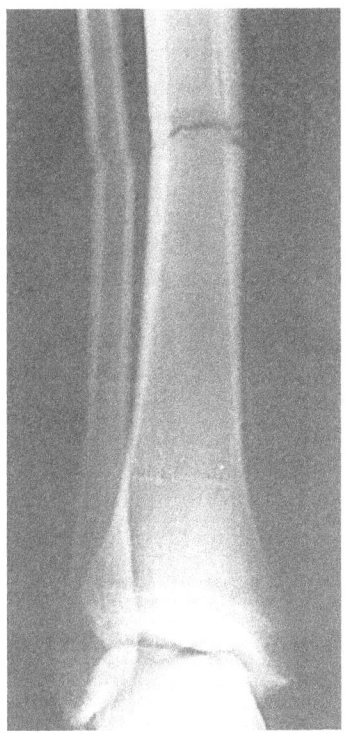

Afbeelding 1.8
Röntgenopname zonder contrast. De foto toont duidelijk een fractuur van zowel scheen- als kuitbeen.

CT-*scanning* (CT staat voor computertomografie) is: met de computer 'doorsneden' van het lichaam maken (afb. 1.9). Afbeelding 1.10 is een schematische weergave van een moderne CT-scanner. Een röntgenbuis (6) wordt rond de patiënt bewogen. De buis zendt röntgenstralen uit die aan de andere kant worden opgevangen door stralingsgevoelige detectoren (dus niet zoals bij een gewone röntgenfoto op een fotografische plaat). Deze detectoren sturen de informatie naar de computer, die de beelden op een beeldscherm versterkt zichtbaar maakt. Dit onderzoek gebruikt men bij moeilijk te onderzoeken gebieden in het lichaam. Het heeft zijn dienst bewezen bij hersenonderzoek, onderzoek in het borst- en buikgebied enzovoort.

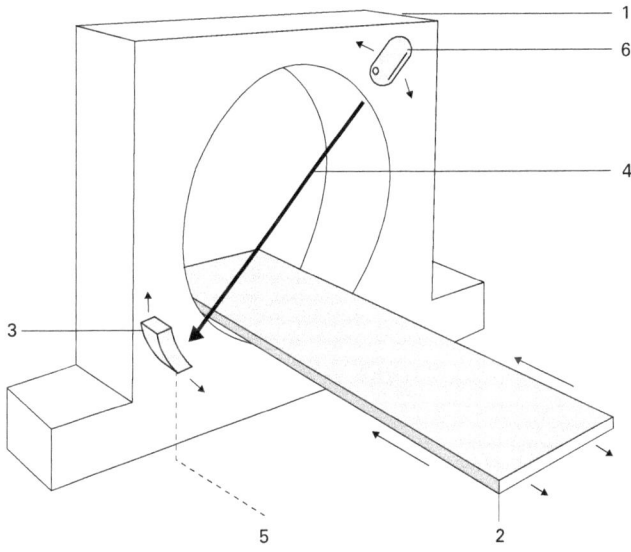

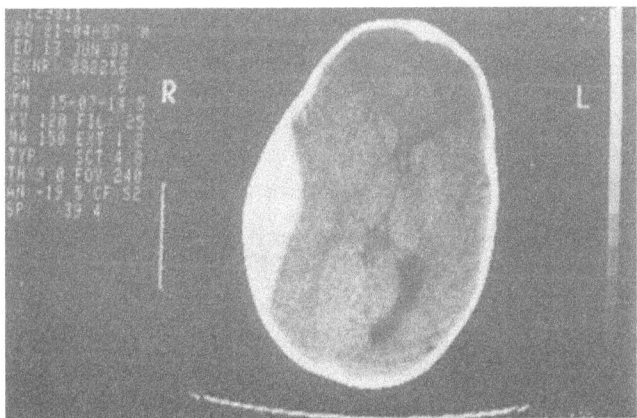

Afbeelding 1.9
CT-*scan van de hersenen bij een patiënt met een epiduraal hematoom.*

Afbeelding 1.10
Schematische weergave van een CT-*scanner.*
1 CT-*apparaat*
2 *beweegbare tafel*
3 *stralingsgevoelige detector (normaal niet zichtbaar)*
4 *'weg' die de röntgenstralen volgen*
5 *afvoer van de gegevens naar de computer*
6 *röntgenbuis (normaal niet zichtbaar)*

Angiografisch onderzoek houdt in dat men met röntgencontrastmiddel bloed- en lymfevaten zichtbaar maakt. We kennen arteriogrammen (foto's van slagaders, afb. 1.11), flebogrammen (van aders) en lymfogrammen (van lymfevaten). Op een gewone röntgenfoto is van deze structuren niets te zien. Wanneer men een contrastmiddel in de vaten inbrengt en dan een röntgenfoto maakt, worden ze wel duidelijk zichtbaar. Het nadeel van dit soort onderzoeken is dat ze nogal belastend zijn voor de zorgvrager die ze moet ondergaan. Bovendien bestaat er bij arteriogrammen een niet gering gevaar voor nabloedingen. Er wordt immers een slagader aangeprikt en de bloeddruk in deze vaten is hoog. Al enige jaren geleden heeft men een methode ontwikkeld waarbij men aders in plaats van slagaders kan aanprikken om een contrastmiddel in te spuiten.

Echografisch onderzoek

Dit voor de zorgvrager (waarschijnlijk) volkomen onschadelijke onderzoek wordt zeer veel gebruikt en is een belangrijk diagnostisch hulpmiddel geworden. Ultrasonore (ver boven de gehoorgrens liggende) geluidsgolven worden het lichaam ingestuurd. Deze golven hebben het kenmerk dat ze het lichaam binnendringen, maar kaatsen bij elke nieuwe weefsellaag die ze tegenkomen een deel terug. De teruggekaatste golven worden op zodanige wijze omgezet dat er een beeld van wordt gevormd (afb. 1.12). Ongeboren kinderen kan men zo 'zien', galstenen vaststellen en dergelijke.

Endoscopisch onderzoek

Endoscopie is het bekijken van het inwendige lichaam. Men voert een buis of slang (afb. 1.13A+B) naar binnen via een bestaande of voor de gelegenheid gemaakte opening.
De tegenwoordige endoscopen zijn flexibel en kunnen ver in het lichaam doordringen. Endoscopisch onderzoek heeft een aantal belangrijke voordelen:
– De aandoening kan van nabij worden geïnspecteerd.
– Men kan een *biopsie* doen met via de endoscoop omhooggeschoten tangetjes, dat wil zeggen een stukje van het weefsel verwijderen en uit het lichaam nemen. Zo'n biopt wordt dan door de patholoog-anatoom

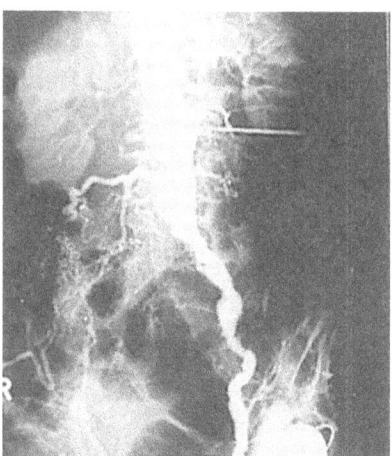

Afbeelding 1.11
Arteriogram. Rechtsboven is de naald zichtbaar waarmee de aorta is aangeprikt. Linksonder, ter hoogte van de bifurcatie, is door een afsluiting het vat niet meer zichtbaar.

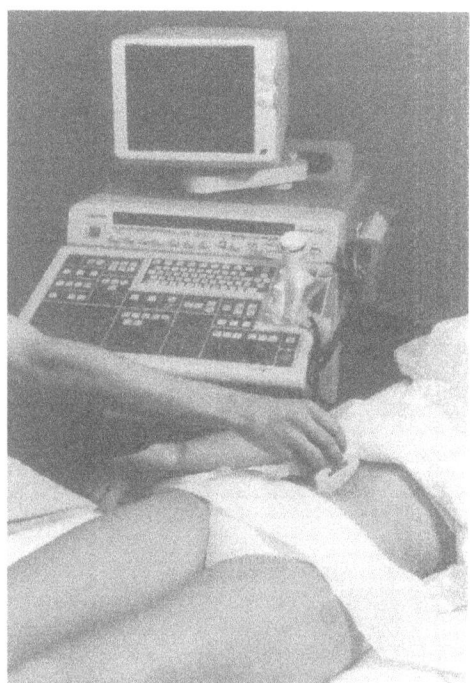

Afbeelding 1.12
Echografie door middel van een oscillograaf.

bestudeerd en hij kan bijvoorbeeld de diagnose kanker stellen.

Endoscopie is voor de zorgvrager meer belastend dan echografisch onderzoek. Vaak moet de zorgvrager worden voorbereid. Een maagonderzoek bijvoorbeeld is alleen mogelijk als de maag leeg is (wanneer men de zorgvrager dus nuchter houdt). Hij moet een buis inslikken, wat gepaard gaat met braakgevoelens, te vergelijken bijvoorbeeld met het opwekken van de braakreflex door een vinger achter in de keel te steken.

Voorbeelden van endoscopisch onderzoek zijn:
- *Bronchoscopie* (onderzoek van de luchtwegen). De inspectie van de luchtwegen geschiedt onder regionale verdoving of, indien nodig, onder narcose.
- *Gastroscopie* (onderzoek van de maag). Onder andere belangrijk om na te gaan of een zorgvrager die last heeft van een maagzweer goed reageert op de behandeling en of er geen vorm van maagkanker aanwezig is. Om dit laatste goed te kunnen beoordelen, neemt men biopten, omdat vooral de kleinere vormen van maagkanker alleen op deze manier kunnen worden vastgesteld.
- *Oesofagoscopie* (onderzoek van de slokdarm). Dit wordt vooral gebruikt bij zorgvragers die chronisch last hebben van terugvloed van maagzuur uit de maag naar de slokdarm. Op den duur kan dit aanleiding zijn tot de ontwikkeling van slokdarmkanker. Alleen als slokdarmkanker in een vroeg stadium wordt ontdekt, is behandeling mogelijk.
- *Coloscopie* (onderzoek van de dikke darm). Dit gebruikt men vooral bij ziekten die gepaard gaan met kleine wijzigingen in het slijmvlies. De afwijkingen zijn vaak zo gering dat ze met andere onderzoeken niet zichtbaar kunnen worden gemaakt. Alvorens een zorgvrager een coloscopie kan ondergaan, is een uitgebreide voorbereiding noodzakelijk: een vloeibaar en vezelarm dieet en het gebruik van laxeermiddelen om het colon goed schoon te maken. Onderzoek van een met feces gevulde dikke darm is nauwelijks mogelijk.
- *Cystoscopie* (onderzoek van de urineblaas). De uroloog doet tegenwoordig heel veel behandelingen met de cystoscoop, die daarom een vrijwel onmisbaar instrument voor hem is geworden. Verbrijzeling van nierstenen, verwijdering van prostaattumoren en dergelijke zijn allemaal via de cystoscoop te verrichten.
- *Rectoscopie* (onderzoek van het rectum). Als een zorgvrager last heeft van bloedverlies via de anus en de arts vermoedt dat dit wordt veroorzaakt door een afwijking van het rectumslijmvlies (bijv. een tumor), dan is dit uitstekend te onderzoeken met een rectoscoop. Een kleine behandeling als de verwijdering van aambeien is ook mogelijk.
- *Laparoscopie* (onderzoek van de vrije buikholte). Dit wordt doorgaans onder plaatselijke verdoving uitgevoerd. Men brengt via de buikhuid een aantal kleine buisjes in, waardoor lucht of koolzuur in de buikholte wordt geblazen. Hierdoor komen de diverse organen vrij van elkaar te liggen en kan men lever, galblaas, vrouwelijke geslachtsorganen en dergelijke bekijken. De meeste sterilisaties bij vrouwen worden tegenwoordig ook via de laparoscoop verricht.
- *Artroscopie* (onderzoek van de gewrichten). Het bekendst is wellicht het onderzoek van de knie als het vermoeden bestaat dat de meniscus is beschadigd. Kleine meniscusletsels worden tegenwoordig via de artroscoop behandeld; men spreekt dan van een kijkoperatie. Endo-

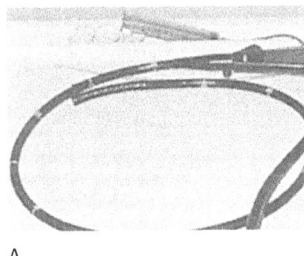

A

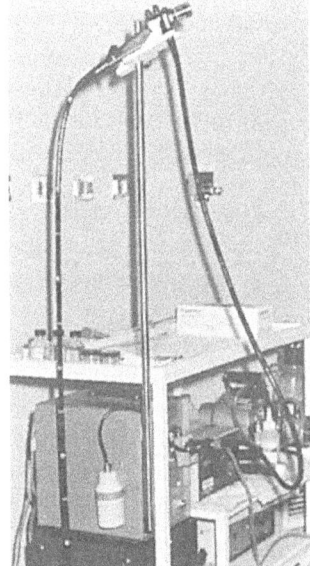

B

Afbeelding 1.13
A Een endoscoop. Het gedeelte waarop de cijfers staan wordt bij de patiënt ingebracht.
B Endoscoop aangesloten op hulpapparatuur, onder andere een afzuiginstallatie.

scopisch onderzoek van bijna alle gewrichten is mogelijk.
- *Laryngoscopie* (onderzoek van het strottehoofd). Dit wordt vooral gebruikt door de KNO-arts, met name bij afwijkingen aan de stembanden. Ook hier is behandeling via de endoscoop mogelijk, bijvoorbeeld een verwijdering van poliepen van de stembanden.

1.5 Behandelingsmethoden

Om een bepaald resultaat te bereiken, maakt men gebruik van diverse behandelingsmethoden:
- medicamenteuze behandeling
- chirurgische behandeling
- radioactieve behandeling
- paramedische behandeling
- alternatieve behandeling.

1.5.1 Medicamenteuze behandeling

Medicijnen worden gegeven als aanvulling op tekorten die bij de zorgvrager worden geconstateerd; voorbeelden zijn insuline, ijzerpreparaten en hormonen. Ook kunnen ze gegeven worden ter ondersteuning van bepaalde lichaamsfuncties, bijvoorbeeld harttabletten en plastabletten. Antibiotica geeft men om infecties te bestrijden. Om celwoekering te onderdrukken kan men cytostatica of hormonen voorschrijven.

1.5.2 Chirurgische behandeling

Voor een chirurgische behandeling kiest men als er iets uit het lichaam moet worden verwijderd, bijvoorbeeld een blindedarm of een tumor. Soms doet de chirurg een diagnostische ingreep, zoals een biopsie. Ook kan chirurgisch worden ingegrepen om afwijkingen te corrigeren, bijvoorbeeld bij een hernia of een bypass-operatie.

1.5.3 Radioactieve behandeling

Deze behandeling gebeurt met bestralingsapparatuur of met het inbrengen van radioactief materiaal in de vorm van naalden of radioactieve stoffen.

1.5.4 Paramedische behandeling

Hieronder verstaan we de behandeling door een fysiotherapeut, een ergotherapeut, een logopedist, een diëtist en anderen.
- *De fysiotherapeut* richt zich bij de uitoefening van zijn beroep in het bijzonder op de fysieke conditie van de zorgvrager. Hij tracht deze te herstellen, te verbeteren of in stand te houden door het toepassen van drie therapievormen:
  - oefen- of bewegingstherapie
  - massagetherapie
  - fysische therapie.

In het boek *Basiszorg* wordt hieraan uitgebreid aandacht besteed.
- *De ergotherapeut* heeft tot taak de individuele zorgvrager te trainen in het zoveel mogelijk zelfstandig verrichten van zelfzorgactiviteiten, al dan niet met gebruik van hulpmiddelen.
- *De logopedist* behandelt spraakstoornissen, taalstoornissen, stem- en gehoorstoornissen.
- *De diëtist* heeft tot taak de zorgvrager te adviseren over de voeding. Het gaat niet alleen om voedingsadviezen, maar ook om het samenstellen van een dieet voor een zorgvrager die aan een bepaalde ziekte lijdt.

1.5.5 Alternatieve behandelingen

Voorbeelden van alternatieve geneeswijzen zijn acupunctuur, homeopathie, irisscopie en vele andere. De laatste jaren worden deze geneeswijzen door sommige mensen als een goede aanvulling op de reguliere geneeskunst gezien en als zodanig ook erkend.

HOOFDSTUK 2
ALGEMENE GENEESMIDDELENLEER

LEERDOELEN

Na bestudering van hoofdstuk 2 kun je:
- de begrippen farmacologie, farmacotherapie en toxicologie onderscheiden
- de naamgeving van medicijnen begrijpen
- de verschillende toedieningswegen die mogelijk zijn volgen
- de verdeling van het geneesmiddel in het lichaam begrijpen
- de verschillende toxische reacties die kunnen optreden onderscheiden
- de begrippen gewenning en verslaving en het gevaar dat eraan kleeft begrijpen
- de verschillende geneesmiddelvormen die er bestaan begrijpen
- de werking van geneesmiddelen bij kinderen, ouderen, zwangerschap en borstvoeding volgen
- de belangrijkste aspecten met betrekking tot veel gebruikte geneesmiddelen als pijnstillers, slaapmiddelen, laxantia en anticoagulantia onderscheiden
- de belangrijkste aspecten van infusen, zoals de verschillende mogelijkheden, de infusievloeistoffen en de geneesmiddeltoediening via het infuus begrijpen.

In alle situaties waarin je met een zorgvrager te maken krijgt, word je geconfronteerd met het gebruik van geneesmiddelen. Wij vinden dat enige kennis van de algemene principes belangrijk is om op een juiste manier met geneesmiddelen te kunnen omgaan. Wat doet een geneesmiddel eigenlijk in het lichaam? Wat zijn in het algemeen de gevaren die verbonden zijn aan het toedienen van medicijnen en uiteraard, wat zijn de nuttige gevolgen ervan? Wat zijn de invloeden van de leeftijd, de functie van de lever en de nier en het moment van innemen op de werking van het geneesmiddel? Hoe kunnen ze worden toegediend en wat zijn de voor- en nadelen van die verschillende toedieningswegen? Allemaal vragen die in het navolgende meer of minder uitgebreid aan bod komen.

Het voorschrijven van medicijnen en de beslissing welk geneesmiddel noodzakelijk is, is geen taak van een verzorgende. Wij zullen in dit hoofdstuk dan ook niet de diverse medicijnen met de werkingen, bijwerkingen en dergelijke uitgebreid beschrijven; dit hoort thuis bij de specifieke geneesmiddelenleer. Wij behandelen de algemene principes van de geneesmiddelenleer en bespreken de medicijnen die vaak gegeven worden, waaronder pijnstillers en slaapmiddelen, alvast wat uitgebreider. Als laatste is, omdat je als leerling hiermee al vanaf het begin wordt geconfronteerd, nog een paragraaf over infusen opgenomen. Dit hoofdstuk is hoofdzakelijk bedoeld om je als verzorgende inzicht te geven in de wereld van de geneesmiddelenleer. Het is de bedoeling dat je na bestudering van dit hoofdstuk een algemeen beeld van de medicijnen met al hun voor- en nadelen hebt gekregen.

2.1 Oorsprong en ontwikkeling van de geneesmiddelenleer

De geschiedenis van de geneesmiddelenleer begint eigenlijk bij de ontdekking dat sappen, bloemen of bladeren van bepaalde planten een genezende werking hebben op sommige ziektebeelden. Zo zijn bijvoorbeeld pijnstillers (morfine uit opium), hartmiddelen (digitalis uit vingerhoedskruid) en chemotherapeutica (kinine uit de kinabast) ontdekt. Aanvankelijk werden de echte plantenextracten gebruikt. Later zijn de chemische formules daarvan ontdekt en tegenwoordig worden de meeste geneesmiddelen in het laboratorium gemaakt. Vele geneesmiddelen zijn bij toeval ontdekt. Het bekendste voorbeeld is wellicht de ontdekking van penicilline door Alexander Fleming. Een andere toevallige vondst was de ontdekking van orale (via de mond) anticoagulantia. Een boer had de klaver die als wintervoedsel voor zijn koeien moest dienen niet goed opgeborgen, waardoor ze ging broeien. In dit proces traden chemische reacties op waardoor de koeien die van de klaver aten, overleden aan ernstige bloedingen. Nader onderzoek bracht aan het licht dat de ontstane stof een anticoagulerende (in de volksmond 'bloedverdunnende') werking had.

Ook gericht voedingsmiddelenonderzoek heeft een groot aantal nieuwe geneesmiddelen opgeleverd; denk hierbij bijvoorbeeld aan vitaminen. Vele medicijnen zijn uit dierlijke organen geïsoleerd, met name de hormonen. Denk bijvoorbeeld aan insuline, dat bij patiënten met suikerziekte wordt toegepast, of het groeihormoon, dat gebruikt wordt bij kinderen die dit onvoldoende aanmaken. Tegenwoordig ontdekt en maakt men nieuwe medicijnen vooral met gecompliceerde (bio)chemische technieken en kijkt men door systematisch onderzoek en gerichte observatie of zo'n geneesmiddel ook werkt.

2.2 Toezicht op de geneesmiddelenvoorziening

In 1963 is een nieuwe wet op de geneesmiddelenvoorziening van kracht geworden. Hierin zijn verschillende artikelen opgenomen die ervoor zorgen dat geneesmiddelen bijvoor-

beeld niet zo maar door iedereen op de markt gebracht kunnen worden. Vóór die tijd was dit niet geregeld en bestond het risico dat dubieuze middelen werden aangeprezen en verkocht. Na het drama met Softenon, een slaapmiddel dat grove aangeboren afwijkingen bij ongeboren kinderen veroorzaakte, wilde men alles snel geregeld hebben.
De belangrijkste artikelen uit deze wet zijn:
- de verplichting alle verpakte geneesmiddelen in te laten schrijven in het Register van verpakte geneesmiddelen
- een nieuwe wet voor de farmaceutische verzorging van ziekenhuizen
- het Besluit vergiften in apotheken en ziekenhuizen.

Het eerste artikel betekent dat ongeregistreerde middelen, die vaak niet al te veilig zijn, in Nederland niet meer bereid, verpakt en verhandeld mogen worden. Alvorens een geneesmiddel wordt geregistreerd, moet het uitgebreid zijn getest. Het moet vervolgens voorzien zijn van diverse gegevens over de samenstelling, de werkzaamheid, de bijwerkingen enzovoort. In Nederland zijn inmiddels zo'n 3600 middelen geregistreerd, waaronder Aspirine® en diverse andere stoffen, zoals vaccins, contrastmiddelen, infusievloeistoffen (zie paragraaf 2.9.5) en dergelijke.
Het tweede artikel houdt de verplichting in dat de wat grotere ziekenhuizen (minimaal driehonderd bedden) een eigen apotheker in dienst hebben. Deze is verantwoordelijk voor de bereiding, opslag en distributie van geneesmiddelen in het ziekenhuis.
Het derde artikel is beter bekend onder de naam Opiumwet. Het verplicht de apotheker om geneesmiddelen die onder de opiumwet vallen te bewaren in een uitsluitend daarvoor bestemde en met een sleutel afsluitbare kast. Bovendien moet het gebruik van deze geneesmiddelen geregistreerd worden, opdat het risico van misbruik zo klein mogelijk is. Geneesmiddelen die onder deze wet vallen zijn namelijk verslavend en het gevaar van misbruik is niet ondenkbaar. Geneesmiddelen die hieronder vallen zijn onder andere opium, pethidine, methadon, nicomorfine (bekend onder de naam Vilan®) en fentanyl. Inmiddels behoren hiertoe ook de oppeppende middelen die bekend zijn onder de naam wekaminen.

2.3 Naamgeving van geneesmiddelen

Bij de naamgeving van geneesmiddelen onderscheidt men de chemische naam, de merknaam en de locopreparaten. De chemische naam is een nauwkeurige omschrijving van de chemische samenstelling. Over het algemeen gebruikt men deze namen weinig, omdat ze ingewikkeld en (zeer) uitgebreid zijn. Een sprekend voorbeeld is: *7-chloro-2-methylamino-5-fenyl-3h-1,4-benziodiazepine-4-oxide* : een hele mond vol. Meestal gebruikt men de internationaal geaccepteerde stofnaam, afgeleid van de chemische naam. In dit voorbeeld is dat het *chloordiazepoxide*. De merknaam (handelsnaam) is de naam die de producent meestal gebruikt en waar hij ook octrooi ® op aanvraagt; in ons voorbeeld is dat *Librium*®. Locopreparaten (vervangende preparaten) zijn industriepreparaten die door de apotheker zijn nagebootst. Ze zijn veel goedkoper dan de officiële merkgeneesmiddelen, maar ze mogen pas worden vervaardigd wanneer het octrooi op het officiële medicijn is afgelopen.

2.4 Toedieningswegen, opname en gedrag van geneesmiddelen in het lichaam

Of een medicijn het beoogde effect heeft, hangt af van de hoeveelheid die wordt toegediend (dosering) en de snelheid waarmee het in het lichaam wordt opgenomen, verdeeld en verwijderd. We gaan nu bekijken hoe een medicijn in het lichaam wordt opgenomen bij verschillende manieren van toedienen en wat er daarna precies mee gebeurt (afb. 2.1).

2.4.1 Toedieningswegen en opname van geneesmiddelen

We maken met betrekking tot de toedieningswegen een onderscheid tussen geneesmiddelen die worden gebruikt voor een plaatselijk effect (geneesmiddelen met een plaatselijke werking) en die voor een algemeen effect (geneesmiddelen met een algemene werking).

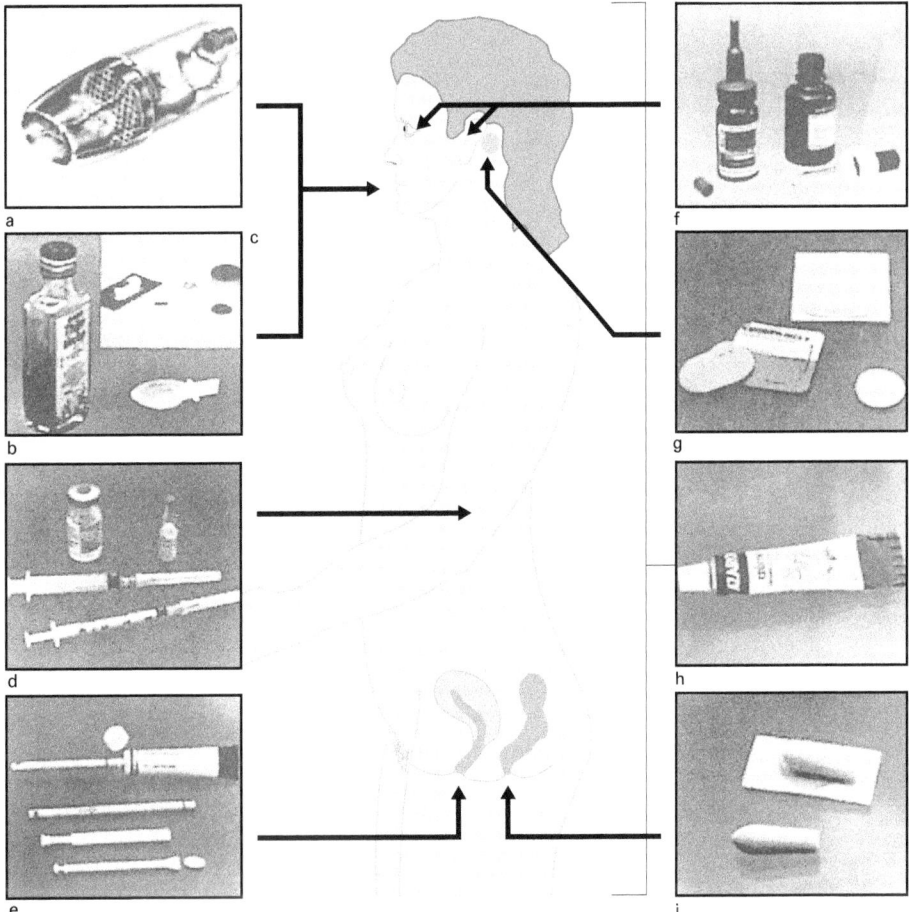

Afbeelding 2.1
Toedieningsvormen van geneesmiddelen.
a Via het inhaleren met behulp van diverse soorten inhalatoren waarin de capsule wordt gelegd met een medicijn, dat bij het sluiten van de inhalator voor inademen geschikt wordt gemaakt.
b Voorbeeld van een drankje.
c In de vorm van een ouwelcapsule (rechts), een tablet (midden en rechtsonder) en een gewone capsule (links).
d Diverse typen (vloeibare) geneesmiddelen in glazen ampullen of speciale flesjes met een rubber afsluiting worden met behulp van een injectiespuit toegediend.
e Vaginale crème of tablet; de tablet wordt met behulp van een speciaal inbrenghulsje in de vagina geschoven.
f Oog- en oordruppels; deze worden met behulp van een pipet op het oog, resp. in de uitwendige gehoorgang aangebracht.
g Een speciale pleister met een dunne laag van een geneesmiddel, dat rechtstreeks door de huid wordt opgenomen; de pleister kan op verschillende plaatsen (bijv. achter het oor) worden aangebracht.
h Diverse typen geneesmiddelen worden in de vorm van een zalf of crème toegediend.
i Voorbeeld van een zetpil; dit cilindrische staafje bestaande uit cacaoboter en een geneesmiddel wordt in het rectum aangebracht.

Toedieningswegen met een plaatselijk effect

Voor een plaatselijke werking gebruikt men toepassingen direct op de huid, de slijmvliezen, oog en oor en ook orale toediening van geneesmiddelen die niet door de darm worden opgenomen. Vetoplosbare geneesmiddelen kunnen de huid redelijk goed binnendringen en hun werking ter plaatse uitoefenen. Om het contact met en het binnendringen van de huid te verbeteren, worden de medicijnen meestal verwerkt in zalven en crèmes. De opname via slijmvliezen verloopt eenvoudiger; vooral de sterk doorbloede slijmvliezen in het rectum worden vaak gebruikt om medicijnen toe te dienen. De opnamesnelheid is zo groot dat zij niet alleen voor het verkrijgen van een plaatselijk effect worden gebruikt, maar ook voor een algemene werking in het lichaam.

Orale toediening van geneesmiddelen die niet door de darm worden opgenomen, leidt ertoe dat de concentratie in de darm zelf hoog blijft. Bepaalde ontstekingen in het maagdarmkanaal kan men op die manier adequaat bestrijden.

Toedieningswegen voor een algemeen effect

Voorwaarde voor een algemene werking is dat het medicijn ongehinderd in de bloedbaan terechtkomt en door de bloedsomloop wordt getransporteerd naar de weefsels waar het middel zijn werking moet uitoefenen. Om dit te bereiken kan het medicijn enteraal (via het maag-darmkanaal) of parenteraal (via andere wegen) worden toegediend.

Enterale toedieningswegen ('per os' of p.o.)

Onder de tong
Geneesmiddelen worden via het slijmvlies in de mond (i.c. sublinguaal) opgenomen: het bekendst is wellicht het 'tabletje onder de tong' (nitroglycerine) dat wordt gebruikt bij zorgvragers met pijn op de borst. Door de sterke doorbloeding van het mondslijmvlies gaat de opname vrij snel. Belangrijker is echter dat het middel direct de grote bloedsomloop bereikt zonder eerst de lever te passeren, die veel geneesmiddelen voor een groot deel afbreekt. Het geneesmiddel uit een tablet onder de tong wordt via de slijmvliezen opgenomen in het bloed en vervolgens naar de bovenste holle ader getransporteerd (afb. 2.2). Via het hart komt het in de longen en dan via het hart in de aorta. Vandaar stroomt het door de verschillende slagaders naar de diverse weefsels in het lichaam, waaronder de lever. De concentratie in de lever is dan fors afgenomen. Voor de sublinguale toediening is het van essentieel belang dat de zorgvrager het tabletje onder de tong houdt totdat het is opgelost en door het mondslijmvlies is opgenomen.

Oraal
De opname gaat in principe via het maagslijmvlies. Vele middelen zijn echter niet bestand tegen het zure milieu in de maag. Soms krijgen medicijnen, met name die door het zure milieu in de maag aangetast worden, een coating ('jasje'), bijvoorbeeld een dragee (zie 2.7.3) die pas in de dunne darm uiteenvalt. Toediening op de nuchtere maag met voldoende water versnelt de passage naar de dunne darm en garandeert zodoende een snelle opname van het geneesmiddel in het bloed.

Rectaal
Voor de opname van een geneesmiddel via de dikke darm wordt vooral het rectum gebruikt. Rectale toediening via een zetpil of klysma is vooral van nut bij zorgvragers die veel braken of bewusteloos zijn. Een bijkomend voordeel is dat het middel na opname in de bloedbaan niet eerst de lever passeert, maar direct in de grote bloedsomloop komt.

Parenterale toedieningswegen

Enterale toediening is soms niet mogelijk, omdat de zorgvrager niet kàn of wìl meewerken, omdat er een afsluiting van de darm is (ileus), omdat de zorgvrager veel braakt of een ernstige diarree heeft, of omdat het medicijn in de ingewanden wordt afgebroken enzovoort. In deze gevallen is een parenterale toediening noodzakelijk.

Intraveneus
Intraveneuze toediening (i.v.) is een van de belangrijkste parenterale toedieningen. Hierbij hoeft geen resorptie meer plaats te vinden, omdat het middel direct in de bloedbaan wordt ingebracht. Bijvoorbeeld door een eenmalige injectie of door het middel via een infuus continu in te laten lopen. In het laatste geval kan men het geneesmiddel over langere

perioden toedienen en zo het gehalte in het bloed vrijwel constant houden. Intraveneuze toediening heeft echter niet alleen voordelen. Als het geneesmiddel is toegediend, dan is het niet meer te verwijderen. (Na orale toediening kan door het leegpompen van de maag of het laten braken van een patiënt het medicijn uit het lichaam worden verwijderd.) Te

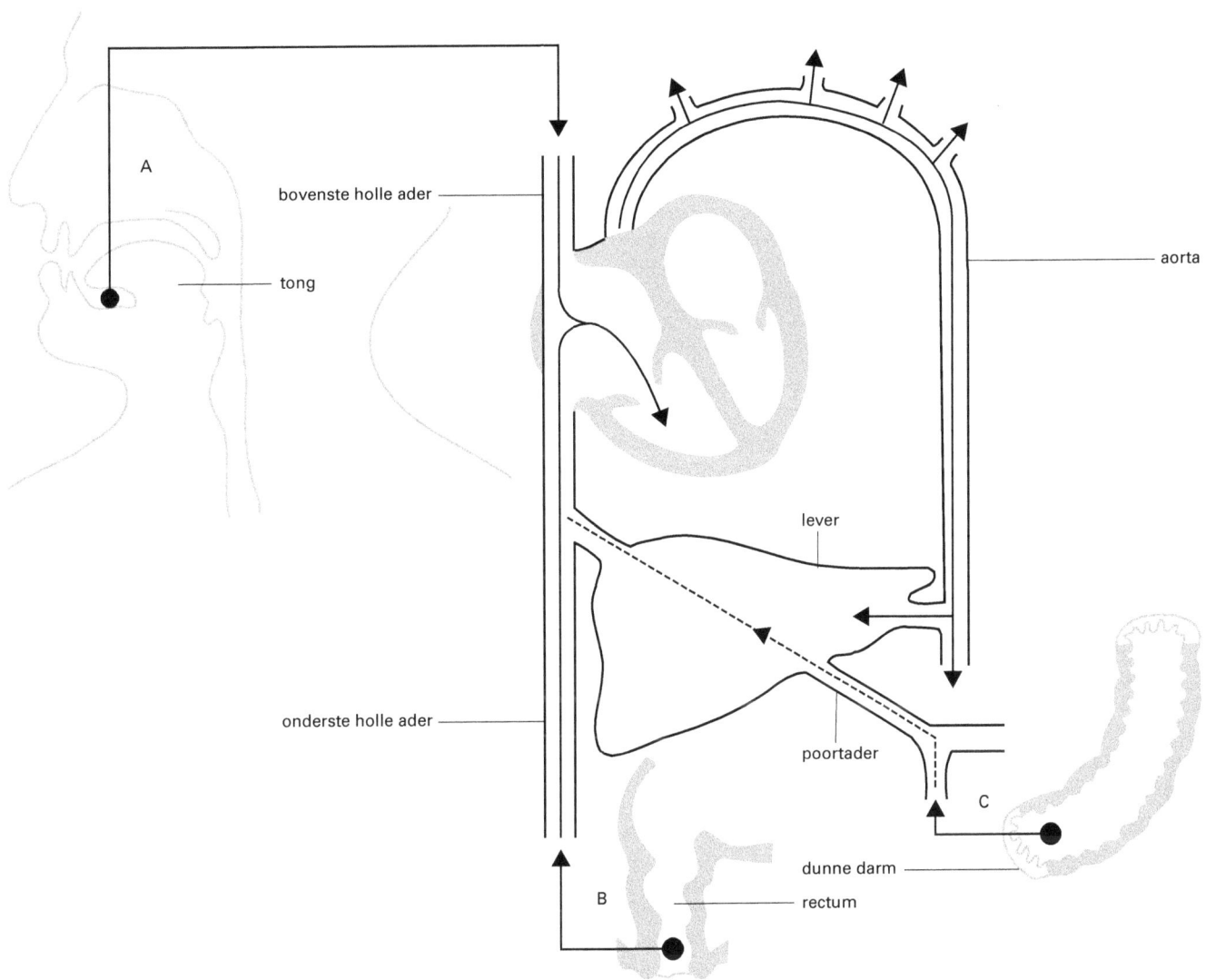

Afbeelding 2.2
Schematische weergave van enterale (C), sublinguale (A) en rectale (B) toediening van geneesmiddelen. Voor een verklaring zie de tekst.

snelle toediening kan gevaarlijk zijn en bijvoorbeeld ernstige bloeddrukdalingen of hartritmestoornissen veroorzaken. Parenterale toediening is pijnlijker en duurder dan enterale, nauwelijks geschikt voor zelfmedicatie en heeft het gevaar dat er tijdens de injectie ziektekiemen worden ingebracht. Dit heeft ertoe geleid dat parenterale toediening uitsluitend op stricte indicatie wordt toegepast.

Subcutaan
Een minder gevaarlijke methode is de subcutane toediening (s.c.), waarbij het middel onder de lederhuid wordt aangebracht. Na inspuiting wordt het medicijn in de bloedbaan geresorbeerd en verspreidt het zich door het hele lichaam. Het bekendst is de subcutane toediening van insuline bij patiënten met suikerziekte. Net als bij intraveneuze toediening zijn ook hieraan nadelen verbonden, zoals pijnlijke injecties en steeds een, zij het gering, gevaar voor infectie.

Intramusculair
Voor de intramusculaire toediening (i.m.) geldt ongeveer hetzelfde als voor de subcutane toediening van geneesmiddelen. Er kunnen echter grotere hoeveelheden worden toegediend en de injecties zijn over het algemeen minder pijnlijk. Meestal wordt gekozen voor toediening in bil- of dijspieren. De resorptiesnelheid is sterk afhankelijk van de bloeddoorstroming en dus van de aan- of afwezigheid van spieractiviteit; spierarbeid kan een aanzienlijke verhoging van de resorptiesnelheid geven.

Inhalatie
Inhalatie (inademing) van geneesmiddelen kan ook. Gasvormige en vluchtige geneesmiddelen zijn zeer goed via de longen toe te dienen. De resorptie is snel, voornamelijk door het grote oppervlak waarover het middel zich kan verspreiden; bovendien is de bloeddoorstroming van de longen groot, waardoor de middelen snel de bloedbaan bereiken (bijv. narcosemiddelen). Geneesmiddelen, opgelost in zeer kleine druppeltjes, kunnen ook worden geïnhaleerd. Deze toepassingsvorm wordt vooral gebruikt door CARA-patiënten; een acute astma-aanval kan men op deze manier met succes behandelen. Het beoogde effect is in dit geval echter plaatselijk. Omdat de doorbloeding van het neusslijmvlies zeer groot is, worden medicijnen ook via de neus (intranasaal) toegediend. Door de ongecompliceerdheid van de toediening kan deze vorm in de toekomst een steeds belangrijker rol gaan spelen.

2.4.2 Verwijdering uit het lichaam

Zodra een geneesmiddel in het bloed is opgenomen, begint het lichaam in feite met de uitscheiding ervan. De twee belangrijkste manieren waarop dit gebeurt zijn via de nieren en de lever.

2.5 Bijwerking en (over)dosering

Een geneesmiddel dat in voldoende concentratie in het lichaam aanwezig is (dus vaak genoeg wordt toegediend) ontplooit als alles verder goed is, zijn werkingsmechanisme. Anders gezegd: een voldoende hoog gedoseerde pijnstiller geeft inderdaad pijnstilling. Behalve dit beoogde effect hebben medicijnen vaak bijwerkingen. Voor een deel zijn deze tegen te gaan door een lagere dosering als dat mogelijk is, maar vaak moeten ze op de koop toe genomen worden. De bijwerkingen variëren en zijn afhankelijk van de medicijn die wordt toegediend. Gezien het specifieke karakter, gaan we hierop verder niet in.
Overdosering van medicijnen, dat wil zeggen het innemen van een zodanig grote hoeveelheid dat de concentratie in het bloed veel te hoog wordt, kan ernstige gevolgen hebben, afhankelijk van het middel dat is ingenomen. We spreken dan van toxische reacties, onder te verdelen in acute, subacute en chronische reacties.

2.5.1 Acute toxische reacties

Deze reacties worden meestal veroorzaakt door een plotselinge toediening van een stof in een zodanige hoeveelheid dat een (ernstige) functiestoornis optreedt in een of meer vitale functies. Slaapmiddelen zijn hierom berucht; zij kunnen binnen enkele uren dodelijk werken. Inhalatie van grote hoeveelheden koolmonoxyde kan eveneens dodelijk zijn. Een snelle behandeling is noodzakelijk om de patiënt te redden. Die bestaat in eerste instantie uit het voorkomen van verdere opname van de stof, bijvoorbeeld door de patiënt te laten braken of de maag leeg te pompen. Tevens moet men proberen de stof zo snel mogelijk uit het lichaam te verwijderen door bijvoorbeeld de urineproductie te stimuleren. Dit geschiedt door de patiënt veel te laten drinken, waarbij men het vocht al dan niet combineert met medicijnen die de urineproductie bevorderen (diuretica). Soms worden stoffen toegediend die een ingenomen middel tegenwerken.

2.5.2 Subacute toxische reacties

Dit soort reacties treedt op wanneer men uren- of dagenlang contact heeft met een stof, die bij eenmalig contact weinig schadelijk is. Bij zorgvragers met nierfunctiestoornissen bijvoorbeeld kunnen medicijnen die voornamelijk door de nier moeten worden verwijderd, zich in het lichaam ophopen en dan vergiftigingsverschijnselen veroorzaken. Deze reactie is ook bekend bij boeren die veel met insecticiden werken. Onzorgvuldig handelen kan ertoe leiden dat de stoffen door de longen of de huid worden opgenomen, waardoor ziekteverschijnselen ontstaan. De behandeling bestaat gewoonlijk uit het verder vermijden van contact ermee. Bij zorgvragers met nierfunctiestoornissen die desondanks bepaalde medicijnen moeten hebben, wordt de dosering aangepast.

2.5.3 Chronische toxische reacties

Herhaaldelijk contact met stoffen die sneller in het lichaam worden opgenomen dan eruit worden verwijderd, leidt tot chronische reacties. In het verleden zijn bijvoorbeeld loodintoxicaties ontdekt bij loodgieters die veel met loden waterleidingbuizen werkten. Ook het veelvuldig gebruik van bepaalde stoffen kan uiteindelijk schadelijk zijn. Het vroeger veelvuldig gebruikte APC® (een aspirine) heeft bij een aantal mensen tot onherstelbare beschadiging van de nieren geleid. Aangeboren afwijkingen door het gebruik van geneesmiddelen (bijv. Softenon) en de ontwikkeling van sommige soorten kanker worden eveneens gerekend tot de chronische reacties. Behandeling van deze reacties is over het algemeen niet meer mogelijk, omdat het kwaad al is geschied. Er is slechts een symptomatische therapie van de gevolgen mogelijk.

2.5.4 Invloed op het reactievermogen

Het is wellicht algemeen bekend dat bij het gebruik van bepaalde medicijnen deelneming aan het verkeer ontraden of zelfs verboden wordt, omdat ze de rijvaardigheid beïnvloeden. Veelal gaat het om middelen die een centraal dempende of kalmerende (bij)werking hebben, bijvoorbeeld slaapmiddelen. Andere middelen verminderen het concentratievermogen, de waakzaamheid en het reactievermogen, zoals veel rustgevende medicijnen (bijv. Valium®). We kennen nog diverse andere effecten van medicijnen die de rijvaardigheid kunnen beïnvloeden, maar het voert te ver hierop dieper in te gaan.

2.5.5 Interacties tussen geneesmiddelen

Minder bekend zijn misschien de interacties van geneesmiddelen, dat wil zeggen de onderlinge beïnvloeding van de werking wanneer verschillende middelen gelijktijdig worden toegediend. We zien dit verschijnsel soms ook bij een gelijktijdig gebruik van alcohol en medicijnen.

2.6 Gewenning en verslaving

De begrippen gewenning (tolerantie) en verslaving (vaak afhankelijkheid genoemd, hoewel verslaving veel ernstiger is) worden nogal eens door elkaar gehaald, terwijl het toch duidelijk om verschillende zaken gaat. Onder gewenning verstaan we dat de dosering van een geneesmiddel geleidelijk moet worden opgevoerd om eenzelfde effect te verkrijgen. Dit komt bij vele stoffen voor, vooral bij geneesmiddelen die inwerken op het zenuwstelsel (het bekendst is wellicht morfine). Behalve normale 'gewenning' kennen we het begrip kruistolerantie: ook tegen andere, meestal sterk verwante stoffen, treedt een tolerantie op. Tolerantie-ontwikkeling komt vaak voor bij stoffen die verslavend werken.

Afhankelijkheid betekent dat het lichaam gewend is geraakt aan een bepaalde stof en hierom blijft vragen. Sommige stoffen hebben dit effect zeer sterk en we spreken dan van een verslaving of verslavende stoffen. Zodra de toediening van de stof wordt gestaakt, zullen er onthoudings-, ontwennings- of onttrekkingsverschijnselen optreden. We spreken dan van een lichamelijke afhankelijkheid van een stof. Het is inmiddels bekend dat heroïne een stof is die zeer verslavend werkt; het staken van de toediening gaat gepaard met vrij zware ontwenningsverschijnselen. Dit verschijnsel zien we ook bij rokers. Door het roken komt het lichaam in contact met nicotine, een verslavende stof; stoppen met roken geeft in het begin ontwenningsverschijnselen, al is de ernst ervan beduidend minder dan bij heroïne. Het gevaar van lichamelijke afhankelijkheid van vooral heroïne en dergelijke stoffen schuilt vooral in het vaak gelijktijdig optreden van tolerantie. Een druggebruiker heeft steeds meer van het middel nodig om eenzelfde effect te verkrijgen. Dit kan uitlopen op het toedienen van een dosering die dodelijk is.

2.7 Toedieningsvormen van geneesmiddelen

Vroeger werden plantenextracten gegeven, tegenwoordig worden de meeste medicijnen in het laboratorium vervaardigd en op verschillende manieren afgeleverd.

2.7.1 Poeder

Wanneer de grondstoffen van een medicijn of een combinatie ervan niet verder bewerkt worden, spreken we van poeder. De poeders worden meestal in gevouwen papiertjes aan de zorgvrager verstrekt. Het grootste nadeel van poeders is de slechte smaak, wat bij kinderen een reden kan zijn geen poeders te gebruiken.

2.7.2 Pil en capsule

Het principe van een pil is vrij eenvoudig en werd vroeger veel gebruikt. Men vermengde de medicijn met een stof die na bevochtiging kleefkracht kreeg. Met machines werden daarvan vervolgens pillen gerold. Omdat ze niet allemaal even betrouwbaar waren, is deze vorm van geneesmiddelentoediening vrijwel verlaten. Vele pillen zijn tegenwoordig vervangen door capsules. Ze bestaan uit een omhulsel van gelatine waarin het geneesmiddel wordt gestopt. Hieroverheen wordt een iets groter hulsje geschoven en meestal dichtgeplakt. Dit geheel noemt men een capsule. Na contact met het maagzuur lost het omhulsel meteen op en komt het middel vrij voor opname in het lichaam. Indien men wil, is het voor de meeste middelen toegestaan zelf de capsule open te breken en de inhoud als poeder in te nemen. Vaak worden capsules gebruikt vanwege de (zeer) slechte smaak van de poeders die erin zitten. Het openbreken van de capsule en het innemen van de medicijn als poeder is meestal niet aan te raden.

2.7.3 Tablet en dragee

Het onder druk samenpersen van een poeder levert een tablet op. De medicijn gemengd met allerlei andere stoffen wordt met machines gemaakt en al dan niet voorzien van een coating (jasje) om de slechte smaak te camoufleren. Dan spreekt men van een dragee. Ook kan een coating worden gemaakt die niet in het maagzuur, maar wel in de twaalfvingerige darm oplost, bijvoorbeeld bij medicijnen die door het maagzuur vernietigd zouden worden of om de maag te beschermen tegen erg agressieve geneesmiddelen. Men ontwikkelt steeds nieuwe technieken om geneesmiddelen enteraal toe te dienen, bijvoorbeeld door ervoor te zorgen dat de medicijn in het verloop van het maag-darmkanaal slechts geleidelijk wordt afgegeven. We spreken dan van *depotpreparaten*. Het grote voordeel hiervan is dat de afgifte gelijkmatig plaatsvindt, waardoor geen pieken in de concentratie voorkomen.

2.7.4 Zetpil

Als men, na een geneesmiddel te hebben toegevoegd aan een vloeibare, vettige substantie (vroeger werd hiervoor cacaoboter gebruikt), deze in bepaalde vormen laat stollen, dan kunnen deze via de anus in het rectum worden ingebracht. Er zijn belangrijke voordelen aan deze toedieningsvorm. Hij wordt gebruikt om geneesmiddelen plaatselijk hun werking te laten uitoefenen. Ook worden geneesmiddelen in vloeibare vorm via het rectum toegediend in de vorm van een *klysma*. Zetpillen worden, in een iets andere vorm, ook vaginaal toegepast, bijvoorbeeld bij vaginale infecties.

2.7.5 Drank

Men kan een geneesmiddel aan een vloeistof toevoegen. Men onderscheidt drie soorten: de heldere vloeistof, de suspensie en de emulsie. Bij de *heldere vloeistof* is het geneesmiddel opgelost in water of alcohol. Opgelost wil zeggen dat het medicijn homogeen verdeeld is over de hele vloeistof. Bij de *suspensie* is dit niet het geval: na enige tijd staan is het middel naar de bodem gezakt. Voor gebruik moet het flesje dan ook geschud worden. De *emulsie* is een verdeling van kleine oliedruppeltjes in water of omgekeerd. Vaak zijn geneesmiddelen niet in water maar wel in olie oplosbaar. Wanneer men eerst in olie oplost en vervolgens de olie in water emulgeert, wordt de medicijn homogeen over de vloeistof verdeeld. Ook dan is schudden voor het gebruik noodzakelijk, omdat zich na lang staan een olielaag boven de waterlaag vormt.

2.7.6 Inhalatie

Geneesmiddelen kunnen in vaste vorm worden geïnhaleerd of opgelost in een spray. Het inhaleren van een spray is over het algemeen gemakkelijker. Het is meestal de bedoeling van zulke toedieningsvormen om een plaatselijk effect te bewerkstelligen, bijvoorbeeld een verwijding van de luchtwegen bij een astma-aanval.

2.7.7 Druppels

Het oplossen van medicijnen in een vloeistof en vervolgens druppelsgewijs toedienen, kan vooral bij kleine kinderen veel nut hebben: zij hebben vaak moeite met het slikken van tabletten of poeders. Deze wijze wordt ook gebruikt voor het toedienen van medicijnen via neus, oren of ogen.

2.7.8 Injectievloeistof

De vloeibare vorm wordt ook rechtstreeks in de bloedbaan ingespoten. Hieraan worden hoge eisen gesteld. Het zal duidelijk zijn dat de vloeistof absoluut geen bacteriën mag bevatten. Ze moet pyrogeenvrij zijn, dat wil zeggen geen afvalproducten van bacteriën (toxinen) bevatten, omdat deze bij de mens koortsreacties kunnen veroorzaken. Er mogen geen vreemde bestanddelen inzitten, zoals stofdeeltjes en dergelijke. Is aan al deze voorwaarden voldaan, dan kan de vloeistof direct via een spuit of een infuus (zie paragraaf 2.9.5) worden toegediend.

2.7.9 Uitwendige preparaten

Als er medicijnen aan zalven worden toegevoegd, laat men die via de huid opnemen door de zalf op de huid te smeren. De opname van het geneesmiddel is geleidelijk en continu zolang de zalf op de huid en het geneesmiddel in de zalf zit. We kennen diverse toepassingen, niet alleen met het oog op een plaatselijke maar ook op een algemene werking. Zo worden tegenwoordig bijvoorbeeld bij hartpatiënten die voortdurend nitroglycerine (tegen pijn op de borst) moeten hebben zogenoemde nitroglycerinepleisters gebruikt. Onder de pleister zit een kleine hoeveelheid zalf waaraan het geneesmiddel is toegevoegd.

2.8 GENEESMIDDELEN BIJ OUDEREN, KINDEREN EN TIJDENS ZWANGERSCHAP EN BORSTVOEDING

2.8.1 Geneesmiddelen bij ouderen

Het voorschrijven van geneesmiddelen aan ouderen kent vele voetangels en klemmen. Voor een deel zijn deze terug te voeren op factoren als gebrekkige communicatie en afnemend geheugen en gezichtsvermogen. Er wordt echter ook wel eens te veel voorgeschreven omdat er onvoldoende diagnostiek aan het voorschrijven is voorafgegaan, omdat er onvoldoende toezicht is op de dosering of omdat er overdreven verwachtingen zijn bij zowel de arts als de zorgvrager over de werking van het middel. Net als bij kinderen zijn er bij ouderen verschillen in de verdeling van het geneesmiddel. De kansen op bijwerkingen zijn bij hen groter. De met de leeftijd afnemende leverdoorstroming leidt tot verminderde afbraak van het geneesmiddel, waardoor snel concentraties in het bloed bereikt kunnen worden die giftig zijn. De nierfunctie neemt af met het klimmen der jaren, waardoor de verminderde afbraak nog wordt versterkt – met hetzelfde gevolg. Het is dus duidelijk dat men bij ouderen, net als bij kinderen, voorzichtig moet zijn met het doseren van geneesmiddelen. Over het algemeen moet de dosering individueel worden aangepast. Zijn bij een zorgvrager bijvoorbeeld lever- of nierfunctiestoornissen bekend, dan zal de dosering over het algemeen fors verlaagd moeten worden.

2.8.2 Geneesmiddelen bij kinderen

Kinderen zijn geen kleine volwassenen; ze zijn onrijp, de organen zijn nog in ontwikkeling en de reactie op de toediening van geneesmiddelen kan totaal anders zijn dan die van volwassenen. De verdeling van het middel door het lichaam is voor een groot deel afhankelijk van de leeftijd. In de kindertijd varieert het vetpercentage bijvoorbeeld zeer sterk met de leeftijd, wat grote invloed kan uitoefenen op de verdeling en dus de werking van een geneesmiddel. Behalve de verschillen in verdeling zijn er ook verschillen in verwijdering ten opzichte van een volwassene. De uitscheiding via de nieren is over het algemeen minder en door de onrijpe lever is bij jongere kinderen de afbraak ook minder effectief. Bij een gelijke dosering zullen de concentraties in het bloed dus sneller stijgen.

Een laatste, maar zeker niet onbelangrijke factor die invloed heeft, is de therapietrouw. Deze is bij kinderen over het algemeen minder dan bij volwassenen. Het nut van medicijnen innemen wordt door kinderen meestal niet begrepen, waardoor zij het nogal eens 'vergeten'. Het is belangrijk een kind goed uit te leggen waarom de medicijnen nodig zijn. Als men hiervoor de tijd neemt, kan de therapietrouw sterk verbeteren. Ook de ouders moet je niet vergeten; zij moeten zich bewust zijn van het nut, want zij hebben immers de directe zorg voor het kind. Het verbeteren van de smaak, het aantal keren per dag dat het middel moet worden ingenomen zo laag mogelijk houden en dergelijke zijn maatregelen die de therapietrouw ook kunnen vergroten.

2.8.3 Geneesmiddelen bij zwangerschap en borstvoeding

In 1961 kwamen de eerste aanwijzingen dat het slaapmiddel Softenon ernstige aangeboren afwijkingen zou veroorzaken. Niet lang daarna bleken naar schatting twaalfduizend kinderen in Duitsland en Engeland ernstige aangeboren afwijkingen te hebben overgehouden aan Softenon, dat door hun moeders in de eerste twee maanden van de zwangerschap was geslikt. Dit gegeven illustreert het gevaar van geneesmiddelen die tijdens de zwangerschap worden geslikt. Het spreekt voor zichzelf dat het middel Softenon hierna meteen uit de handel is genomen.

Complicaties van geneesmiddelengebruik tijdens de zwangerschap

Het risico van geneesmiddelengebruik tijdens de zwangerschap is verschillend en afhankelijk van het moment in de zwangerschap waarop contact plaatsvindt. Beschadiging van de vrucht in de eerste dagen na de bevruchting leidt meestal tot uitstoting ervan. Direct na de innesteling begint een zeer gevoelige periode, waarin ernstige aangeboren afwijkingen kunnen optreden. Vanaf de tiende week komen niet zoveel misvormingen meer voor, maar wel stoornissen in de functie van diverse organen. Van sommige geneesmiddelen staat absoluut vast dat ze schadelijk zijn, die mogen dus absoluut niet worden ingenomen. Over andere middelen bestaat twijfel en die moet men dus zoveel mogelijk vermijden.

Tot slot zijn er medicijnen die in principe niet schadelijk zijn. Toch moet het slikken ervan zoveel mogelijk worden beperkt, omdat niet absoluut zeker is dat ze onschadelijk zijn. De algemene regel voor elke zwangere vrouw is dat zij contact met geneesmiddelen moet vermijden, tenzij het niet anders kan.

Geneesmiddelen tijdens de borstvoeding

Voor het geneesmiddelengebruik tijdens de borstvoeding zijn de volgende vragen van belang:
– Komt het middel in hoge concentratie in de melk?
– Is de totale hoeveelheid groot genoeg om effect te sorteren bij het kind?

De meeste geneesmiddelen komen in de moedermelk, zij het in relatief kleine hoeveelheden. Deze middelen komen dan ook in relatief kleine hoeveelheden in het lichaam van het kind. De afbraak en uitscheiding is bij een zuigeling echter zeer gering; de concentraties kunnen soms hoog worden, sommige geneesmiddelen bereiken zelfs toxische waarden. Net als tijdens de zwangerschap geldt dat een moeder geneesmiddelen moet vermijden zolang zij borstvoeding geeft. Voor sommige middelen geldt zelfs een absoluut verbod.

2.9 Soorten medicijnen

Enkele geneesmiddelen worden in ziekenhuizen en verpleeghuizen, onafhankelijk van het ziektebeeld waarvoor zorgvragers specifiek zijn opgenomen, frequent toegepast, zoals pijnstillers en slaapmiddelen. We gaan deze middelen nauwkeuriger bekijken, omdat je hiermee al in het beginstadium van de opleiding wordt geconfronteerd.

2.9.1 Pijnstillers

Het verlichten van pijn is een van de belangrijkste diensten die een arts een zorgvrager kan bewijzen. Ook nu nog blijft de symptomatische pijnbestrijding een belangrijke rol spelen, hoewel veel ziektebeelden tegenwoordig steeds beter oorzakelijk behandeld kunnen worden. Het begrip pijn, de manier waarop deze ontstaat, hoe we haar ervaren en dergelijke worden besproken in hoofdstuk 4.
Afhankelijk van de oorzaak van pijn wordt deze al dan niet oorzakelijk aangepakt of symptomatisch bestreden. Op de oorzaak van de pijn gaan we hier niet in.

We hebben te maken met middelen die niet alleen pijnstillend werken, maar vaak ook een koortswerend en ontstekingsremmend effect bezitten. De meestgebruikte middelen zijn nog steeds acetylsalicylzuur en paracetamol. Daarnaast is inmiddels een scala van andere middelen op de markt gekomen, die hier nauwelijks ter sprake zullen komen.

Acetylsalicylzuur (acetosal)
Acetosal is een van de weinige middelen die algemeen, zelfs in wetenschappelijke literatuur, bekend is onder zijn handelsnaam (Aspirine®). Het bezit pijnstillende, koortswerende en ontstekingsremmende eigenschappen. Ondanks jarenlang gebruik is nog steeds niet bekend hoe het precies werkt. De opname vindt snel plaats, evenals de verdeling in het lichaam; de duur van de werking is echter kort. De bekendste bijwerkingen zijn het ontstaan van maagzweren en bij bestaande maagzweren het veroorzaken van bloedingen of perforaties. Gelijktijdig gebruik van alcohol versterkt deze bijwerking. Verder heeft het middel een (geringe) invloed op de bloedstolling. Het optreden van spontane bloedingen door een gestoorde stolling komt echter zelden voor bij patiënten die van tevoren goed gezond waren. Hiermee moet wèl zeer sterk rekening worden gehouden bij patiënten die antistollingsmiddelen gebruiken, zoals Sintrom®. Deze patiënten moeten eigenlijk geen acetosal nemen, maar overstappen op een ander middel. Denk hieraan als patiënten die Sintrom® gebruiken om een tabletje tegen de pijn vragen.

Paracetamol
Paracetamol is de laatste dertig jaar steeds populairder geworden. Het middel heeft een pijnstillende en koortswerende werking. De duur van de werking bedraagt ongeveer drie tot vijf uur. Bij incidenteel gebruik kent dit middel, in tegenstelling tot acetosal, bijzonder weinig bijwerkingen en heeft het geen invloed op de stolling. Langdurig gebruik van grote hoeveelheden (enkele grammen per dag, dat wil zeggen een paar tabletten per dag) kan leverbeschadiging geven, een eenmalige toediening van een zeer hoge dosering (6 tot 10 g, dat wil zeggen twaalf tot twintig tabletten) kan dodelijk zijn.

Andere pijnstillers
Naast acetosal en paracetamol zijn er nog diverse andere middelen op de markt. We noemen er enkele, een verdere bespreking blijft achterwege.
Een bekend middel is indometacine (Indocid®). Daarnaast kennen we ibuprofen (Brufen®) en diclofenac (Voltaren®). Vooral Voltaren® wordt in zieken- en verpleeghuizen steeds vaker toegepast.

Er zijn ook middelen die wel een sterk pijnstillend effect hebben, maar geen ontstekingsremmende werking. De middelen hebben daarnaast een eufore werking, dat wil zeggen: ze geven een gevoel van welbehagen dat een gunstig effect heeft op de pijnervaring. Hierin schuilt echter het gevaar van verslaving.

Bekende middelen uit de groep centraal werkende pijnstillers zijn codeïne, morfine en nicomorfine (Vilan®). De bijwerkingen zijn sterk en bestaan uit verlaging van het bewustzijn, gewenning en verslaving, obstipatie, misselijkheid, braken en ademhalingsdepressie (vooral bij een hogere dosering). Vooral hierdoor hebben deze middelen een beperkt indicatiegebied. Ze worden vooral toegepast bij ernstige pijnen.

2.9.2 Slaapmiddelen

We bespreken enkele geneesmiddelen die gebruikt kunnen worden om slaapstoornissen te behandelen. Het 'ideale slaapmiddel', als dat al bestaat, zorgt ervoor dat je snel in slaap valt en geen onaangename bijwerkingen krijgt zoals een kater, hoofdpijn, slaperigheid en moeheid als je wakker wordt. Bovendien mag het niet tot verslaving aanleiding geven en niet de REM-fase van de slaap verstoren. De REM-fase (droomfase) van de slaap is zeer belangrijk en mag niet door slaapmiddelen beïnvloed worden. De groep slaapmiddelen die we behandelen en het 'ideale slaapmiddel' zoveel mogelijk benaderen, zijn de benzodiazepinen. Elk middel heeft echter specifieke bijwerkingen. Het ideale slaapmiddel bestaat dan ook niet uit een chemische stof, maar uit handelingen: kort voor het slapengaan een glas (warme) melk drinken, een wandeling maken, een warme douche nemen en dergelijke.

Benzodiazepinen

Deze middelen zijn geleidelijk de eerste keus geworden, omdat ze relatief veilig zijn. Ze hebben over het algemeen een relatief lange halveringstijd, zodat ze de hele nacht hun werk kunnen verrichten. Vele middelen worden echter in de lever omgezet in stoffen met een nog langere halveringstijd, die nadelig zijn omdat de gebruiker bij het ontwaken nog steeds de invloed van het slaapmiddel merkt. Door de sterke invloed op het reactievermogen zijn deze middelen aan verkeersdeelnemers te ontraden, soms zelfs verboden. Alcohol versterkt de werking, die moet men dus vermijden. Het grote gevaar van deze middelen schuilt in het verslavende effect. Enkele mogelijk bekende middelen die vaak in zieken- en verpleeghuizen worden gebruikt, zijn Rohypnol® (flunitrazepam), Dalmadorm® (flurazepam), Mogadon® (nitrazepam) en Normison® (temazepam).

2.9.3 Laxantia

In je werk zul je in contact komen met zorgvragers die last hebben van obstipatie. Obstipatie is een verminderde productie van ontlasting. Er zijn verschillende oorzaken, waaronder te weinig beweging, onvoldoende vezelrijke voeding en/of vochttekort. Ook kun je in aanraking komen met zorgvragers met ziektebeelden waarvan obstipatie een van de verschijnselen is, of zorgvragers die medicijnen gebruiken met obstipatie als bijwerking. Het gebruik van laxantia komt dus nogal eens voor.
Het bevorderen van de stoelgang kan met verschillende middelen:
- glijmiddelen of middelen die de ontlasting zachter maken, voorbeeld Agarol®
- middelen die prikkeling van de darmwand geven, voorbeeld Dulcolax®
- middelen die osmotisch werken, voorbeeld Duphalac®
- volumevergrotende middelen, deze bevatten zemelen.

Toediening van vele middelen gebeurt oraal of rectaal. Rectale toediening werkt over het algemeen sneller en effectiever en wordt in eerste instantie vooral gebruikt als de ontlasting langdurig is weggebleven. Daarna hebben de volumevergrotende middelen de voorkeur. Bij onvoldoende baat wordt daarna vooral gebruik gemaakt van lactulose. Laxeerzouten gebruikt men pas in laatste instantie.

2.9.4 Anticoagulantia

Anticoagulantia, in de volksmond bekend onder de (onjuiste) naam bloedverdunners, zijn geneesmiddelen die het normale stollingsproces in het lichaam remmen. Stolling is het proces dat ervoor zorgt dat een bloeding, opgetreden door een beschadiging van het lichaam, na verloop van tijd stopt. Dit proces begint met de vorming van een bloedprop die het gat in de bloedbaan afsluit. Na beschadiging van het bloedvat kleven de bloedplaatjes onderling samen en vormen een prop, die zich hecht aan de vaatwand. Hierdoor wordt het vat afgesloten. Tijdens de fase waarin deze prop zich vormt, komen allerlei stoffen vrij waardoor de echte stolling in gang gezet wordt. Dit is de omzetting van fibrinogeen in fibrine waardoor de bloedprop verder wordt verstevigd. Deze omzetting wordt gestimuleerd door trombine, een stof die ontstaat na activering van een andere stof, het protrombine. Anticoagulantia zijn middelen die zowel de vorming als de groei van de bloedprop tegengaan. Heparine en de groep orale anticoagulantia vormen daarbij de belangrijkste stoffen.

Heparine

Het antistollingseffect van heparine, behorend tot de zogenoemde direct werkende anticoagulantia, berust vooral op de inactivering van stollingsfactoren, met name van trombine. Het wordt parenteraal toegediend: subcutaan of intraveneus. Na intraveneuze toediening werkt het onmiddellijk, maar voor korte tijd (ongeveer twee uur). Na subcutane toediening werkt het pas na enkele uren maximaal; de duur van de werking is dan echter veel langer (twaalf tot vierentwintig uur, afhankelijk van de dosis en individuele reactie van de patiënt). Als een trombose reeds is opgetreden, wordt heparine gegeven ter voorkoming van verdere uitbreiding. Ook wordt het in het ziekenhuis profylactisch (ter voorkoming van trombose) gegeven, bij zorgvragers die bedrust voorgeschreven hebben gekregen.
Het belangrijkste risico is het optreden van spontane bloedingen, maar omdat er een sterke controle is tijdens de toediening, is dat gevaar niet zo groot. Indien bloedingen optreden en de patiënt intraveneus heparine krijgt toegediend, dan is het meestal afdoende om de toediening te stoppen. In enkele uren heeft het stollingsproces zich hersteld.

Orale anticoagulantia

Deze middelen, ook wel indirect werkende anticoagulantia genoemd, remmen de aanmaak van vitamine K-afhankelijke stollingsfactoren in de lever. In Nederland wordt voor oraal gebruik vooral gebruik gemaakt van Sintrom® en Sintromitis® en Marcoumar®, respectievelijk een kort- en langwerkend preparaat. Ook gebruikt men Ascal®, een middel dat oorspronkelijk als pijnstiller diende (en nog steeds dient) maar ook werkt als antistollingsmiddel.
De indicaties voor toediening zijn divers; in tabel 2.1 is een aantal belangrijke indicaties opgesomd.

Het duurt in de regel ongeveer een week voordat de gewenste antistollingsintensiteit is bereikt. Ten opzichte van heparine is dit een groot nadeel. Wanneer men snelle ontstolling wil bereiken, is het gebruik van deze middelen niet mogelijk. Om dit probleem te ondervangen begint men meestal gelijktijdig met toediening van heparine en een van de bovengenoemde middelen (bijv. Sintrom®). Nadat Sintrom® volledige activiteit heeft bereikt, stopt men met de toediening van heparine. Bij overdosering met als gevolg de kans op spontane bloedingen maakt men gebruik van vitamine K1 (Konakion®).

Tabel 2.1

Een aantal belangrijke indicaties voor de behandeling met orale anticoagulantia met de bijbehorende duur van de behandeling.

indicatie	behandelingsduur
diepe veneuze trombose	3-6 maanden
recidiverende veneuze trombose	3 maanden tot levenslang
longembolie	3-6 maanden
hartklepgebreken	jaren tot levenslang
hartklepprothesen	levenslang
hartinfarct	in het acute stadium
ischemisch herseninfarct	in het acute stadium

2.9.5 Infusen

Infusie is volgens het woordenboek: het onder invloed van de zwaartekracht langzaam laten invloeien van een geneesmiddel onder de huid (hypodermoclyse), in een ader (intraveneuze infusie) of via een slagader (intra-arteriële infusie). Tegenwoordig is dit echter niet meer beperkt tot alleen geneesmiddelen; diverse materialen kunnen worden geïnfundeerd. De techniek is, als we ons beperken tot infusie in een ader (de meest toegepaste), relatief eenvoudig. Er wordt via de huid een buisje in de bloedbaan ingebracht (dit wordt een Venflon genoemd) dat via een slangetje wordt aangesloten op een infuuszak gevuld met fysiologisch zout. De Venflon kan op diverse plaatsen worden ingebracht: de handrug, de onderarm en de elleboogplooi zijn de meest gebruikte. Uit de infuuszak druppelt voortdurend een hoeveelheid fysiologisch zout in de bloedbaan, die eventuele medicijnen die erin zijn opgelost meeneemt.

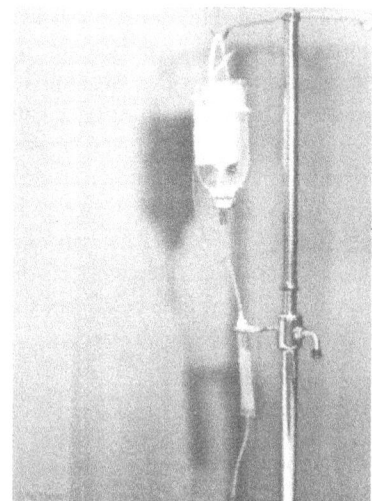

Afbeelding 2.3
Infuus.

HOOFDSTUK 3
INFECTIELEER, IMMUNOLOGIE EN HUIDAFWIJKINGEN

LEERDOELEN

Na bestudering van hoofdstuk 3 heb je kennis van en inzicht in:
- bouw, fysiologie, voortplanting, soorten en diagnostiek van de verschillende micro-organismen: bacteriën, virussen, schimmels en protozoën
- de belangrijkste epidemiologische aspecten van de microbiologie: begrippen als epidemie, pandemie, endemie en zaken als besmettingswegen zijn je bekend
- de begrippen besmetting, infectie en ontsteking, met onder andere: de ontstekingsverschijnselen en het verloop van ontstekingen
- de opbouw van de afweer in het menselijk lichaam: uitwendige en inwendige afweer, onderverdeeld in specifieke en niet-specifieke afweer
- verschillende vormen en oorzaken van huidkleurveranderingen
- oorzaken van veranderingen in de huidturgor
- afwijkende huidstructuren
- verwondingen (in het bijzonder verbrandingen) en wondgenezing
- huidinfecties: verschijnselen en behandeling
- dermatologische aandoeningen: eczeem, psoriasis, intertrigo, verrucae en acne.

Het heeft tot in de negentiende eeuw geduurd, voordat men ontdekte dat er onzichtbare wezentjes, de zogenoemde micro-organismen, bestaan die in staat zijn mensen meer of minder ernstig ziek te maken. Twee belangrijke onderzoekers die de basis legden voor de bacteriologie als wetenschap, waren Louis Pasteur (1822-1895) en Robert Koch (1843-1910).
Pasteur (afb. 3.1) zag als eerste het belang in van ontsmetten als maatregel ter voorkoming van vele ziekten.
Talrijke *micro-organismen* zijn in vele gevallen onmisbaar. In onze darmen bijvoorbeeld leven minstens zeventig soorten, die behulpzaam zijn bij de verwerking van voedingsstoffen. Een heel bekende bacterie die in de dikke darm huist is de *colibacterie*. Hij leeft daar van voedselresten en vormt een voor ons waardevol vitamine K (nodig voor de vorming van stollingseiwitten door de lever). De meeste micro-organismen die in en op ons wonen, maken ons over het algemeen niet ziek. Of de mens ziek zal worden hangt enerzijds af van de aanvalskracht van de ziekteverwekker, anderzijds van de weerstand van de mens, die heel wisselend kan zijn. Slechts een klein deel van alle micro-organismen is in staat de mens ziek te maken.

3.1 MICRO-ORGANISMEN

Van alle ziekmakende factoren die we kennen zijn de micro-organismen de belangrijkste. Ze zijn in vier groepen onder te verdelen:
- bacteriën
- virussen
- schimmels (en gisten)
- protozoën.

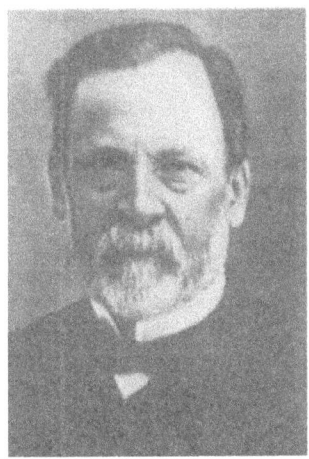

Afbeelding 3.1
Louis Pasteur (1822-1895).

De bacteriën kennen we het langst en we weten er al heel veel van. De virussen zijn het laatst ontdekt, wat vooral te maken heeft met hun zeer kleine afmetingen; ze zijn alleen met de elektronenmicroscoop te zien. Van deze groepen micro-organismen zijn er verschillende die ons ziek kunnen maken. Daarom gaan we hier wat nader in op de specifieke kenmerken ervan en de wijzen waarop ze ziekten kunnen veroorzaken.

3.1.1 Bacteriën

Bacteriën zijn eencellige organismen met een diameter van ongeveer 1 micrometer. Ze bezitten celvocht (cytoplasma) met daaromheen een membraan. Het celvocht en de membraan zijn omgeven door een celwand. De celwand is door de celvochtmembraan gemaakt en bestaat uit stug materiaal. Het is dan ook de celwand die de bacterie zijn vorm geeft en die de kleurbaarheid van de bacterie bepaalt, zodat we de bacterie onder de microscoop kunnen bestuderen. Buiten de celwand vinden we vaak nog een kapsel en soms ook slijm.
De bacterie leeft om zich te vermenigvuldigen, zo lijkt het althans. Bij vermenigvuldiging wordt het cytoplasma verdeeld over de twee nieuw te vormen bacteriën. De delingen vinden vrij snel achter elkaar plaats. Soms begint de bacterie al aan een volgende vermenigvuldiging terwijl de vorige nog

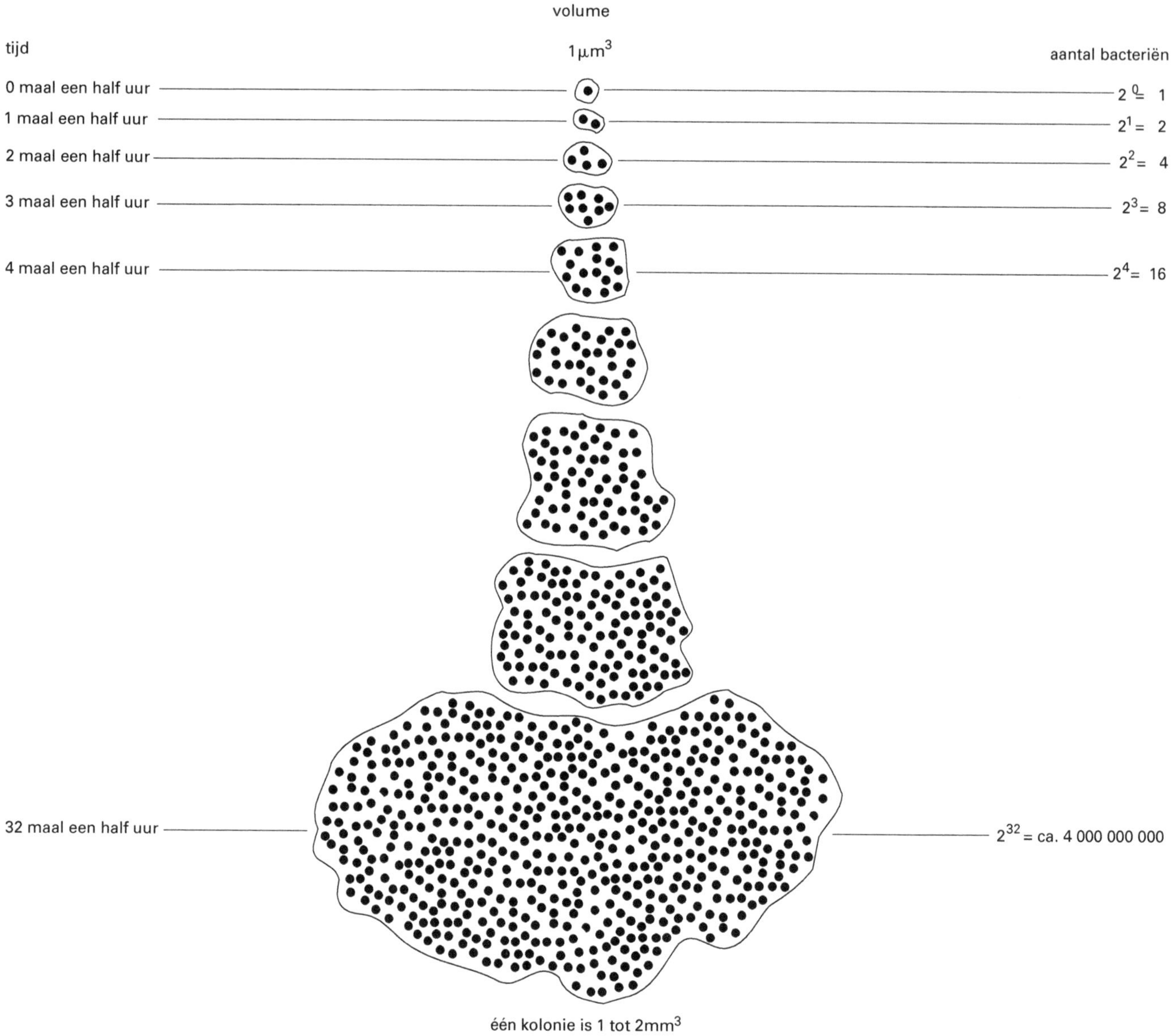

DEEL 1 LICHAMELIJKE GEZONDHEIDSPROBLEMATIEK

tijd	volume 1μm³	aantal bacteriën
0 maal een half uur		2^0 = 1
1 maal een half uur		2^1 = 2
2 maal een half uur		2^2 = 4
3 maal een half uur		2^3 = 8
4 maal een half uur		2^4 = 16
32 maal een half uur		2^{32} = ca. 4 000 000 000

één kolonie is 1 tot 2mm³

Afbeelding 3.2
Schematische voorstelling van de vermenigvuldiging van één bacterie tot een bacteriekolonie.

niet is afgemaakt. Onder gunstige omstandigheden lijkt de vermenigvuldiging haast oneindig door te gaan; binnen enkele uren kunnen er miljoenen nakomelingen zijn (afb. 3.2). De voortplanting betekent veel voor de bacterie, in feite handhaving en overleving. Een bacterie die zich niet meer deelt, sterft uit.

Diagnostiek

Met grote regelmaat wordt materiaal van patiënten (pus, bloed, feces, urine, enz.) ingestuurd naar het *bacteriologisch laboratorium* met het verzoek de bacterie die betrokken is bij het ziekteproces te diagnosticeren en ook uit te zoeken welk geneesmiddel hiertegen het beste kan worden gegeven. Het materiaal gaat voor 'kweek' naar het laboratorium, zegt men dan. Er wordt een aantal onderzoeken uitgevoerd, waarvan het *microscopisch onderzoek* en de *bacteriekweek* de belangrijkste zijn.

Microscopisch onderzoek
Van het ingestuurde materiaal wordt een dunne laag op een objectglaasje aangebracht. Na fixatie (doden) wordt een *kleuringstechniek* toegepast, waardoor de bacteriën zichtbaar worden.

Bacteriekweek
Iets van het ingestuurde materiaal wordt met een steriele entnaald aangebracht in of op een voedingsbodem (afb. 3.3). Zo'n voedingsbodem bestaat uit bouillon, waaraan naar behoefte extra bestanddelen kunnen worden toegevoegd, zoals bloed, suiker, melk en dergelijke. De voedingsbodem kan vast of vloeibaar zijn en wordt uitgegoten in kweekbuizen of broedplaten, de zogenoemde petrischalen. Als het materiaal op de plaat is geënt, dan wordt deze in de broedstoof (afb. 3.4) geplaatst (37°C!). Na enkele dagen zie je bacteriekolonies ontstaan; 1 mm^3 bevat honderd miljoen bacteriën!

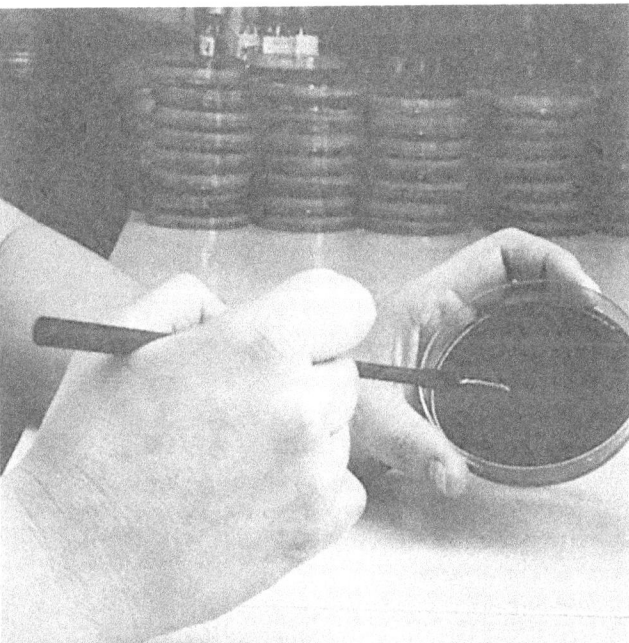

Afbeelding 3.3a
Het beënten van een voedingsbodem. De ronde schaal bevat een voedingsbodem. Daarover wordt met een entnaald pus, ontlasting of ander materiaal uitgestreken.

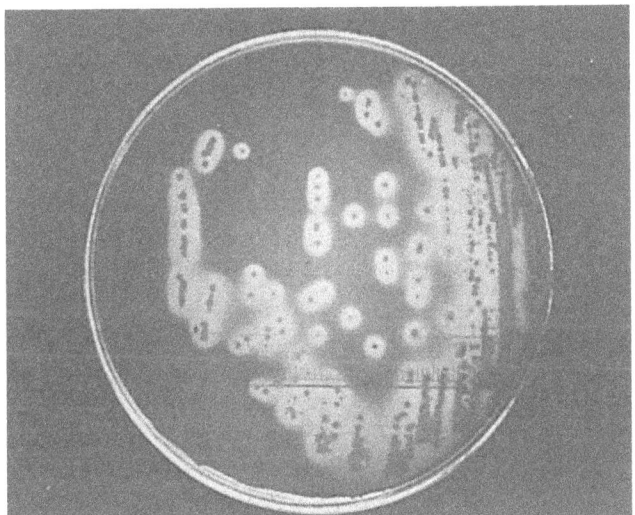

Afbeelding 3.3b
Cultuur van stafylokokken op een bloedhoudende voedingsbodem. De stafylokokken liggen in massa's bij elkaar en vormen groepjes die kolonies genoemd worden. Kolonies van stafylokokken zijn lichtgeel. In de omgeving worden de erytrocyten in de bodem opgelost, zodat daar de bodem helder wordt. Aangezien hier slechts een bacteriesoort werd gekweekt spreekt men van een reincultuur.

Het aspect, de kleur en de vorm van zo'n kolonie en ook de snelheid waarmee hij uitgroeit kunnen, afhankelijk van de bacteriesoort, sterk wisselen. Het is heel belangrijk dat het materiaal voor een kweek steriel wordt afgenomen. De kans is nl. groot dat bacteriën die er van buiten bijgekomen zijn de uitgroeiende ziekteverwekkers overwoekeren; dan volgt een foute uitslag.

Resistentiebepaling (afb. 3.5)

Als de diagnostiek is afgerond, moet worden uitgezocht welk antibioticum het best kan worden gebruikt voor de behandeling van de zorgvrager.
De gevoeligheid van de bacterie voor verschillende antibiotica wordt uitgetest. Dit gebeurt op een broedplaat (petrischaal) waarop op diverse plaatsen met geprepareerd papier verschillende antibiotica worden aangebracht. De daarop geënte bacterie groeit niet uit op de plek waar het middel

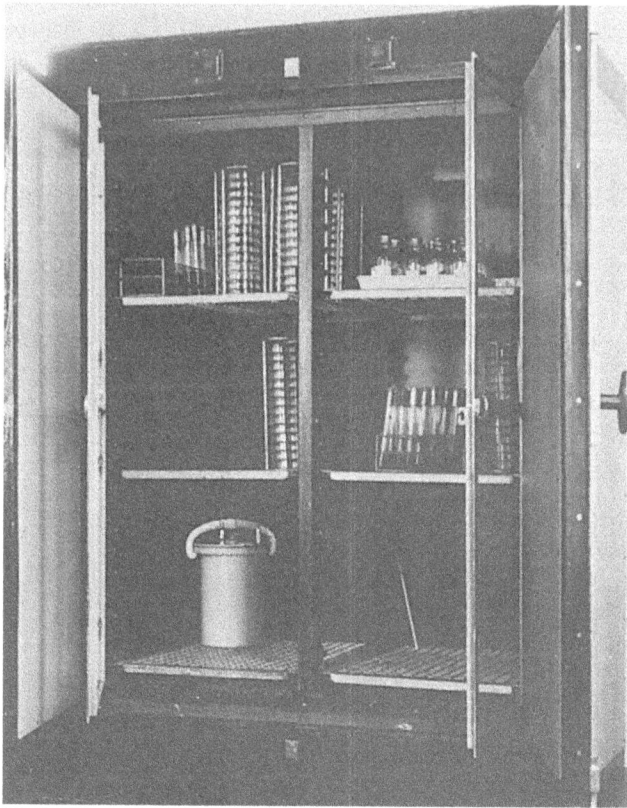

Afbeelding 3.4
Broedstoof. Vloeibare voedingsbodems in buisjes en vaste voedingsbodems in schalen zijn beënt met het te onderzoeken materiaal. De temperatuur in de kast bedraagt 37°C; hierbij kunnen de bacteriën zich vermeerderen. In de metalen pot linksonder is de zuurstof vervangen door stikstof. Op de daarin aangebrachte voedingsbodems kunnen zich anaërobe bacteriën ontwikkelen.

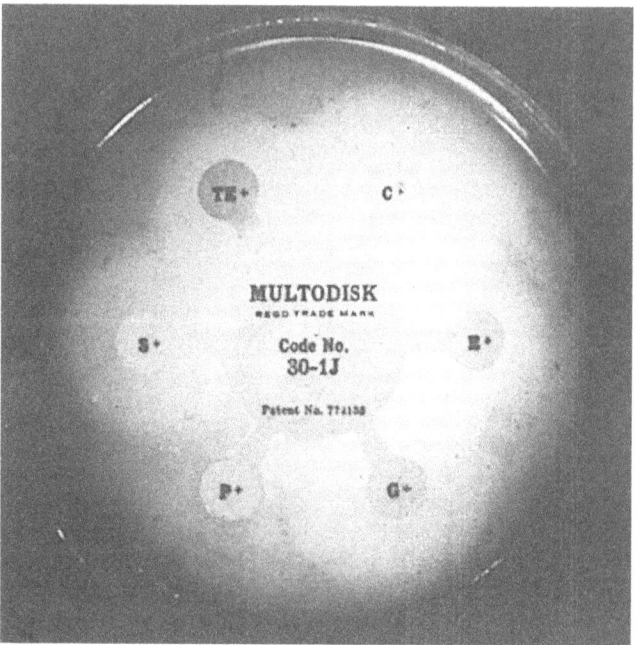

Afbeelding 3.5
Bepaling van de gevoeligheid van bacteriën voor antibacteriële middelen door middel van de diffusiemethode. Een voedingsbodem wordt beënt met de te onderzoeken bacteriën. Daarna wordt er een schijfje filtreerpapier opgelegd, dat doordrenkt is met de te onderzoeken middelen. In de afbeelding zijn verschillende papiertjes met verschillende middelen doordrenkt, gehecht aan de uitsteeksels van een grotere schijf. Dat maakt de toepassing in de praktijk eenvoudiger. De middelen vermengen zich rondom de desbetreffende schijfjes in de bodem en kunnen in bepaalde mate de ontwikkeling van bacteriën tegengaan. Een remmingszone betekent dus: gevoelig voor dat middel.

zich bevindt waar zij erg gevoelig voor is. Men komt ook te weten voor welk middel de bacterie ongevoelig is, waartegen zij dus resistent is. Elke bacterie heeft de neiging weerstand op te bouwen tegen geneesmiddelen die haar functioneren, groei en vermenigvuldiging beïnvloeden; we spreken van resistentieontwikkeling.

Dit gebeurt op verschillende manieren. Sommige bacteriën schakelen bijvoorbeeld over op een andere soort stofwisseling, waardoor de voorheen gebruikte medicijnen niet meer werken; andere veranderen hun celwand waardoor medicijnen hierop geen invloed meer hebben. De resistentie treedt vaker op naarmate er meer met antibiotica en dergelijke wordt gewerkt; we zien dit vooral in ziekenhuizen gebeuren.

Ziekmakend vermogen van de bacterie

Als een bacterie de mens ziek wil maken, dan zal zij in staat moeten zijn zich in menselijk weefsel te handhaven. Maar ook de aanvalskracht van de bacterie is van belang. Deze aanvalskracht wordt *virulentie* genoemd, in feite de sterkte van het ziekmakend vermogen. Hoe groter de virulentie, hoe meer kans op een ziekte.

De virulentie is sterker naarmate de bacterie beter in staat is anatomische en biologische barrières te overwinnen, dan wel beter bestand is tegen aanvallen van leukocyten (witte bloedcellen); soms is zij zelfs in staat leukocytbeschadigende stoffen te produceren.

3.1.2 Virussen

Bouw, fysiologie en ziekmakend vermogen

De tweede belangrijke groep van ziekteverwekkers is die van de virussen. Ze zijn veel kleiner dan bacteriën, en kunnen met een lichtmicroscoop niet worden waargenomen, maar wel met een elektronenmicroscoop. Virus betekent letterlijk gif. Deze benaming stamt uit de tijd dat men wel al op de hoogte was van het bestaan van deze zeer kleine stoffen met ziekteverwekkende kenmerken, maar nog niet wist welke eigenschappen deze stoffen hadden. Virussen zijn veel eenvoudiger gebouwd dan bacteriën; ze horen thuis in het grensgebied tussen dode en levende stof. Eigenlijk is een virus niets anders dan erfelijkheidsmateriaal met daaromheen een kapsel van eiwit en in het weinige cytoplasma een enkel enzym waarmee het zich toegang kan verschaffen tot levende cellen. Niet alleen voor de mens, maar ook voor planten, dieren en zelfs bacteriën is het virus een belangrijke ziekmaker. Virussen die mensen of dieren ziek maken, hebben meestal de vorm van een bolletje; planten worden vooral door staafvormige virussen bedreigd, bacteriën door paddestoelvormige virussen die er uitzien als maanlandertjes (*bacteriofagen*).

Ziekmakend vermogen

Afhankelijk van de virussoort, maar vooral ook van het celtype dat beschadigd raakt, kunnen we ernstige en minder ernstige virusziekten onderscheiden. Vooral als sterk gespecialiseerde celtypen worden aangetast, kan onherstelbare schade worden aangericht. Voorbeelden daarvan zijn polio (het virus maakt de motorische voorhoorncel kapot) en aids (het virus vernielt een bepaald type witte bloedcel). Als er een virusziekte aanwezig is, is daartegen weinig uit te richten. Antibiotica werken niet tegen virussen, omdat ze de meestal intracellulair gelegen virussen niet kunnen bereiken. Het lichaam moet zelf het virus overwinnen. Welke afweermechanismen hierbij belangrijk zijn, komt later aan de orde. Eventuele medicijnen die worden gebruikt, zijn gericht op verlichting van de symptomen. Virussen kunnen vrij

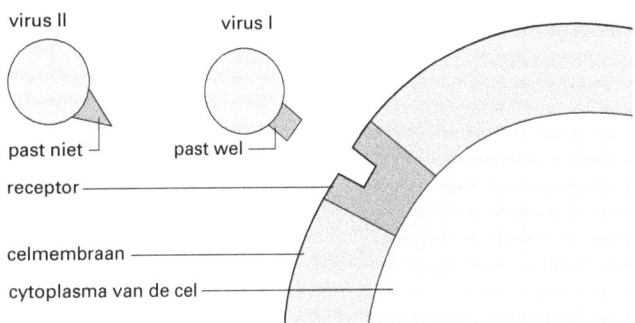

Afbeelding 3.6
Schematische voorstelling van de wijze waarop het virus de cel vindt die hij voor zijn vermenigvuldiging gaat gebruiken, het sleutel-slot-principe.

goed tegen ongunstige leefomstandigheden; alleen bij een temperatuur boven 100°C gaan de meeste dood.

Diagnostiek

De diagnose van een virusziekte wordt meestal gesteld op grond van de aanwezige ziekteverschijnselen. Het aantonen van een virus wordt meestal niet gedaan. Al zou je precies weten om welk virus het gaat, dan heb je daar niet veel aan, want het is immers niet te bestrijden met antibiotica, wat bijvoorbeeld wel bij een bacterie kan. Soms is het wenselijk het virus te diagnosticeren, bijvoorbeeld als het vermoeden bestaat van een gevaarlijke virusziekte of een nieuw virus en men daarop wetenschappelijk onderzoek wil doen.

3.1.3 Schimmels en gisten

Bouw, fysiologie en ziekmakend vermogen

Schimmels en gisten worden tot de lagere plantensoorten gerekend. Ze groeien op een organische bodem en leven van dode stof. De meeste schimmels vermijden levende weefsels. Schimmels en gisten zijn eencellige, soms meercellige organismen, die lange draden vormen en daarmee een netwerk maken. De voortplanting via sporen kan geslachtelijk en niet-geslachtelijk plaatsvinden. Hierop gaan we verder niet in.

Schimmelinfecties beperken zich meestal tot de huid, een enkele maal worden organen aangetast. De redenen waarom schimmels meestal aan de oppervlakte blijven, zijn:
- Schimmels groeien het best bij een temperatuur tussen 24-30°C, in het lichaam is het dus te warm.
- In de weefsels bevinden zich antischimmelstoffen, waardoor het uitgroeien van de schimmels wordt bemoeilijkt.
- Schimmels groeien het liefst op dode organische stof (bijv. de hoornlaag van de huid) in een niet al te vochtig milieu; in de weefsels is het veel te nat.

Een voorbeeld van een schimmelinfectie op de huid is zwemmerseczeem. Dit is een tussenvorm tussen schimmelinfectie van de huid en die van een orgaan. Het is een infectie met *Candida albicans*, een gistschimmel (afb. 3.7). Onder normale omstandigheden is *Candida albicans* niet ziekmakend. Hij komt zelfs bij 65 procent van de bevolking als vaste bewoner voor op de huid, de slijmvliezen en in het maag-darmkanaal. Alleen bij een verminderde weerstand kan deze schimmel tot een infectie leiden, bijvoorbeeld aan de mond, de ingewanden, de huid of de vagina.

Diagnostiek

Schimmels kunnen met microscopisch onderzoek worden gediagnosticeerd. Men kan schimmels in een broedstoof kweken, maar dan wel op een voedingsbodem van dood organisch materiaal en bij een lagere temperatuur dan bij bacteriën gebruikelijk is.

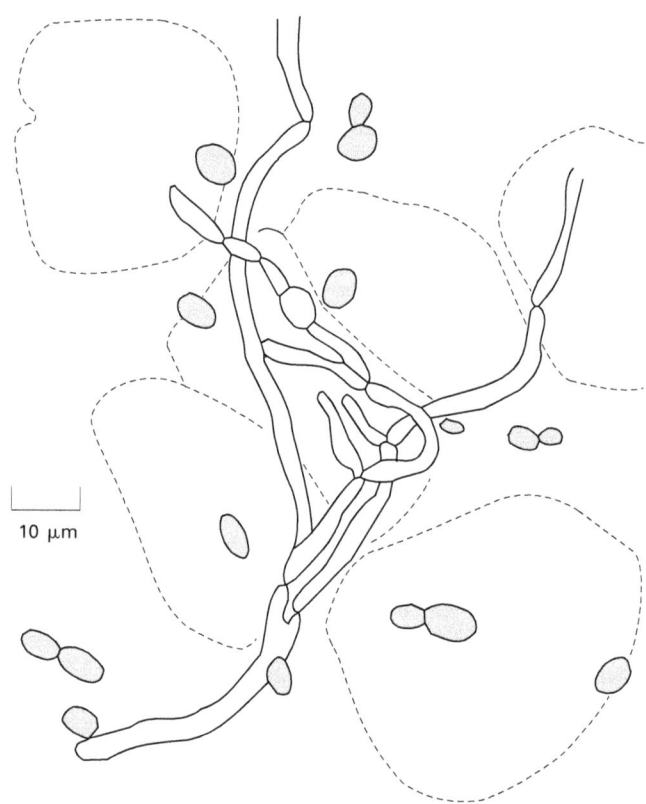

Afbeelding 3.7
Candida albicans met hyfen (en knopvorming).

3.1.4 Protozoën

Bouw, fysiologie en ziekmakend vermogen

Protozoën zijn eencellige organismen, die tot het dierenrijk behoren. Het zijn parasieten; ze zijn voor hun levensverrichtingen afhankelijk van de gastheer. In hun leven doen zij vaak verscheidene gastheren aan. Van de voor de mens ziekmakende protozoën bespreken we er slechts twee: de flagellaten en de plasmodia of sporozoa.

Flagellaten
Deze zijn in het bezit van zweepdraden, waarmee ze zich in hun omgeving verplaatsen. Een voorbeeld is de *Trichomonas vaginalis*, die ontstekingen kan veroorzaken aan de vagina en de urethra. De overdracht gebeurt vooral door geslachtsgemeenschap.

Plasmodia of sporozoa
Dit zijn onbeweeglijke protozoën; ze kunnen zich niet verplaatsen. Malaria, een ziekte waaraan jaarlijks miljoenen mensen sterven, is het bekendste voorbeeld van een door plasmodium veroorzaakte aandoening. Velen onder ons worden waarschijnlijk met het protozo *Toxoplasma gondii* besmet, vooral degenen die katten hebben. In de kattebak komt namelijk een bepaald stadium van deze protozo voor, de oöcyt, die daar met de uitwerpselen van de kat in terecht is gekomen. De mens wordt als regel niet echt ziek na een besmetting, maar een ongeboren kind kan, na besmetting via de moeder, ernstig beschadigd raken en overlijden. Daarom wordt zwangere vrouwen ontraden de kattebak schoon te maken of de tuin te doen (daarin verkeert een kat nogal eens).

Diagnostiek

De malariaparasiet kan worden aangetoond door bloedonderzoek. De *Trichomonas vaginalis* (afb. 3.8) is heel mooi te zien in een op temperatuur gehouden, microscopisch preparaat; de beweeglijkheid blijft dan bestaan. In de regel worden tegen parasieten antilichamen gevormd, wat ook kan gebeuren als ze zich nog niet in het bloed bevinden, maar in de weefsels en de galwegen verblijven.

3.2 Epidemiologie

Epidemiologie is de wetenschap die onder andere de wijze waarop ziekten zich verspreiden (besmetting, overerving) bestudeert. Van oudsher ging het om besmettelijke ziekten, later werd ook de verspreiding via overerving door de epidemiologie bestudeerd en tegenwoordig bekijkt men ook factoren (zoals het milieu) die van invloed zijn op het ontstaan van klachten bij chronische aandoeningen. Uit deze wetenschap zijn de begrippen epidemie, pandemie en endemie ontstaan. Men spreekt van een *epidemie* als in een stad, een bepaald gebied of een heel land plotseling vele personen een bepaalde ziekte krijgen. We kennen dit vooral in de vorm van griepepidemieën. Als een ziekte zich over de hele wereld verspreidt, spreken we van een *pandemie*. Er is een *endemie* als een bepaalde ziekte in een gebied of land regelmatig voorkomt. Struma kwam bijvoorbeeld vroeger ende-

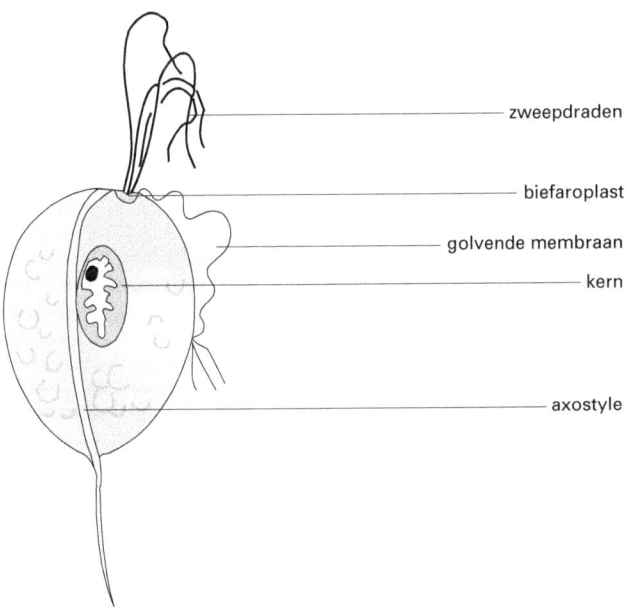

Afbeelding 3.8
Trichomonas vaginalis, *een protozoair micro-organisme dat beweeglijk is door een bundel zweepdraden. Bij afkoeling verdwijnt de beweeglijkheid snel. Onderzoek moet dan ook gebeuren op een enigszins verwarmd glaasje en snel na het afnemen van het materiaal.*

misch voor in Limburg; malaria is een infectieziekte die nu nog endemisch voorkomt in grote gebieden van Afrika. In de epidemiologie met betrekking tot ziekten die via besmetting worden overgedragen, is het belangrijk een antwoord te vinden op de volgende vragen:
- Welk micro-organisme is bij de ziekte betrokken?
- Waar bevindt zich de besmettingsbron?
- Op welke wijze worden de micro-organismen van de ene naar de andere persoon overgebracht?

Het vinden van het micro-organisme

In het voorgaande is al besproken hoe micro-organismen kunnen worden gediagnosticeerd.

Op zoek naar de besmettingsbron

Het is niet altijd eenvoudig de besmettingsbron te vinden, want het kan om een mens of een dier gaan. Soms zijn ze ziek, wat de herkenning veel gemakkelijker maakt. Veelal ontbreken ziekteverschijnselen doordat de infectie zonder duidelijke verschijnselen verloopt. Een enkele maal is de besmettingsbron een 'drager', dat wil zeggen dat het ziekteverwekkende micro-organisme lange tijd ergens op de huid of in de ingewanden van deze persoon woont, zonder aanleiding te geven tot ziek-zijn. Zo'n micro-organisme is moeilijk te ontdekken, omdat de dragers immers geen klachten hebben en dus ook geen reden om zich te laten onderzoeken. Dit is zeer verraderlijk, want dragers kunnen vele mensen besmetten voordat ze als dragers vastgesteld worden. Het komt ook voor dat verwekkers van buitenaf afkomstig zijn (modder, stof, straatvuil, enz.).

3.3 Besmetting en infectie

Een besmetting houdt eigenlijk alleen in dat het lichaam contact maakt met micro-organismen, die soms in de weefsels doordringen.
Zien deze micro-organismen kans zich in het lichaam te handhaven, te vermenigvuldigen en zich vervolgens te verspreiden, dan spreekt men van een infectie.
Een besmetting hoeft niet altijd door een infectie te worden gevolgd. Als de micro-organismen bijvoorbeeld weinig aanvalskracht hebben of als de omstandigheden op de plaats waar ze het lichaam binnenkomen weinig gunstig zijn om te kunnen overleven (bijv. door een goede afweer), treedt geen infectie op. Een infectie vindt niet anders plaats dan na besmetting. Zodra er een infectie optreedt, wordt het lichaam geprikkeld tot afweer.

3.3.1 Besmettingswegen

De wijze waarop micro-organismen van de een op de ander worden overgebracht (tabel 3.1) kan heel verschillend zijn. In de eerste plaats moet worden vastgesteld of de ziekte door *directe besmetting* (via direct lichamelijk contact) of *indirecte besmetting* (via voedsel, lucht, water en dergelijke) wordt overgebracht. In de tweede plaats moet men weten waar het micro-organisme het lichaam binnendringt. Dit kan op verschillende manieren, maar het is wel zo dat een micro-organisme pas ziek maakt als het op een passende wijze is binnengekomen: de *porte d'entrée*.

We kennen vier besmettingswegen:
- via het spijsverteringskanaal (enteraal)
- via de luchtwegen (aërogeen)
- via het bloed (hematogeen)
- via de huid (cutaan).

3.3.2 Afweer van het menselijk lichaam

Het is voor micro-organismen niet eenvoudig de mens ziek te maken. Al bij het eerste contact met het lichaam krijgt het micro-organisme te maken met de weerstand (afweer) van de mens. Bij de poging het lichaam binnen te dringen, moet het barrières overwinnen en eenmaal in het weefsel laat de *menselijke afweer* zich zo gelden, dat het micro-organisme in de regel het onderspit delft. Er is sprake van een balans tussen de aanval (door de ziektekiem = gast) en de verdediging (de mens = gastheer). Het komt erop neer dat wat gaat gebeuren grotendeels wordt bepaald door de weerstand (afweer) van de gastheer.
De weerstand is in te delen in een uitwendig en inwendig deel. Tot de uitwendige afweer worden huid, slijmvliezen en andere weefsels gerekend.

Uitwendige afweer door huid, slijmvliezen en andere weefsels

Tot de barrières die micro-organismen belemmeren om binnen te komen, behoren:

Mechanische barrières
De dekweefsels, de begrenzing met de buitenwereld, vormen een uitstekende bescherming tegen microbiële invasies. Voorbeelden zijn de huid en de slijmvliezen.

Biologische barrières
Huid. De huid is bevolkt met een vast patroon van bewoners (kolonisatie met commensale flora) die niet toestaan dat daar pathogene (ziekmakende) bacteriën tussen gaan groeien.
Onder *commensale flora* verstaan we de micro-organismen die dag en nacht bij ons wonen (huid en slijmvliezen), maar

Tabel 3.1 Besmettingsbron, besmettingsweg en porte d'entrée bij enkele bekende infectieziekten.

infectieziekte	besmettingsbron	besmettingsweg/porte d'entrée	
bacteriële infectieziekten:			
paratyfus	feces van de patiënt met paratyfus of 'drager'	indirect (besmet voedsel en drank)	enteraal
tetanus	straatvuil, roestig prikkeldraad e.d.	komt direct in de wond	cutaan
tuberculose	aërosol bij hoesten geproduceerd bij patiënt met open TBC	indirect (hoesten)	aërogeen
gonorroe	afscheiding uit urethra/vagina	direct (via seksueel verkeer)	slijmvlies
virale infectieziekten:			
hepatitis	feces van hepatitispatiënt (besmet voedsel en drank)	indirect	enteraal
ziekte van Pfeiffer	speeksel van de patiënt met de ziekte van Pfeiffer of 'drager'	direct (speeksel)	enteraal
bof	speeksel van de patiënt met bof	indirect	aërogeen
polio	feces van patiënt met polio (besmet voedsel en drank)	indirect	enteraal
waterpokken	patiënt met waterpokken (blaasjesvocht)	indirect	aërogeen
rodehond	keelvocht van de patiënt met rodehond	indirect direct (via placenta)	aërogeen hematogeen
AIDS	bloed van dragers van het HIV-virus (seropositieven)	direct en indirect (resp. seksueel contact en contact met bloed)	hematogeen
protozoaire infectieziekten:			
dysenterie (*Entamoeba histolytica*)	feces van patiënten met dysenterie	indirect (besmet voedsel en drank)	enteraal
malaria	bloed van patiënt met malaria	indirect (mug)	hematogeen

ons onder normale omstandigheden niet ziek maken. Deze micro-organismen zijn daar ooit na de geboorte terechtgekomen als vaste bewoners in een vast patroon (*kolonisatie*) en blijven daar het hele leven.

Luchtwegen. Het trilhaarepitheel (afb. 3.9) is zeer functioneel bij het verwijderen van ingeademde micro-organismen. In het luchtwegslijm bevinden zich bovendien veel witte bloedcellen, die een belangrijke inwendige afweerfunctie hebben (zie hierna).

Mond. Het speeksel bevat stoffen die bacteriegroei kunnen remmen. Speeksel is daarom belangrijk voor de handhaving van de normale mondflora. Net als op de huid zal een normale mondflora het uitgroeien van pathogene micro-organismen verhinderen. Is er sprake van verstoring van de mondflora, dan treden er ontstekingen van het mondslijmvlies op.

Keel. In de keelwand en achter in de mond bevindt zich veel lymfatisch (afweer)weefsel, de *ring van Waldeyer* genoemd (afb. 3.10).

Maag. De meeste micro-organismen overleven de maag niet. Toch passeren verwekkers van ingewandsstoornissen in de regel eerst de maag. Ze zijn dan vaak overmatig aanwezig of passeren de maag 'verstopt' in voedsel. Als het om micro-organismen met een sterke aanvalskracht gaat, dan hoeven er maar een paar de dunne darm te bereiken om de zorgvrager ziek te maken.

Darm. In de darmwand bevindt zich veel afweerweefsel, ook hier vaak in concentraties (*plaques van Peyer*) aanwezig. Bewegingen van de darm kunnen het vasthechten van micro-organismen aan de darmwand duidelijk belemmeren. Kolonisatie met micro-organismen is ook in de darmen aanwezig (darmflora) en, zoals ook bij de mondholte beschreven, vervult deze een beschermende rol.

Vagina. In de vagina is een natuurlijke bescherming aanwezig om opstijgende infecties (baarmoeder, eileiders) te voorkomen, die anders gemakkelijk kunnen ontstaan door de open verbinding met de buitenwereld. Een in de vagina aanwezige lactobacil (melkzuurbacterie) geeft deze bescherming.

Inwendige, niet-specifieke afweer

Lukt het de ziektekiem om ondanks de uitwendige afweer binnen te komen, dan gaat de inwendige afweer aan het werk. Deze wordt hoofdzakelijk gevormd door: de witte

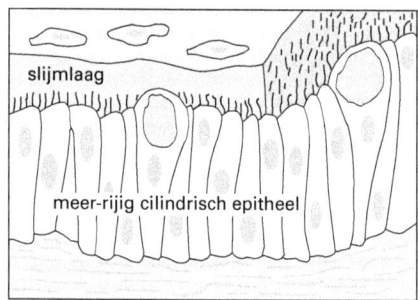

Afbeelding 3.9
Tekening van het microscopisch beeld van trilhaarepitheel, met de slijmlaag waarin zich enkele leukocyten bevinden.

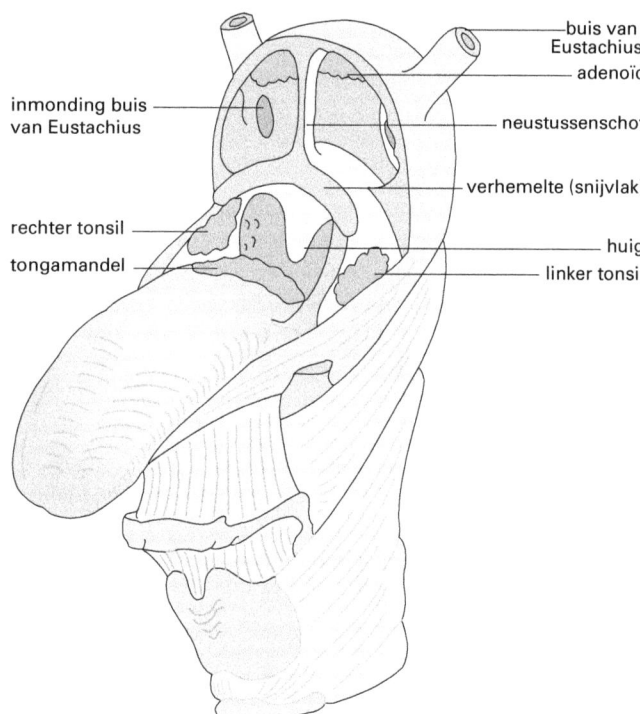

Afbeelding 3.10
Macroscopisch beeld van de ring van Waldeyer, de onderdelen zijn in helder rood aangegeven.

bloedcellen, de lymfeknopen, de lever en de milt. Op de plaats waar de schadelijke micro-organismen zijn binnengedrongen, gaan witte bloedcellen zich door de daar aanwezige bloedvaten bewegen en zoveel mogelijk schadelijke ziektekiemen opeten (fagocytose genoemd). De micro-organismen die in de bloedbaan terechtkomen, worden door de daar aanwezige witte bloedcellen zoveel mogelijk opgegeten. De lever, die het bloed uit de poortader krijgt, speelt daarbij een belangrijke rol.

De lymfeknopen hebben een filtrerende functie en vernietigen de schadelijke factoren. De milt vernietigt ook schadelijke stoffen en ruimt tevens beschadigde cellen op.

3.4 Ontstekingen

Als het de ziektekiem ondanks de uitwendige verdedigingslinies toch lukt de weefsels binnen te dringen en zich daar te handhaven, dan wordt het lichaam gealarmeerd. Er ontwikkelt zich plaatselijk een *ontstekingsreactie*.
Oorzaken die een weefselbeschadiging geven en dus een ontsteking uitlokken zijn:
- micro-organismen
- verbrandingen
- immunologische reacties, zoals bij een allergie
- chemische stoffen, zoals etsende stoffen of sommige injectievloeistoffen
- wonden.

Alleen als micro-organismen de oorzaak waren, dan zijn ze ook in de ontsteking terug te vinden. In de ontstekingen als gevolg van de andere genoemde oorzaken zijn geen micro-organismen aanwezig, tenzij die er in tweede instantie bij zijn gekomen. We spreken hier van steriele ontstekingen. De reden waarom de ontstekingsreactie op deze plaats wordt besproken, is omdat micro-organismen niet de enige, maar wel de meest voorkomende oorzaak van een ontsteking zijn. Infectie en ontsteking worden vaak door elkaar gebruikt voor hetzelfde proces. Alhoewel dit strikt genomen niet juist is, is het algemeen geaccepteerd. Met een infectie wordt in de praktijk vaak een ontsteking bedoeld en ook het ziek-zijn door micro-organismen.

3.4.1 Ontstekingsreacties

De ontstekingsreactie moet worden beschouwd als een plaatselijke reactie op weefselbeschadiging. Zodra er een weefselbeschadiging is, komen als gevolg van de prikkeling stoffen uit de cellen van de aangetaste weefsels vrij. Deze stoffen, ontstekingsmediatoren genoemd, zetten de ontstekingsreactie in gang.

3.4.2 Ontstekingsvormen

Er zijn vijf klassieke symptomen die wijzen op een ontsteking:
- roodheid (rubor)
- zwelling (tumor)
- warmte (calor)
- pijn (dolor)
- functieverlies (functio laesa).

Roodheid ontstaat als gevolg van vaatverwijding, waardoor ter plekke meer (rood) bloed aanwezig is. Door deze vaatverwijding plant de polsslag zich voort tot in het ontstekingsgebied (kloppende vinger).
Zwelling komt doordat de verwijde vaten ruimte innemen, maar vooral doordat vocht en witte bloedcellen naar de weefsels trekken.
Warmte is ten dele het gevolg van de vaatverwijding. Er is ter plekke meer bloed aanwezig. Dit bloed komt uit diepere lagen van het lichaam, die warmer zijn dan de huid. Een tweede reden voor het ontstaan van plaatselijke warmte is de verhoogde stofwisseling van de aan de ontsteking deelnemende cellen.
Pijn is het gevolg van verschillende factoren. De zwelling drukt op pijnzenuwen. De in de weefsels vrijkomende stoffen vormen ook een belangrijke reden van pijn.
Functieverlies is vooral het in bewegingen gehinderd zijn, veroorzaakt door zwelling en pijn.

Ontstekingsvormen en het verloop van een ontsteking

Ontstekingsreacties verlopen op verschillende manieren, ook het aspect is wisselend.
Bij een *acute* ontsteking komen de vijf klassieke symptomen

het beste tot uiting. Is deze acute ontsteking in de slijmvliezen, dan gaat ze vrijwel altijd gepaard met extra vochtproductie van de in het slijmvlies gelegen klieren en slijmcellen. Een bekend voorbeeld is de neusverkoudheid, die vergezeld gaat van een loopneus. We noemen zo'n 'natte' ontsteking een *catarre*.

Meestal verdwijnt een ontsteking na enige tijd en herstelt de weefselsamenhang. Het kan ook zijn dat er in het centrum van de ontsteking verweking plaatsvindt. Een directe aanleiding hiervan is het ontstaan van *ischemie* (tekort aan bloeddoorstroming) in het centrum van de ontsteking. Deze ischemie vormt de aanleiding tot de pusvorming. Omdat bacteriën in groten getale granulocyten aantrekken, zien we pusvorming voornamelijk bij bacteriële ontstekingen. *Pus* moet daarom als infectieus materiaal worden beschouwd. In pus kan men dode en levende bacteriën, dode en levende granulocyten en weefselresten vinden. Pus zit in een ruimte in de weefsels die er daarvoor niet was, maar tijdens het proces van pusvorming is ontstaan. We spreken dan van een *abces*.

DEFINITIE

Een abces is een tevoren niet bestaande holte gevuld met pus.

Zolang er bacteriën aanwezig blijven, worden er meer witte bloedcellen aangetrokken en treedt er meer weefselversterf op. De hoeveelheid pus blijft toenemen. Een abces heeft een bolle vorm, behalve als de structuren eromheen heel vast zijn (bijv. bot) zodat het tot een andere vorm wordt gedwongen. Rondom de pushaard bevindt zich een dicht infiltraat als een soort kapsel. Vaak breekt het abces na enige tijd door, waarna genezing snel volgt. Grote abcessen gaan altijd vergezeld van een heftige ziekte met hoge koorts. Bij deze abcessen kiest men er vaak liever voor om een insnijding te maken in het abces, zodat men zeker weet waar de uittredende pus terechtkomt. Men laat de natuur liever niet haar gang gaan, omdat de pus dan op plaatsen terecht kan komen (bijv. direct in de bloedbaan) waardoor nog ernstiger ziektebeelden volgen.

Het is ook mogelijk dat pusvorming optreedt in een natuurlijke lichaamsholte, bijvoorbeeld in de galblaas. Dan spreken we van een *empyeem*.

DEFINITIE

Een empyeem is de aanwezigheid van pus in een natuurlijke lichaamsholte.

Naast acute kennen we nog de *chronische ontstekingen*. De grens tussen een acute en een chronische ontsteking is een kunstmatige. Acute ontstekingen kunnen in chronische overgaan en chronische ontstekingen kunnen acute perioden doormaken. Als een acuut ontstekingsproces overgaat in een chronisch, dan komt dat meestal doordat er een ontstekingsonderhoudende factor aanwezig is, bijvoorbeeld een stuk dood weefsel of straatvuil. De reden waarom een chronische ontsteking een acute periode doormaakt, is meestal het gevolg van een superinfectie of een verminderde plaatselijke of algemene weerstand. Een chronische ontsteking komt langzamer op gang en is veel minder explosief. De klassieke ontstekingskenmerken zijn daarom ook minder duidelijk aanwezig. Verder valt op dat herstel van weefsels bij een chronische ontsteking al optreedt tijdens de ontsteking, terwijl dit bij een acute ontstekingsvorm veel later inzet, bijvoorbeeld na het legen van een abcesholte. Chro-

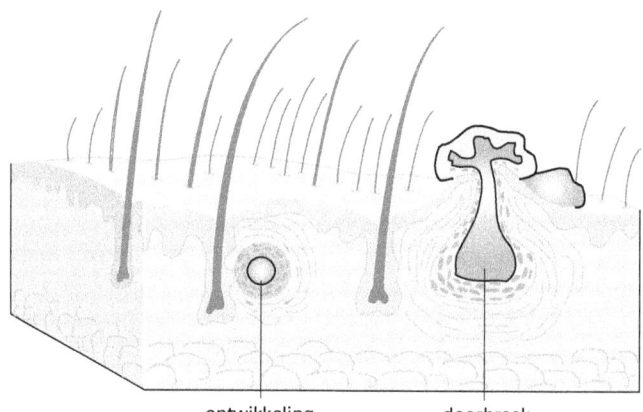

Afbeelding 3.11
Abces in ontwikkeling (1) en bij doorbraak (2).

nische ontstekingen komen nogal eens voor bij ziekten op basis van immunologische weefselbeschadiging, zoals reumatoïde arthritis (chronisch reuma).
Behalve plaatselijke verschijnselen treden bij ontstekingen ook algemene symptomen op, zoals koorts, algemeen ziektegevoel, lusteloosheid, verlies van eetlust en een versnelde pols. Hoe ernstiger en uitgebreider de ontsteking is, hoe sterker deze verschijnselen aanwezig zijn.

3.5 IMMUNOLOGIE

Behalve de inwendige, niet-specifieke afweer en de uitwendige afweer beschikt het lichaam over nog een heel belangrijk beschermingsmechanisme. Dit is de inwendige, specifieke afweer, die wordt verzorgd door *antilichamen*. Het lichaam maakt in principe, maar niet altijd, antilichamen tegen vreemde stoffen die zijn binnengedrongen.

3.5.1 Antilichamen

In tegenstelling tot wat bij de inwendige, niet-specifieke afweer het geval is, kan men bij de geboorte niet direct over de specifieke afweer met antilichamen beschikken. Weliswaar krijgen we cellen mee die betrokken zullen worden bij antilichaamvorming, maar de specifieke afweer zal zich tijdens het leven verder ontwikkelen als contacten met ziekteverwekkers en andere lichaamsvreemde stoffen tot stand komen.

3.5.2 Immuniteit

Immunologie is de immuniteitsleer. Immuniteit betekent ongevoelig zijn voor een bepaald micro-organisme. In de praktijk kan men deze ongevoeligheid kunstmatig bevorderen met *vaccinatie (inentingen)* en het geven van kant-en-klare antilichamen. Daarmee wordt bewerkstelligd dat iemand op actieve dan wel passieve manier een specifieke afweer verkrijgt. *Actief* betekent in dit verband dat het lichaam zelf de antilichaamvorming heeft georganiseerd. Deze immuniteit is effectief en kan jaren blijven bestaan, soms het hele leven lang.
Passief betekent dat het lichaam niet zelf actief is geweest in de vorming van antilichamen, maar ze kant en klaar heeft ontvangen. Deze vorm van immuniteit is tijdelijk en verdwijnt na korte tijd uit het bloed.
Vaccineren gebeurt met entvloeistoffen (vaccins) waarin zich verzwakte of gedode micro-organismen bevinden of onschadelijk gemaakte toxinen. Vaccins die veel worden toegediend zijn die tegen polio, difterie, kinkhoest, tetanus, bof en mazelen. Bijna ieder kind in Nederland krijgt deze in zijn jeugd volgens een bepaald inentingsschema. Ook kennen we vaccins tegen influenza en hepatitis B en voor de zogenoemde risicogroepen. Er zijn ook vaccins tegen de in de Derde Wereld regelmatig optredende infectieziekten; personen die daar naartoe gaan worden ertegen ingeënt. De zo verkregen immuniteit noemen we een *kunstmatige actieve immuniteit*. Behalve de inentingen kan het zelf doormaken van de ziekte ook leiden tot een actieve immuniteit; er zijn geen hulpmiddelen van buitenaf gebruikt, maar de natuur is haar gang gegaan. We noemen deze vorm van immuniteit *natuurlijke actieve immuniteit*.
Voorbeelden van immunoglobinen die in de praktijk worden gegeven zijn die tegen het rodehondvirus, het hepatitisvirus, het waterpokkenvirus en het tetanustoxine. Deze immuniteit is altijd tijdelijk: drie tot maximaal zes maanden. Immunoglobinen dient men alleen toe in acute situaties. Behalve het toedienen van bijvoorbeeld een serum, waardoor een kunstmatige passieve immuniteit ontstaat, kunnen ook op natuurlijke wijze antilichamen worden verkregen, bijvoorbeeld doordat sommige van de bij de moeder aanwezige antilichamen de placenta kunnen passeren. Het kind zal na de geboorte immuun zijn (natuurlijke passieve immuniteit).

3.5.3 Infecties

Tot slot bespreken we een aantal infecties. We beperken ons tot de meest alledaagse bacteriën met de daarbij optredende infecties. Voorbeelden van heel dicht bij ons levende bacteriën zijn de streptokokken en de stafylokokken.

Streptokokken (Gram+)
Streptokokken zijn zowel in en op ons lichaam als in onze dagelijkse omgeving in groten getale te vinden. Infecties die deze micro-organismen kunnen veroorzaken, zijn:

- etterige neusverkoudheid (vooral bij kinderen)
- middenoorontsteking (vooral bij kinderen)
- neusbijholteontsteking (bijv. voorhoofdsholteontsteking)
- acute keelontsteking en tonsillitis (witte puntjes in de keel!)
- impetigo (krentenbaard, afb. 3.13)
- erysipelas (wondinfectie)
- kokkogeen eczeem.

De streptokokken die bij deze infecties zijn betrokken, blijken goed gevoelig voor penicilline. Indien nodig – afhankelijk van de ernst van het ziek-zijn – wordt hiermee behandeld. Bij de minder ernstig verlopende ziektebeelden is het verstandig niet al te snel tot een antibiotische behandeling over te gaan, want die vermindert de mogelijkheden om tot een specifieke afweer te komen, zodat herinfectie eerder kan optreden. Een andere streptokok, de *S. viridians*, is nogal eens betrokken bij endocarditis, een ontsteking van de hartklep, die in principe alleen ontstaat bij mensen met een ziek hart. Aangezien de bacterie onder normale omstandigheden tot de commensale flora van de mondholte behoort, dienen tandheelkundige ingrepen bij deze personen altijd onder een antibiotische bescherming, een '*antibioticaparaplu*' plaats te vinden. Bij een streptokokkeninfectie is het aspect van de pus over het algemeen licht-geel-plakkerig-vloeibaar, dat van de *S. viridians* is groen van kleur.

Stafylokokken (Gram+)
De *Staphylococcus aureus* is verantwoordelijk voor een groot aantal ziektebeelden. Ongeveer dertig procent van de mensen draagt de *S. aureus* met zich mee (vooral in de neus en op het perineum), bij medisch personeel ligt dat percentage zelfs hoger. De meeste stafylokokkeninfecties zijn huidinfecties, zoals:

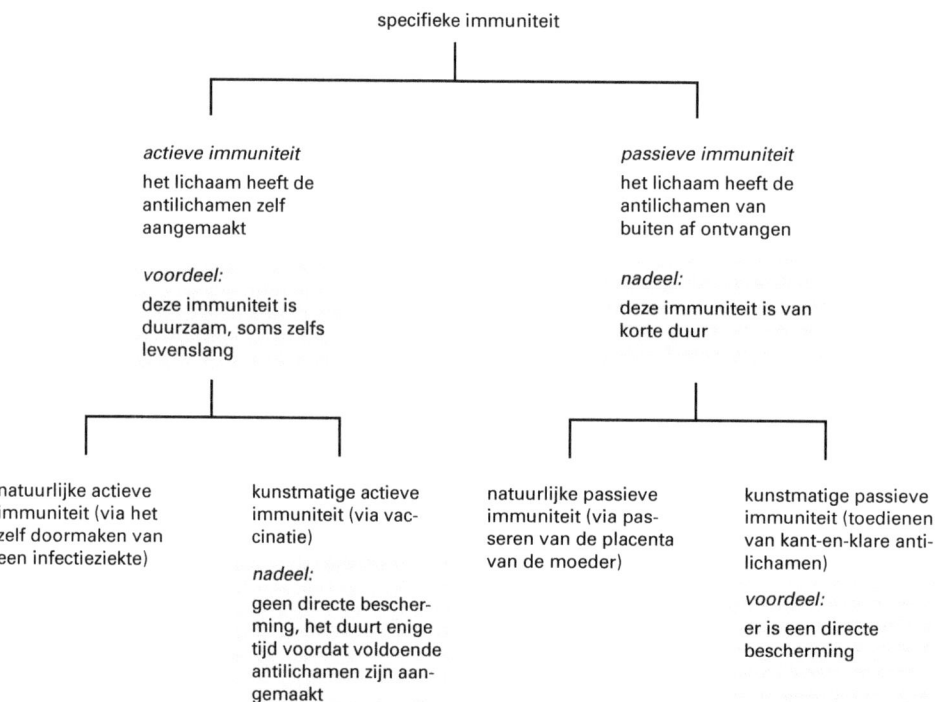

Afbeelding 3.12
Overzicht van de actieve en passieve immuniteit en de voor- en nadelen ervan.

- steenpuisten (furunkel) en negenoog (karbunkel)
- omloop (nagelriemontsteking of paronychia)
- 'scheetje' op het oog (hordeolum)
- wondinfecties
- borstontsteking (mastitis) bij vrouwen die borstvoeding geven.

Uit deze infectiehaarden kunnen bacteriën in de bloedbaan terechtkomen en dan ontstekingen in inwendige organen veroorzaken. Ook bij de 'tamponziekte' zijn stafylokokken verantwoordelijk voor het ernstige verloop. Als stafylokokkeninfecties vaak bij dezelfde persoon voorkomen, dan is hij waarschijnlijk drager (dus besmettingsbron) van de *S. aureus*.

Behalve de *S. aureus* kennen we de *S. epidermidis* die weinig pathogeen is, bij de meeste mensen als commensaal op de huid leeft en hooguit voor onschuldige huidinfecties zorgt. De pus is bij een stafylokokkeninfectie lichtgeel-romig-lobbig van aspect.

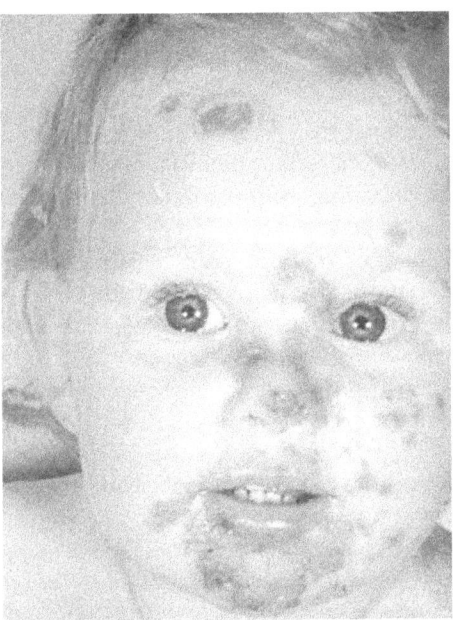

Afbeelding 3.13
Een kind met een krentenbaard.

3.6 Huidafwijkingen

3.6.1 Kleurveranderingen van de huid

De normale huidkleur van een blanke is overwegend roze, wat wordt veroorzaakt door de kleur van het bloed (rode bloedkleurstof) in de capillairen. Licht dat op de huid valt, wordt roze teruggekaatst. Afhankelijk van de hoeveelheid pigmentcellen en de blootstelling aan de zon (ultraviolet licht) wordt de huid meer of minder bruin van kleur.
Veranderingen in huidkleur zijn het gevolg van diverse oorzaken. Emoties bijvoorbeeld leiden tot een rode kleur door een toegenomen bloeddoorstroming door bloedvatverwijding, een bleke kleur treedt op doordat de bloedvaten zich vernauwen. Roodheid kan ook een verschijnsel zijn van een ziekelijke verandering aan de huid en langere tijd bestaan. Bij *bloedarmoede* (*anemie*) is er een tekort aan rode bloedkleurstof (hemoglobine), wat onder andere bleekheid tot gevolg heeft. Is er in de weefsels een teveel aan *bilirubine* (afbraakproduct van hemoglobine) aanwezig, dan treedt geelheid van de huid (icterus) op. Bijvoorbeeld een zieke lever kan daartoe aanleiding geven. Een *blauwige verkleuring* (*cyanose*) van de huid kan optreden bij een slechte long- of hartwerking. Dan zit er in de capillairen een te hoog percentage gereduceerd hemoglobine; licht dat erop valt, wordt dan blauwig teruggekaatst.

3.6.2 Afwijkingen in de turgor van de huid

Onder *turgor* wordt verstaan de 'spanning' van de huid. De gezonde huid is soepel en elastisch en we spreken dan van een normale huidturgor, gekenmerkt door een vrijwel meteen weer gladde huid nadat die is opgepakt en losgelaten.
Als het lichaam te veel vocht kwijtraakt, bijvoorbeeld door langdurige diarree, braken of doordat er te veel urine wordt geproduceerd (zoals bij een patiënt met suikerziekte mogelijk is), vermindert de hoeveelheid vocht in de huid en daarmee de turgor. Een opgenomen huidplooi wordt dan minder snel en gemakkelijk weer glad. Bij ouderen komt het regelmatig voor dat huidplooien zeer moeilijk glad worden. Dit komt door het afnemen van de elasticiteit door het ouder worden. Bij een te sterke *vermagering* zit de huid te 'ruim',

maar van een verminderde huidturgor kan dan toch niet worden gesproken. De turgor kan ook toenemen, zoals bij een onderhuidse bloeding of een ontsteking, en de huid voelt dan vast aan.

Als het lichaam te veel water en/of zouten vasthoudt, zoals bij een slecht functionerend hart, dan is er te veel vocht in de ruimte tussen de cellen aanwezig: *oedeem* (zie paragraaf 8.2.2). De turgor is veranderd, de huid voelt zacht aan en men kan er putjes in drukken. Men verplaatst daardoor tijdelijk het vocht, want even daarna zijn de putjes verdwenen. Soms ziet de huid er op vergelijkbare wijze 'opgezet' uit, maar zijn er geen putjes in te drukken. Dit komt voor bij een vertraagde schildklierwerking en wordt *myxoedeem* genoemd. De oorzaak is een andere grondsubstantie in het bindweefsel.

3.6.3 Afwijkende huidstructuren

Het is de gewoonte bij het inspecteren van de huid afwijkende structuren te benoemen. Die worden ingepast in ziektebeelden, waarna men in vele gevallen al een indruk heeft om welke aandoening het hier gaat. Het voert te ver om hierop uitgebreid in te gaan. In tabel 3.2 worden de meest voorkomende afwijkende huidstructuren genoemd en omschreven. De bedoeling ervan is alleen dat je de afwijkingen kunt herkennen.

3.7 VERWONDINGEN VAN DE HUID

Als er krachten van buitenaf op de huid inwerken, treedt een verwonding op. Verwondingen zijn in de regel snel als zodanig te herkennen. Er is een duidelijke verstoring in de continuïteit van de weefsels (*wond*) aanwezig. Vrijwel altijd is er bloedverlies naar buiten als de opperhuid kapot is (open wond) of in de weefsels als de opperhuid bij de verwonding intact is gebleven (kneuzing of contusie). Men moet erop bedacht zijn dat bij een verwonding van de huid ook belangrijke structuren als slagaders, zenuwen, onderliggend spierweefsel enzovoort beschadigd kunnen zijn.

De diagnostiek en behandeling van huidverwondingen geschieden door de chirurg (en huisarts). Daarom gaan we er hier dan ook niet verder op in, maar brandwonden

Tabel 3.2 Overzicht van afwijkende huidstructuren.

Macula	Lokale kleurverandering. Het oppervlak is op het normale huidniveau. Bij palpatie is geen onderscheid te voelen ten opzichte van de omgeving.
Papel (papula)	Een kleine oppervlakkige verhevenheid, maximaal 1 tot 2 cm groot. De verhevenheid is niet wegdrukbaar en bevat geen vocht.
Nodulus	Een knobbeltje dat dieper ligt dan een papel. Het kan liggen in de huid of in het onderhuidse weefsel.
Nodus	Idem, maar dan ten minste zo groot als een hazelnoot.
Vesikel (vesicula)	Een blaasje met een doorschijnend dek. Het kan zich in de opperhuid zowel als in de lederhuid bevinden.
Bulla	Een blaar, vergelijkbaar met een vesikel, alleen veel groter.
Pustel (pustula)	Een vesikel gevuld met pus.
Cyste	Een afgegrensde holte met vloeibare of weke inhoud.
Ulcus	Een huiddefect waarbij de hele epidermis en ook een (groot) deel van de dermis verdwenen zijn; wordt ook wel 'zweer' genoemd.
Erosie	Een oppervlakkig epitheeldefect, waarbij alleen de epidermis is beschadigd.
Squama	Een schilfer, in feite een loslatend conglomeraat van hoorncellen.
Lichenificatie	Vergroving en verstugging van de huid.
Petechiën (petechiae)	Puntvormige, kleine bloedinkjes.
Erytheem	Roodheid van de huid, niet berustend op emoties en hoogstens enkele uren aanwezig. Het is een gevolg van vaatverwijding als reactie op beschadiging van het weefsel.
Exantheem	Erytheem vergezeld gaand van efflorescenties (= oneffenheden). Een exantheem is hoogstens een paar dagen aanwezig.

behandelen we uitgebreider, omdat deze vaak voorkomen en omdat een juiste eerste hulp erg belangrijk is.

Hoe vindt de *wondgenezing* plaats? Na een verwonding zal het bloed uit de verscheurde bloedvaten in de wondspleet stromen en daar stollen. Vanaf de zijkanten groeien nu kleine bloedvaten en jong bindweefsel het stolsel binnen, daarbij gebruikmakend van het netwerk van fibrinedraden in het stolsel dat als steigerwerk dient. Na enige tijd is het stolsel verdwenen en de wond geheel met jong bloedvatrijk bindweefsel gevuld, dat rozig en korrelig van aspect is en gemakkelijk bloedt (granulatieweefsel). Intussen is de opperhuid (bij een open wond) over dit *granulatieweefsel* gegroeid en het korstje dat de wond bedekte, afgevallen. Als men de herstelde wond goed bekijkt, ziet men onder de epidermis nog het roze granulatieweefsel doorschemeren (*jong litteken*). Langzamerhand verandert dit roze weefsel, het gaat minder bloedvaten en meer bindweefsel bevatten, dat ook nog iets samentrekt, en de kleur wordt wit (*oud litteken*).

Brandwonden

Door inwerking van thermische energie (hitte) treden brandwonden op. We delen deze huidverbrandingen in naar diepte van de beschadiging in eerste-, tweede- en derdegraadsverbrandingen.

Een *eerstegraadsverbranding* ontstaat na een korte blootstelling aan intense hitte of na een langdurig verblijf in de zon. Van de huid is alleen de *epidermis* (*opperhuid*) verwond. Bij onderzoek zien we dat de huid rood, pijnlijk en trekkerig is. De kiemlaag wordt nu geprikkeld tot celdelingen, zodat na enige tijd vervelling optreedt. Dat kan nog gebeuren lang nadat de huid is genezen (al na 48 uur).

Bij een *tweedegraadsverbranding* is behalve de epidermis ook de dermis (lederhuid) beschadigd. Zo'n verbranding ontstaat door een ernstige zonnebrand of na korte inwerking van intense hitte (bijv. een strijkijzer). Behalve rode uitslag is er veel meer vaatbeschadiging, waardoor lekkage naar de weefsels optreedt en blaren ontstaan. Dit geeft de

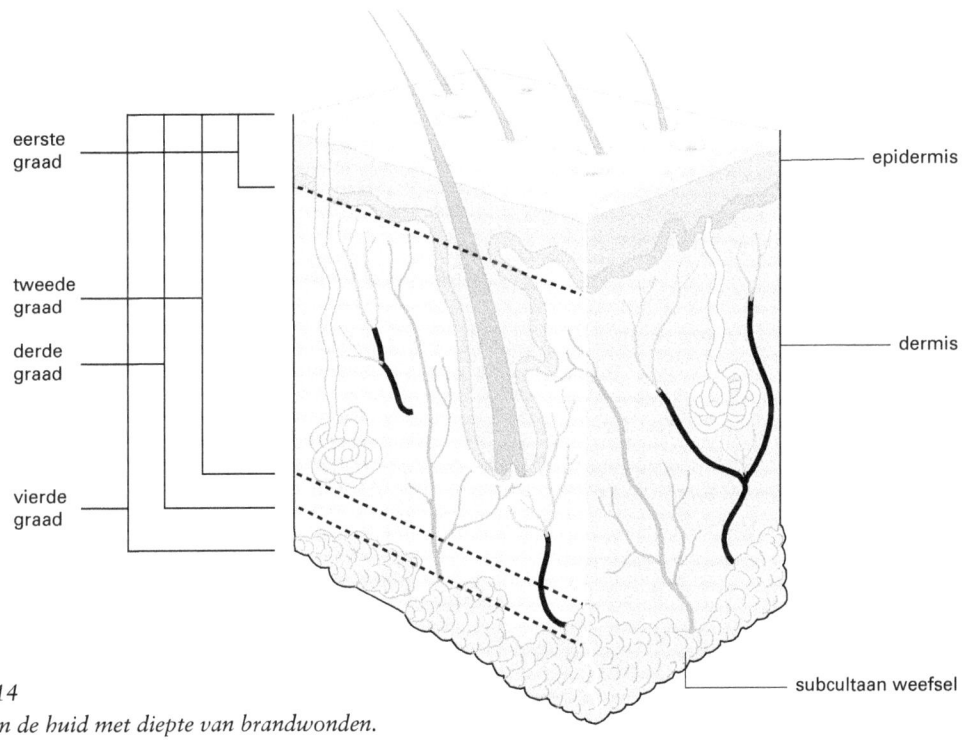

Afbeelding 3.14
Doorsnede van de huid met diepte van brandwonden.

patiënt pijn. Een tweedegraadsverbranding heeft veel tijd nodig om te genezen. De snelheid waarmee dit gebeurt, hangt samen met de exacte diepte van de verbranding, en kan vijf weken in beslag nemen.

Bij een *derdegraadsverbranding* heeft een hittebron nog langduriger ingewerkt. De volledige dikte van de huid is verbrand. De weefsels zijn direct gedood, wat zich uit in witte stolling en zwarte verkoling. Vaten zijn beschadigd en omdat de huid weg is, is er veel vochtverlies. Omdat ook de zenuwen zijn verbrand, is er geen pijn. Het infectiegevaar is groot en het genezingsproces langdurig. Er ontstaan veel littekens en *huidcontracturen* (dwangstand van gewrichten door een verlittekende strakke huid).

Als er sprake is van een uitgebreide verbranding van de huid, bijvoorbeeld als meer dan vijftien procent van het huidoppervlak is aangedaan, zullen algemene gevolgen in het lichaam de huidafwijkingen compliceren. Die kunnen zo heftig zijn dat ernstig ziek-zijn en overlijden volgen. Zo'n patiënt moet worden opgenomen in een brandwondencentrum waar men in het behandelen van brandwonden is gespecialiseerd.

3.8 Infecties van de huid

Het gaat om ontstekingen van de huid en het onderhuids bindweefsel die door micro-organismen worden veroorzaakt. Het zijn acute infecties, met goed te herkennen klassieke ontstekingskenmerken.

In het algemeen kunnen we stellen dat als er pus aanwezig is, deze als het maar enigszins kan moet worden verwijderd. Dit kan met een *incisie* (insnijding) gebeuren of door middel van 'trekzalf' (steenpuist), waardoor de pushaard sneller doorbreekt. Vaak wordt geadviseerd enkele malen per dag in soda-, biotex- of sunil-water te gaan, bijvoorbeeld bij infecties aan handen en voeten. Dit moet worden volgehouden nadat het *abces* op welke wijze ook is opengegaan.

Afhankelijk van de ernst van de infectie moet antibiotica worden gegeven. Plaatselijke desinfectie kan het herstel versnellen en uitbreiding van de ontstekingen helpen voorkomen. De ontstekingsverschijnselen kunnen afnemen door een nat verband te geven.

3.8.1 Folliculitis

De naam zegt het al, een folliculitis is een ontsteking vanuit een haarfollikel. Ze begint meestal met een rood, jeukend papeltje (knobbeltje). Al snel verschijnt hierop een puist, waarna meestal snel indroging en herstel volgen. De aandoening komt veel voor en is niet ernstig. De streptokok en de stafylokok kunnen als veroorzakers erbij betrokken zijn.

3.8.2 Steenpuist (furunkel)

Een steenpuist is een folliculitis die veel dieper doordringt en veel ernstiger verloopt. Er is een vaste, soms harde ontsteking (*infiltraat*) aanwezig, met in het centrum pusvorming. Steenpuisten komen vaak voor in de nek, de bilstreek, de onderbenen en soms het gezicht. Zij zijn nogal pijnlijk en geven ongemak. Ze komen vaker voor bij personen met een verminderde weerstand, vooral suikerpatiënten kunnen er last van hebben. De verwekker is de stafylokok.

3.8.3 Negenoog (karbunkel)

Een aantal dicht bijeen gelegen furunkels noemt men een negenoog. Een negenoog is ernstiger dan een steenpuist en veroorzaakt algemeen ziek-zijn. Gelukkig komt de negenoog niet veel meer voor. De behandeling bestaat onder andere uit antibiotica.

3.8.4 Flegmone

Als een ontsteking zich via weefselspleten onder de huid verspreidt, heet dit een flegmone. Het is mogelijk dat een groot oppervlak onder de huid ontstekingskenmerken vertoont. Er kan zich pus ontwikkelen, dat van buitenaf niet is te zien, maar door palpatie kan worden gevoeld. Verschillende bacteriën kunnen een flegmone veroorzaken. Behandeling met antibiotica is noodzakelijk.

3.8.5 Wondroos (erysipelas)

Dit is een door streptokokken veroorzaakte huidinfectie. De porte d'entrée is vaak een kleine verwonding, die geheel genezen kan zijn voordat de wondroos tot uiting komt. Wondroos kan heel goed als complicatie bij een operatiewond ontstaan. Aan de huid is een vaak scherp begrensde ontsteking te zien; pusvorming treedt eigenlijk niet op. De patiënt heeft koorts en voelt zich ziek. Wondroos wordt altijd met antibiotica behandeld.

3.8.6 Nagelriemontsteking (omloop of paronychia)

Door een wondje aan de nagelriem, bijvoorbeeld door verkeerd knippen van de nagels, kan een nagelriemontsteking ontstaan, waarbij pusvorming mogelijk is. De verwekker is de stafylokok. Bij een chronische nagelriemontsteking is vaak de *Candida albicans* betrokken.

3.8.7 Panaritium

Een panaritium is een etterende ontsteking aan de vingers (aan de kant van de handpalm) en de tenen, ontstaan door een plaatselijke verwonding. Ook een panaritium wordt veroorzaakt door de stafylokok. Wees erop bedacht dat als complicatie infectie van aangrenzende structuren als pezen en botweefsel kan optreden.

3.8.8 Fistel (pijpzweer)

Een pijpvormige zweer, die vanaf het oppervlak naar de diepte reikt, noemen we een fistel. In de diepte zit een ontsteking die de fistel onderhoudt. Het door dit ziekteproces geproduceerde ontstekingsvocht en de pus komen door de fistel naar buiten. Oorzaak van zo'n ontsteking kan een niet verwijderde hechting of een splinter zijn. Als deze vreemde voorwerpen zijn verwijderd en de ontsteking geneest, dan kan de fistel herstellen.

3.8.9 Lymfevatontsteking (lymphangitis)

Lymfevaten lopen vlak onder de huid. Bij ontstekingen aan lymfevaten is het mogelijk dat de huid erbij betrokken raakt. Er ontstaat een rode streep, in de volksmond ten onrechte 'bloedvergiftiging' genoemd.

3.8.10 Lymfeklierontsteking (lymphadenitis)

In de oksels, de liezen en aan de hals liggen de lymfeklieren vlak onder de huid. Bij een ontsteking ervan doet de overliggende huid vaak mee. Lymfeklieren raken ontstoken door aanvoer van bacteriën uit het drainagegebied. Daar moet ergens een geïnfecteerde wond zijn, die moet worden opgezocht en behandeld. De lymphadenitis verdwijnt in dat geval vanzelf. De wond moet wel behandeld worden. Als hij ontstoken is, faalt de lymfeklier bij het uitzeven van ontstekingsproducten, waardoor ook een volgend lymfeklierstation kan worden getroffen. Bacteriën kunnen dan de bloedbaan bereiken en een *sepsis*, echte bloedvergiftiging, kan optreden.

3.9 Dermatologische aandoeningen

Dermatologische aandoeningen (*huidziekten*) zijn aandoeningen van de huid, zoals we ook aandoeningen van de maag, de lever en dergelijke kennen. De verschijnselen van huidziekten beperken zich in de regel tot de huid, maar er zijn uitzonderingen.

3.9.1 Eczemen

Een belangrijke groep huidafwijkingen zijn eczemen. Bij een eczeem (ook dermatitis genoemd) is sprake van een ontstekingsreactie, waaraan zowel de opper- als de lederhuid meedoen. Een eczeem geeft in de regel aanleiding tot jeuk en kenmerkt zich verder door aanwezige roodheid met papels (= verhevenheid van de huid of knobbeltje) en blaasjes. Deze blaasjes kunnen barsten: het vocht loopt eruit en dan spreken we van een nattend eczeem. Dit vocht kan indrogen en korstjes geven. Een eczeem is vaak langdurig aanwezig en kan vele oorzaken hebben. We kennen vele soorten eczemen. De drie meest voorkomende bespreken we hier wat nader.

Constitutioneel eczeem

Dit eczeem komt voor in de elleboogs- en knieplooien en aan de onderbenen en polsen. Het kan langdurig aanwezig zijn en op den duur aanleiding geven tot verandering van de huidstructuur. Het is niet besmettelijk. Eczeem wordt vooral bij kinderen gezien, bij heel kleine kinderen zit het vaak vooral in het gezicht ('gezonde' rode wangen). Personen met aanleg voor constitutioneel eczeem hebben vaak een verlaagde drempel voor jeuk aan de huid. Ze kunnen bijvoorbeeld na het douchen erg veel last van jeuk hebben.

Contacteczeem

De directe aanleiding voor het ontstaan hiervan is een regelmatig contact van de huid met een stof waarvoor overgevoeligheid bestaat. Voorbeelden hiervan zijn nikkel en chroom, maar ook schoonmaakmiddelen, cosmetica, kleefpleisters enzovoort kunnen contacteczeem veroorzaken. Contacteczeem treedt vaak op aan de handen en op plaatsen waar intens contact is geweest met het materiaal waarvoor overgevoeligheid bestaat.

Dyshidrotisch eczeem

Dit eczeem komt relatief vaak voor. Het zit aan de handpalmen, de zijkanten van de vingers en de voetzolen. De oorzaak ervan is niet geheel duidelijk. Het komt vaker voor in de herfst en de lente. Stress zou het ontstaan van dit eczeem bevorderen. Er is geen sprake van besmetting.

3.9.2 Andere huidziekten

Hoewel de grens tussen eczemen en andere huidziekten niet altijd duidelijk is, worden onderstaande ziekten niet tot de eczemen gerekend.

Psoriasis

Deze huidziekte (afb. 3.15) kenmerkt zich door kleine of grote rode papuleuze plekken waarop schilfers voorkomen. De plekken komen vooral voor op ellebogen en knieën, op de hoofdhuid en verspreid over het hele lichaam. De schilfers vallen gemakkelijk af. Men heeft de indruk dat de celdelingen in de kiemlaag, nodig voor het onderhoud van de huid, veel te frequent plaatsvinden. De oorzaken daarvan zijn tot nu toe onbekend. Er ontstaan te veel cellen, die een te sterke hoornstofvorming veroorzaken. De ziekte is waarschijnlijk erfelijk en gaat gepaard met wisselende vermindering en verergering van de verschijnselen. Kinderen worden nog wel het zwembad uitgestuurd vanwege hun psoriasis, toch is er geen sprake van besmetting! Opvallend is het zogenoemde *kaarsvetfenomeen*: als je met je nagel over een rode plek strijkt, ontstaan strepen die op kaarsvet lijken. Psoriasis jeukt niet.

Intertrigo (smetten van de huid)

Op plaatsen waar huiddelen langdurig contact met elkaar maken, kan het transpiratievocht niet weg en raakt het huidoppervlak te vochtig en te warm, waardoor een gunstig milieu ontstaat voor micro-organismen om uit te groeien. Ook vermindert de plaatselijke weerstand van de huid en er ontstaan op eczeem lijkende plekken door infectie. In vele gevallen is de *Candida albicans* bij deze huidinfectie betrokken. De infectie kenmerkt zich door roodheid met aan de rand schilfering.
Er is een scherpe begrenzing ten opzichte van de gezonde huid. In het centrum kan, terwijl de huidafwijking zich naar de omgeving uitbreidt, al herstel van de huid zichtbaar zijn. Deze infectie is vaak aanwezig in de liesplooien, onder de borsten en aan de uitwendige geslachtsorganen. De afwijking wordt vaker bij dikke mensen gezien, maar komt door weerstandsvermindering nogal eens voor bij suikerziekte.

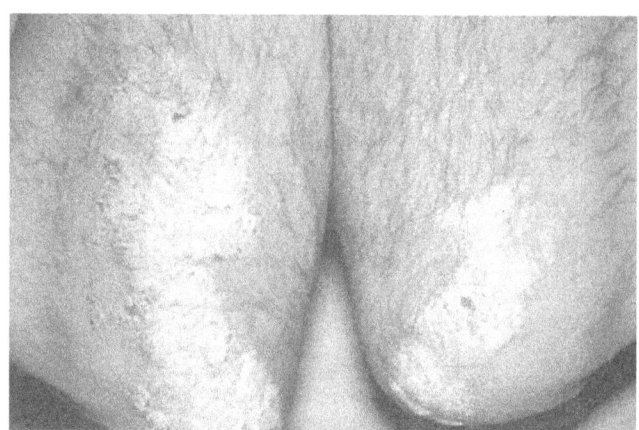

Afbeelding 3.15
Een patiënt met psoriasis aan de ellebogen.

Ook bacteriën kunnen bij intertrigo zijn betrokken; de grens naar de gezonde huid eromheen is dan veel minder scherp.

Verrucae vulgares (wratten)

Er zullen weinigen zijn die zelf geen wratten hebben gehad. Ze worden veroorzaakt door een virus en zijn besmettelijk. Vooral vloeren van sportzalen zorgen voor overdraging en daarom wordt geadviseerd nooit op blote voeten te sporten. Wratten zitten vaak aan handen en voetzolen. Het zijn 'tumortjes', die bloemkoolachtig kunnen uitgroeien, met een grijs, ruw aanvoelend oppervlak. In de meeste gevallen verdwijnen wratten op den duur vanzelf. Is dit niet het geval of veroorzaken ze klachten, dan kunnen ze worden verwijderd. Dit gebeurt door de wrat met vloeibare stikstof te bevriezen of weg te branden.

Acne vulgaris

In de puberteit en de adolescentie hebben velen hier last van. Papels en pustels kenmerken het beeld, maar ook cysten en littekens zijn mogelijk.
De acne gaat uit van de talgklier en komt vooral voor bij personen met een vettige huid. Zwarte puntjes sluiten de uitvoergang af. De stuwing die daardoor ontstaat, schept de voorwaarden voor een plaatselijke ontsteking. Acne zien we vooral aan het gezicht, de nek, schouders, borst en rug.

3.9.3 Huidafwijkingen door aanwezigheid van insecten

Verschillende insecten kunnen de huid beschadigen en dus ziek maken. We noemen enkele voorbeelden.

Mug
Na een muggenbeet ontstaat een jeukende kwaddel (dit is een licht verheven, jeukend huidoedeem). Je kunt in de regel een steekopening herkennen.

Schurftmijt
De vrouwelijke mijten graven s-vormige gangetjes in de hoornlaag en leggen daarin hun eitjes. Deze gangetjes worden vooral aan de vingers, de polsen en onder aan de rug waargenomen. Ze jeuken erg. De besmetting gebeurt direct en vooral via bed en kleren bij gebrek aan hygiëne. De aandoening wordt schurft of scabiës genoemd. Is scabiës geconstateerd, dan moeten vaak alle gezinsleden de huid met een Gammexaan®-smeersel insmeren. Schoon beddegoed, schone kleren aan en voortaan op de hygiëne letten!

Luis
Vooral hoofdluis komt nu nog met grote regelmaat voor. Deze luizen zien er ovaal-grijzig uit en zijn wisselend van grootte (1,5 tot 3,5 mm). De eitjes, neten, kleven aan de haren vast en komen na ongeveer een week uit. Zowel neten als luizen zijn duidelijk te zien, vooral in het haar achter de oren. Het belangrijkste verschijnsel bij hoofdluis is een onbedaarlijke jeuk door de beten van de luis, waarbij deze een beetje bloed opzuigt. Luizen worden overgedragen via kleding (capuchons aan volle kapstokken) of gaan door

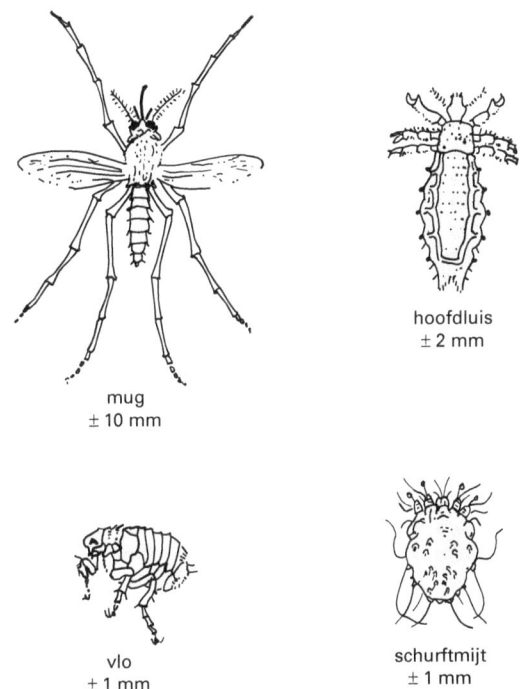

Afbeelding 3.16
Insecten die afwijkingen aan de huid kunnen veroorzaken.

direct contact over van de ene op de andere persoon. Besmettingen vinden vooral op scholen plaats. Luizen komen we in elk milieu tegen; er is geen relatie met slechte hygiëne. De behandeling met Noury®-hoofdlotion doodt zowel luizen als neten. Voor alle zekerheid moet na een week nogmaals worden gecontroleerd. Zo nodig moet de behandeling worden herhaald.

Vlo
De mensenvlo is vooral uitgestorven door de betere hygiëne. Wat we in onze omgeving nog wel tegenkomen zijn de honden- en kattenvlooien die, als de natuurlijke gastheer afwezig is, de mens als voedingsbron kunnen gebruiken. Eitjes vinden we vaak in vloerbedekking en matrassen. Na een zomervakantie met warm weer kunnen honden- en kattenbezitters bij hun thuiskomst onaangenaam worden verrast door veel hoog opspringende, hongerige vlooien. De beten zijn te herkennen aan rode, jeukende puntjes. Sommige personen reageren zeer sterk op vlooienbeten; bij hen ontstaan op de plaats van de beten grote blazen.

Jeuk is het belangrijkste verschijnsel van huidbeschadigingen door insecten. Als iemand regelmatig zit te krabben, is het nuttig te controleren of er insecten aanwezig zijn. Het krabben leidt tot huidbeschadiging, waardoor secundaire bacteriële infectie kan optreden.

HOOFDSTUK 4

Pijn en jeuk

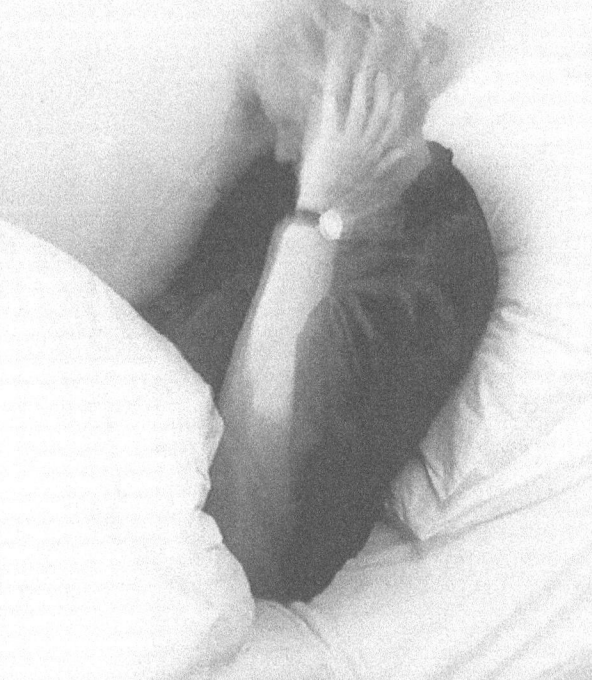

LEERDOELEN

Na bestudering van hoofdstuk 4 kun je:
- het verschijnsel pijn interpreteren
- een aantal vormen van pijn, te weten weerpijn, fantoompijn, hoofdpijn, pijn in de borst en pijn in de buik onderscheiden
- het verschijnsel jeuk begrijpen
- de oorzaken van jeuk uitleggen
- de behandeling van jeuk ondernemen.

In dit hoofdstuk besteden we aandacht aan de begrippen pijn en jeuk. Bij pijn wordt het begrip pijndrempel en pijntolerantiedrempel uitgelegd. Vervolgens bespreken we een aantal vormen van pijn, waaronder hoofdpijn.
Daarna volgen in dit hoofdstuk het begrip jeuk en de oorzaken van jeuk. Tot slot komt de behandeling van jeuk aan de orde.

4.1 Het verschijnsel pijn

Pijn is een veel voorkomend symptoom, dat we als volgt kunnen omschrijven: een onaangename gewaarwording als gevolg van een schadelijke (pijn)prikkel. Deze (pijn)prikkel wordt door de gevoelszenuwen via tussenstations naar de schors van de grote hersenen gevoerd. Pijn kan door verschillende prikkels worden veroorzaakt. Bekende voorbeelden zijn geweld van buitenaf (bijv. een vuistslag) of het inwerken van hitte of kou.

4.2 Pijn en psyche

Soms begrijpen we niet waarom iemand pijn heeft: de pijn is lichamelijk niet te verklaren. We zijn dan geneigd de pijn toe te schrijven aan psychische factoren. We moeten ons ervan bewust zijn dat pijn altijd een psychische kant heeft, zoals de bewustwording ervan en de emoties eromheen. Soms kan men zich echter niet aan de indruk onttrekken dat psychische factoren een heel belangrijke rol spelen. Hoe het ook zij, de pijn is voor de zorgvrager heel reëel en is een signaal dat ernstig moet worden genomen.

4.3 Pijnstillende middelen

Pijn is belangrijk en nuttig als waarschuwend symptoom, maar vaak is men genoodzaakt haar te bestrijden. Met name gebeurt dit als de pijn moeilijk te dragen is of van signaal in kwaal verandert. Dat nogal eens wordt overgegaan tot pijnbestrijding, bewijst het feit dat pijnstillende middelen tot de best verkochte geneesmiddelen ter wereld behoren. Het allerbeste is de pijn te bestrijden door de oorzaak ervan op te sporen en indien mogelijk te behandelen. Heel vaak blijft het dan toch nodig pijnstillende middelen te geven. We kennen vele soorten. De bekendste zijn Aspirine® en paracetamol (zie hoofdstuk 2). Bij chronische pijnen moet dikwijls worden overgegaan op 'zwaardere' middelen, waarvan morfine nog steeds de allerbeste pijnstiller is. Soms gaat men ertoe over blokkades in de zenuwbanen aan te leggen. Dit kan met chemische stoffen, door elektrische stromen, met hitte of koude of met het chirurgisch mes. Sommigen hebben baat bij pijnbestrijding via alternatieve geneeskunde of psychologie (onder andere hypnose). Welk pijnbestrijdingsmiddel men ook kiest, het dient in overleg met de zorgvrager te gebeuren en slechts ten bate van hem.

4.4 Vormen van pijn

4.4.1 Weerpijn

Door de ingewikkelde bouw van het lichaam kunnen zenuwen uit verschillende segmenten op hetzelfde niveau het ruggenmerg binnenkomen. Daardoor is het mogelijk dat weerpijn ontstaat: men ervaart de pijn op een andere plaats in het lichaam dan waar de pijnprikkels zijn ontstaan. Een voorbeeld is de pijn in de linker arm die kan optreden bij angina pectoris (hoofdstuk 8). We verklaren dit uit het feit dat prikkels uit het hartgebied op hetzelfde niveau het ruggenmerg binnenkomen als prikkels uit de linkerarm. Het overprikkeld-zijn van dit ruggenmerggebied leidt tot het ervaren van pijn in de arm, terwijl het hart ziek is!

4.4.2 Fantoompijn

We spreken van fantoompijn (fantoom = spook) als iemand aan een niet bestaand lichaamsdeel pijn waarneemt. Dit kan voorkomen na amputatie van bijvoorbeeld een been of een arm. Als zenuwvezels bij zo'n amputatie zijn doorgesneden, betekent dit niet automatisch dat de lichaamssensaties uit dat gebied zijn verdwenen; die ontstaan namelijk in de hersenen.

4.4.3 Hoofdpijn

Hoofdpijn komt zoveel voor, dat het haast onmogelijk is daar nooit last van te hebben gehad. Hoofdpijn is incidenteel aanwezig als begeleidend verschijnsel van koorts, infectieziekten en dergelijke. Hoofdpijn kan ook als kwaal voorkomen in de zin van chronische hoofdpijn. Hoofdpijn is alleen mogelijk als ergens aan het hoofd pijnprikkels aanwezig zijn. Het is niet altijd duidelijk hoe hoofdpijn tot stand komt, zoals bij migraine en spanningshoofdpijn.

Migraine
Een niet helemaal begrepen aandoening waarbij hoofdpijn sterk op de voorgrond staat, is migraine. De daarbij acuut optredende, ernstige hoofdpijnen zijn meestal op één plek aan te geven. Patiënten klagen over flikkeringen voor de ogen of geven aan dat er een hoek uit het gezichtsveld is verdwenen. Meestal moet men erbij braken en voelt men zich tot niets in staat. Migraine komt meer voor bij vrouwen, met name rond de menstruatie. Ook denkt men aan een allergie die een rol kan spelen bij het ontstaan; al in de negentiende eeuw merkte men op dat de aanvallen vaak na het eten van chocola kwamen. Tijdens de migraine-aanval treedt eerst een vernauwing van de hersenvaten op, daarna een verwijding. De vernauwing leidt tot de klachten van flikkeringen voor de ogen en dergelijke, de vaatverwijding veroorzaakt de eenzijdige hoofdpijnaanval.

Spanningshoofdpijnen
Spanningshoofdpijnen kunnen perioden achtereen, langzaam verergerend aanwezig zijn. Meestal voelt men de pijn voor in het hoofd, maar ook geeft men aan het gevoel te hebben alsof er een band om de schedel wordt aangetrokken met een stijf en pijnlijk gevoel. Men denkt dat het door stress overmatig aanspannen van de nekspieren een rol kan spelen bij het ontstaan van spanningshoofdpijnen.

4.4.4 Pijn in de borst

Pijn in de borst kan ontstaan door afwijkingen aan hart, respectievelijk longen en luchtwegen. Een andere pijn in de borst kan voortkomen uit de slokdarm. Vanuit de slokdarm kan een branderige pijn worden ervaren, die het gevolg is van een slokdarmontsteking, meestal ontstaan door het terugvloeien van de maaginhoud. Als het slijmvlies is beschadigd en ontstoken, dan zal de langsstromende maaginhoud steeds opnieuw een branderige pijn veroorzaken. Een aandoening waarbij dit eigenlijk dagelijks aan de orde is, is de middenrifsbreuk. Een ander regelmatig voorkomende oorzaak van pijn aan de borstwand is gordelroos (herpes zoster). Op de huid zijn blaasjes waar te nemen. De infectie is ontstaan vanuit een zenuwknoop en het hele huidgebied dat is aangedaan, is pijnlijk omdat tevens een zenuwpijn aanwezig is. Gordelroos komt voor bij een verminderde weerstand. Fracturen en kneuzingen van de ribben kunnen ook veel pijn geven. Een fractuur is met een röntgenfoto te bevestigen.

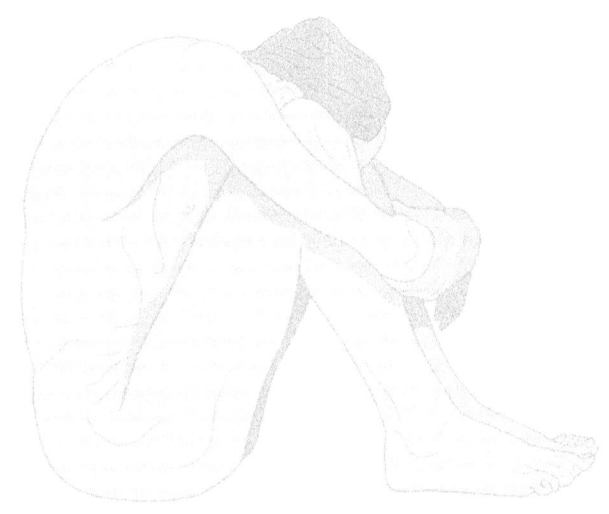

Afbeelding 4.1
Kenmerkende lichaamshouding bij een pijnaanval door een chronische ontsteking van het pancreas.

4.4.5 Pijn in de buik

Buikpijn komt veel voor. De oorzaak ligt meestal in een van de maag-darmdelen of het peritoneum, maar ook andere organen, zoals eierstokken (ovaria), baarmoeder, nieren, urineleiders en blaas, kunnen 'pijn in de buik' veroorzaken. Er kunnen verschillende soorten pijn in het buikgebied worden ervaren, zoals:

Pijn in de ingewanden
Dit is de pijnsensatie die uit de ingewanden afkomstig is. Ze wordt ervaren als een diepe, vaak knagende pijn, waartoe vooral ontstekingen aanleiding kunnen geven (afb. 4.1).

Koliekpijnen
Heftige pijnen die in aanvallen voorkomen. De oorzaak is een met krampen gepaard gaande samentrekking van de gladde spiercellen. Een koliekpijn komt langzaam opzetten, bereikt een maximum en zakt daarna weer af. Koliekpijn is zo hevig, dat de patiënt probeert door steeds te bewegen (motorische onrust) een houding te vinden waarin de pijn het beste te dragen is. De reden waarom een koliekpijn ontstaat, is dat het lichaam probeert iets wat de doorgang belemmert, bijvoorbeeld een steen, op te heffen. Ook kunnen kolieken optreden als reactie op een sterk geïrriteerd ingewandsdeel. Voorbeelden van koliekpijnen zijn de niersteenkoliek en de galsteenkoliek.

Weerpijn
Niet alleen in de borst, zoals hiervoor in dit hoofdstuk ter sprake kwam, maar ook in het buikgebied komt weerpijn voor.

Peritoneale pijn
Het peritoneum (buikvlies) is zeer pijngevoelig. Als het geprikkeld raakt, is er een scherpe, voortdurende pijn aanwezig. Belangrijke redenen waarom het peritoneum wordt geprikkeld zijn rekking en ontsteking. Een *rekking* treedt bijvoorbeeld op als ingewandsdelen uitzetten. Het groter worden van de lever of de milt geeft pijn, omdat de buitenkant met peritoneum is bekleed. Bij een ontsteking kan er lokaal sprake zijn van peritonitis, maar ook het hele buikvlies kan ontstoken raken. Dit belangrijke onderwerp wordt in paragraaf 8.5.4 uitgebreid behandeld.

4.5 Het verschijnsel jeuk

Jeuk is een onaangename gewaarwording op het lichaam, die aanleiding geeft tot krabben en wrijven. Jeuk wordt door degenen die er veel last van hebben vaak als erger ervaren dan pijn. Hoewel jeuk en pijn twee verschillende verschijnselen zijn, wordt voor het prikkeltransport in het centrale zenuwstelsel van dezelfde banen gebruik gemaakt. Het is echter niet zo dat pijnstillers ook tegen jeuk helpen.

4.5.1 Oorzaken van jeuk

De belangrijkste oorzaak van jeuk is een droge huid. Een droge huid wordt bevorderd door overmatig gebruik van vooral geparfumeerde zeep, maar ook door een lage vochtigheidsgraad van de omgeving (bijvoorbeeld door de centrale verwarming).
Oudere mensen hebben vaker dan jongeren een droge huid; jeuk is dan ook een veelgehoorde klacht van ouderen. We kennen vele huidaandoeningen waarbij jeuk gepaard gaat met huidafwijkingen. Jeuk komt ook voor bij verschillende interne ziekten zonder dat sprake is van een huidaandoening, zoals icterus, diabetes mellitus en niervergiftigingen. Bepaalde medicijnen veroorzaken jeuk als bijverschijnsel. Ook extreme warmte of koude kan jeuk geven.

4.5.2 Behandeling van jeuk

Uiteraard hangt de behandeling van jeuk af van de oorzaak. Allereerst moet de oorzaak (zo mogelijk) worden weggenomen en ook de huid behandeld. Een aantal algemene maatregelen:
- gebruik zo weinig mogelijk zeep of anders echte vette zeep
- behandel de jeukplekken met een poeder of zalf waarin menthol zit
- op voorschrift van de arts kan hydrocortisoncrème wonderen doen. Helaas heeft dit middel vele bijwerkingen.

HOOFDSTUK 5

Algemene oncologie

LEERDOELEN

Na bestudering van hoofdstuk 5 heb je kennis van en inzicht in:
- de normale celgroei en de manieren waarop tumorvorming plaatsvindt
- goedaardige tumoren: kenmerken, oorzaken, diagnostiek en behandeling
- kwaadaardige tumoren: kenmerken, oorzaken, symptomen en diagnostiek
- het begrip metastasevorming en de verschillende vormen van metastasering
- de behandeling van kwaadaardige tumoren en de hieraan verbonden bijwerkingen
- de prognose en het verloop van patiënten met kwaadaardige tumoren.

Oncologie is de wetenschap die tumoren (kanker) bestudeert, niet alleen de wijze waarop ze ontstaan en zich in het lichaam manifesteren, maar ook de diagnostiek en behandelingsmogelijkheden ervan. Als wetenschapstak heeft de oncologie zich de laatste jaren sterk ontwikkeld, waardoor het mogelijk is een tumor steeds vroeger te ontdekken en efficiënter te behandelen. In vele gevallen kan genezing volgen. Kanker kan tegenwoordig in veertig procent van de gevallen worden genezen.

5.1 Normale celgroei en tumorvorming

Bij *kanker* is er sprake van ongebreidelde celdelingen. Ook in het gezonde lichaam vinden dagelijks miljoenen celdelingen plaats, maar deze dienen tot groei en herstel van weefsels. Dit gebeurt omdat enerzijds de erfelijke code (genetische code) het vermogen tot celdelen herbergt en de cel dit kan uiten, anderzijds externe groeiregulerende factoren aanwezig zijn waarvan hormonen die via het bloed worden aangevoerd (onder andere het groeihormoon) voorbeelden zijn. Eveneens regulerend op de groei werken de onderlinge contacten tussen de cellen in de weefsels, waarbij de productie van bepaalde chemische stoffen door de buurcellen waarschijnlijk een rol speelt. De wisselwerking tussen de erfelijke code en groeiregulerende factoren bepaalt de mate van de groei van het weefsel. Bij tumorgroei is er een verstoring van deze wisselwerking door veranderingen van de erfelijke code. Celdelingen vinden ongeremd plaats en weefsels groeien buiten hun normale proporties; de groei is gedisreguleerd (ontregeld).

5.2 Aard van de tumor

Tumoren of gezwellen kunnen goedaardig of kwaadaardig zijn. Goedaardige tumoren zijn in principe niet levensbedreigend, kwaadaardige tumoren daarentegen leiden (onbehandeld) vrijwel altijd tot de dood. Het goed- of kwaadaardig zijn, heeft te maken met specifieke eigenschappen van de tumor en zijn gedragingen in het lichaam. Alle tumoren vertonen een disregulatie van de groei, waardoor cellen zich ongebreideld vermeerderen. We noemen dit *autonome groei*.
Goedaardige tumoren (afb. 5.1 toont een goedaardige

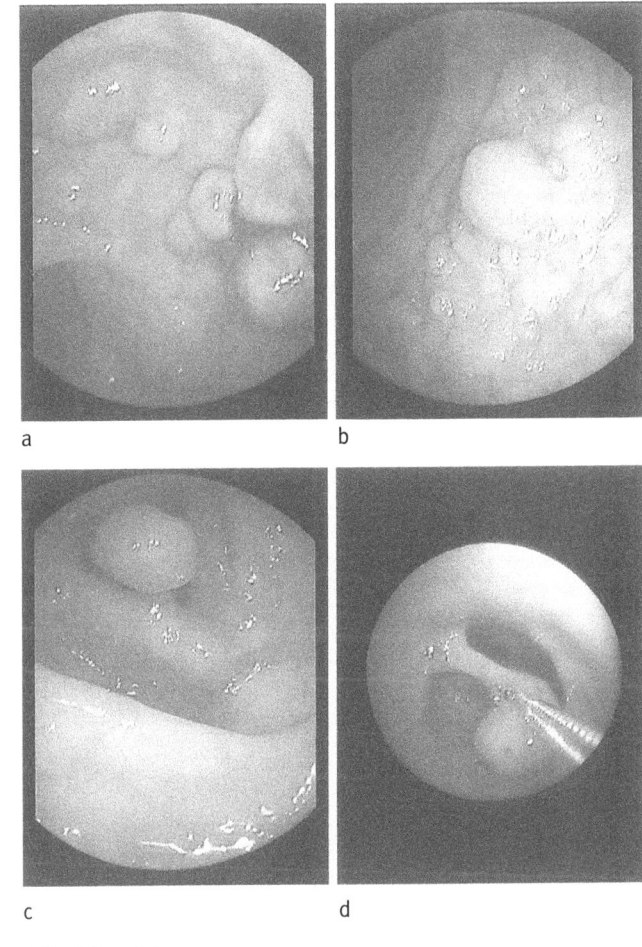

Afbeelding 5.1
a multiple poliepen in colon
b poliep in rectum
c solitaire poliep in colon
d poliep in duodenum.

(bron: Dr. R.A. van Hogezand, Academisch Ziekenhuis, Leiden)

darmpoliep) groeien meestal veel langzamer dan kwaadaardige en hebben de neiging *expansief* uit te groeien, dat wil zeggen dat omgevende weefsels worden weggeduwd. Er vormt zich vaak een bindweefselkapsel, dat de tumor van andere weefsels afgrenst.

Kwaadaardige tumoren groeien meestal snel en *infiltrerend* (afb. 5.2), dat wil zeggen vertakkingen groeien de omgevende weefsels in, wat vaak vernietiging van die weefsels tot gevolg heeft (destructieve groei). Anatomische grenzen worden daarbij niet gerespecteerd. De tumor kan dwars door bloedvaten, zenuwen en dergelijke groeien. Een laatste eigenschap waarmee een kwaadaardige tumor zich onderscheidt van een goedaardige is zijn vermogen tot *metastasevorming*, waarbij tumorcellen van de oorspronkelijke tumor loslaten en elders in het lichaam uitgroeien tot nieuwe tumoren (*metastasen*).

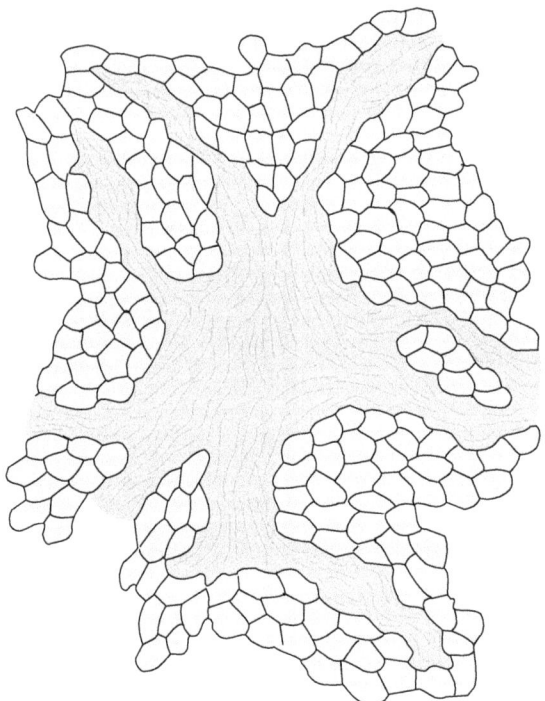

Afbeelding 5.2
Infiltratieve groei van een maligne tumor (in kleur weergegeven).

Zowel goed- als kwaadaardige tumoren hebben namen. Een overzicht daarvan is te vinden in tabel 5.1, waarin tevens het weefsel is genoemd waarvan de tumor is uitgegaan. Het is nuttig te onthouden dat namen van kwaadaardige tumoren die uitgaan van dekweefsels (en klierweefsels) op *carcinoom* eindigen; namen van tumoren die van bind- en steunweefsel uitgaan eindigen op *sarcoom*.

5.2.1 Goedaardige (benigne) tumoren

Een goedaardige tumor is in principe niet levensbedreigend. Eventuele schadelijke gevolgen worden voornamelijk door druk op de omgeving veroorzaakt. Toch is het mogelijk dat een patiënt door een goedaardige tumor overlijdt, wat komt door de plaats waar de tumor zich bevindt. Als de tumor zich in de buurt van een vitaal orgaan of in dat orgaan bevindt, dan kan dit grote gevolgen hebben. Een voorbeeld is een tumor binnen de schedel. Uitgroei zal door de geringe uitbreidingsmogelijkheden aanleiding geven tot een verhoogde druk binnen de schedel met het gevaar van 'inklemming', wat snel tot de dood kan leiden. Een ander voorbeeld is een goedaardige tumor in het hart. Verstoring van de klepwerking kan acuut leiden tot ernstige functiestoornissen met de dood als gevolg. Sommige goedaardige tumoren hebben de eigenaardigheid in tweede instantie in een kwaadaardige tumor te veranderen. Poliepen en papillomen staan hierom bekend.

Oorzaken

Hoe een goedaardige tumor ontstaat, is in de meeste gevallen onbekend. Soms ligt er een virus aan ten grondslag (wrat), wat in die gevallen ook besmettelijk kan zijn. Soms zijn er chronische infecties, zoals bij neuspoliepen. Andere poliepen zijn erfelijk bepaald (darmpoliepen = polyposis coli). Adenomen en kysten (een kyste is een afgegrensde holte gevuld met vloeistof of een weke inhoud) kunnen door hormonale invloeden ontstaan.

Diagnostiek

De diagnose wordt gesteld op grond van klinische bevindingen en zo nodig bevestigd door microscopisch onderzoek

Tabel 5.1 Naamgeving van tumoren.

weefsel van oorsprong	goedaardige tumor	kwaadaardige tumor
epitheel	epithelioom	carcinoom
	poliep	
	papilloom	
	verruca vulgaris	
	cyste	
klierweefsel	adenoom	adenocarcinoom
bindweefsel	fibroom	fibrosarcoom
spierweefsel	myoom	myosarcoom
vetweefsel	lipoom	
bloedvatweefsel	hemangioom	
lymfevatweefsel	lymfangioom	
kraakbeen	chondroom	chondrosarcoom
botweefsel	osteoom	osteosarcoom
meningen	meningeoom	meningeosarcoom
gliaweefsel	glioom	glioblastoom
beenmerg		plasmocytoom
		leukemieën
pigmentcellen		melanoom
lymfestelsel	lymfomen	maligne lymfomen
kiemcellen	teratoom	teratocarcinoom
		seminoom

van een via *biopsie* verkregen stukje weefsel. Een biopsie is een onderzoek waarbij een stukje van de tumor uit het lichaam wordt verwijderd, zodat het met de microscoop onderzocht kan worden. Soms zijn andere specialistische onderzoeksmethoden nodig om tot een juiste diagnose te komen (zie onder paragraaf 5.2.2, diagnostiek van kwaadaardige tumoren). Onder de microscoop is abnormaal (tumor)weefsel te zien, maar het is een rustig beeld. Er zijn weinig celdelingen, ze zien er normaal uit. Men kan heel goed herleiden van welk weefsel de cellen zijn uitgegaan.

Behandeling

Ondanks het feit dat je met een goedaardige tumor oud kunt worden, is het soms wenselijk tot behandeling ervan over te gaan. Dit wordt bijvoorbeeld gedaan als van de tumor mechanische bezwaren worden ondervonden of de expansiemogelijkheden beperkt zijn. Men geeft er de voorkeur aan tumoren die neigen tot maligniteit te verwijderen en niet af te wachten tot inderdaad kwaadaardigheid is gesignaleerd. De behandeling van goedaardige tumoren is chirurgisch. Een eventueel kapsel moet mee verwijderd worden, dan volgt geen recidief.

5.2.2 Kwaadaardige (maligne) tumoren

Kwaadaardige tumoren komen steeds vaker voor. Hiervoor zijn verscheidene oorzaken: een ervan is dat kanker vooral een ziekte van de oudere mens is en dus bij een vergrijzende bevolking in toenemende mate zal voorkomen. Aangezien kwaadaardige tumoren veel meer problemen geven dan goedaardige, zullen we deze uitgebreid bespreken.

Ontstaan

Bij kanker vindt een sterke stijging in celdelingen plaats en vertoont de celmembraan andere eigenschappen, waardoor de celverhoudingen onderling veranderen: de cellen kleven minder goed aan elkaar en de weefselopbouw wordt minder samenhangend. Er ontstaat een infiltrerende groei in het omgevende weefsel. Cellen laten los en verspreiden zich in de directe omgeving waardoor *sateliettumortjes* ontstaan. Losgeraakte tumorcellen kunnen zich zelfs via onder andere bloed en lymfe over een grote afstand verplaatsen en elders uitgroeien tot nieuwe tumoren (metastasen). Nog een kenmerk van een kwaadaardige tumor is dat toxische stoffen worden afgescheiden, wat leidt tot anemie en anorexie (slechte eetlust). De patiënt vermagert, niet alleen door de anorexie, maar ook door het hoge energiegebruik van de tumor.

Vanuit de kwaadaardige cel vormt zich door deling een groepje maligne cellen, die in eerste instantie nog niet infiltrerend groeien; de grenzen van het weefsel worden nog niet doorbroken (*tumor in situ*). Het is heel moeilijk de tumor in dit stadium al te ontdekken. In de praktijk lukt dit alleen bij baarmoederhalskanker, dank zij het periodieke onderzoek bij vrouwen in de risicoleeftijd. Het kan maanden tot jaren duren voordat verdere uitgroei plaatsvindt. Zodra dit gebeurt, zien we dat de weefselafbakening wordt doorbroken (*invasieve groei*). De weefselsamenhang wordt doorbroken en orgaanfuncties raken verstoord.

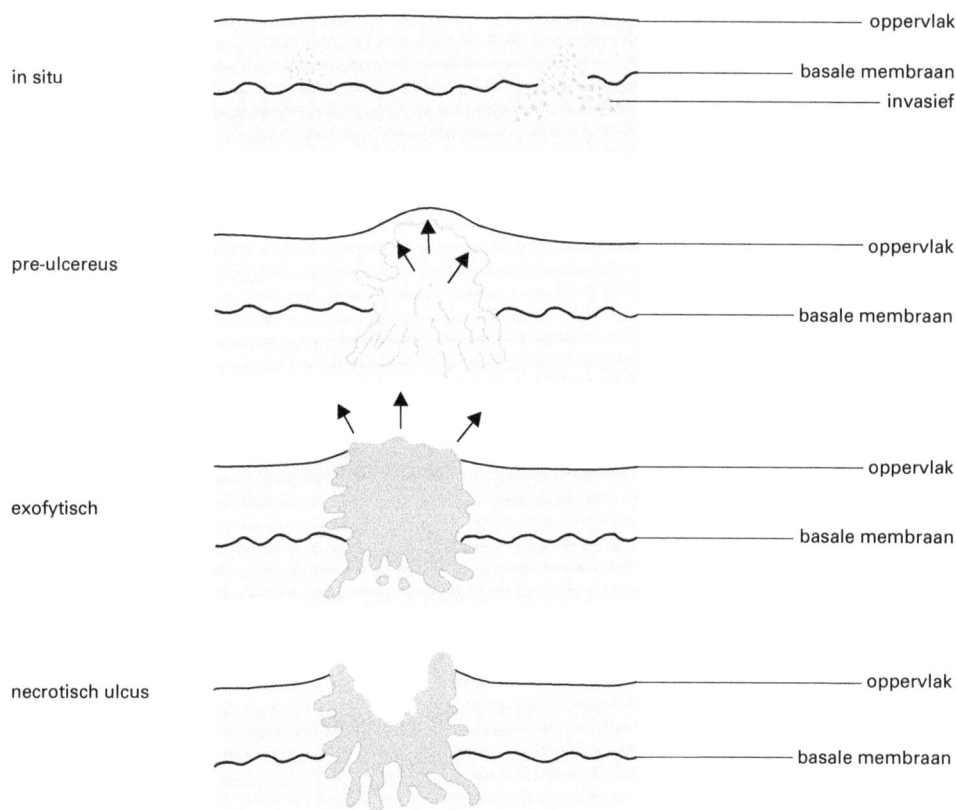

Afbeelding 5.3
Lokale ontwikkeling van een kwaadaardige tumor aan huid en slijmvliezen.

Ontstaat de tumor aan huid of slijmvliezen, dan kan hij er eerst uitzien als een pareltje of een framboos, die daarna zweervorming gaat vertonen (afb. 5.3). Zo'n zweervorming ontstaat door de snelle groei, waardoor centraal in de tumor de bloedvoorziening tekort gaat schieten. Soms woekert de tumor boven het oppervlak uit (bloemkoolachtig). Ook kan de tumor sterk infiltrerend naar de onderliggende lagen uitgroeien, waarbij verharding en verdikking in het aangrenzende weefsel ontstaan.

Ontstaat een tumor in dieper gelegen weefsels en organen, dan ontwikkelt zich meestal een naar de omgeving uitbreidende knobbel, die soms kan worden gepalpeerd, maar waarvoor meestal aanvullend specialistisch onderzoek nodig is om de diagnose te stellen. Rondom de tumor zit steeds een begeleidende hoeveelheid bindweefsel, die daar wordt gevormd door chemische prikkels vanuit de tumorcellen.

Belangrijk voor de uiteindelijke diagnose kanker is wat onder de microscoop aan eigenschappen wordt gezien. Bij de diagnostiek van kanker beschrijven we deze nader. In tabel 5.2 zijn in het overzicht van de eigenschappen van tumoren volledigheidshalve de microscopische kenmerken al opgenomen.

Metastasevorming

Zoals reeds is genoemd, kunnen tumorcellen loslaten van de oorspronkelijke tumor en zich via weefselvocht (lymfe, bloed enz.) naar elders verplaatsen. Als daar de juiste groeivoorwaarden zijn, groeien ze uit tot nieuwe tumoren, die metastasen of uitzaaiingen worden genoemd. Het is beslist niet zo dat iedere losgelaten tumorcel elders uitgroeit tot een nieuwe tumor; het merendeel wordt door het afweermechanisme van het lichaam vernietigd. In de directe omgeving kan het tot vorming van zogenoemde satelietttumoren komen. Als er metastasen op geheel andere plaatsen in het lichaam worden gevonden, dan hebben deze zich kunnen ontwikkelen doordat losgelaten tumorcellen langs voorspelbare wegen deze plekken konden bereiken. In de praktijk wordt gerekend met een viertal metastaseringswegen:
– via de lymfevaten (*lymfogene metastasering*)
– via de bloedvaten (*hematogene metastasering*)
– via buizen in organen
– via het vocht in de screuze holten.

Welke metastasering aan de orde is, hangt samen met de aard van het gezwel, de lokalisatie en de mate waarin het is ontwikkeld. De ervaring heeft geleerd dat tumoren uitgaan-

Tabel 5.2 Overzicht van eigenschappen van tumoren.

benigne tumoren	maligne tumoren
autonome groei (langzaam)	autonome groei (snel)
expansieve groei	infiltrerende en destructieve groei
geen metastasevorming	metastasevorming
microscopisch beeld: – rustig – aantal celdelingen valt naar verhouding mee, de mitosen zien er 'normaal' uit en het oorspronkelijke weefsel is herkenbaar	microscopisch beeld: – onrustig, cellen en celkernen hebben wisselende grootte – groot aantal deels abnormale mitosen – oorspronkelijk weefsel meestal moeilijk herkenbaar
niet levensbedreigend	leidt (onbehandeld) tot de dood

de van dek- en klierweefsel (carcinomen en adenocarcinomen) alsook melanomen en lymfomen in eerste instantie metastaseren langs lymfogene weg. Tumoren uitgaande van steunweefsel (sarcomen) metastaseren in de eerste plaats langs hematogene weg. Een kanker is zeer kwaadaardig als er in een vroeg stadium al sprake is van uitzaaiingen en weinig kwaadaardig als metastasering pas in een laat stadium optreedt.

Oorzaken

Over de oorzaken van kanker is nog veel onduidelijk. Het ontstaan van kanker hangt bovendien van vele factoren af en is een gecompliceerd proces. Nooit is één bepaalde factor verantwoordelijk. Van een aantal feiten weet men echter dat ze zeer waarschijnlijk zijn betrokken bij het ontstaan van maligniteit. Voorbeelden zijn:
- Herpesvirussen bij onder andere carcinoom van de baarmoederhals.
- Het hepatitis (B)-virus bij leverkanker.
- Chemische stoffen als in sigarettenrook bij longkanker en blaaskanker.
- Ioniserende straling als UV-licht bij huidkanker, gammastraling bij schildklierkanker en leukemieën.
- Erfelijkheid is waarschijnlijk toch belangrijker dan men tot nu toe aannam. Vermoedelijk zijn de factoren waardoor kanker juist de kans krijgt te ontstaan grotendeels erfelijk bepaald. Men denkt bijvoorbeeld dat erfelijkheid een rol speelt bij borstkanker.
- Chronische irritatie van weefsel zou maligne omvorming van cellen bevorderen.
- Verkeerde voedingssamenstelling wordt tegenwoordig in verband gebracht met het ontstaan van sommige maagdarmtumoren. Het is bijvoorbeeld aangetoond dat verbrand voedsel (barbecuen!) maagkanker kan bevorderen: de samenstelling van het voedsel zou van belang zijn voor het ontstaan van dikke-darmkanker.
- Gebruik van bepaalde medicamenten zou de kans op kanker doen toenemen.
- Regelmatig contact met asbest kan long- en pleurakanker geven; contact met bepaalde kleurstoffen veroorzaakt kanker aan de urinewegen.

Uit het aantal oorzaken valt al af te leiden dat bepaalde personen een grotere kans hebben op een zekere vorm van kanker dan anderen. Het is dus zinvol op vaste tijden onderzoek te laten doen om de tumor vroegtijdig op te sporen. Voorbeelden hiervan zijn: de regelmatige controle op baarmoederhalskanker bij vrouwen boven de 35 jaar en het systematisch borstonderzoek bij dezelfde leeftijdsgroep, vooral als borstkanker in de familie voorkomt.

Symptomen

Een enkele maal wordt kanker toevallig ontdekt, bijvoorbeeld bij preventieve controle. Meestal echter bezoekt de zorgvrager de arts voor aanwezige klachten. De eventueel aanwezige klachten bij kanker zijn in te delen in twee groepen: de aspecifieke klachten en de specifieke klachten.
Tot de *aspecifieke klachten* rekent men vermagering, koorts, moeheid, gebrek aan eetlust en bloedarmoede. Het zijn vage symptomen, die vaak al in het begin van de ziekte aanwezig zijn. Als de tumor verder uitgroeit, kunnen *specifieke klachten* ontstaan als gevolg van functiestoornissen van het orgaan waarin de tumorgroei plaatsvindt. Deze klachten zijn afhankelijk van het bepaalde orgaan en de bijbehorende functiestoornis.
Er is nog een aantal min of meer specifieke verschijnselen, die voor een ieder aan het lichaam zijn te zien, die kunnen wijzen op het bestaan van kanker en daarom serieus genomen moeten worden. Voorbeelden zijn:
- slecht genezende zweer
- afwijkende structuur aan de huid, die in korte tijd groter wordt en er steeds afwijkender gaat uitzien of bloeden, met name moedervlekken en wratten
- niet genezende heesheid
- niet op behandeling reagerende hoest
- zwelling die in omvang toeneemt en waarvan men de oorzaak niet weet
- veranderingen in het normale defecatiepatroon
- het gevoel dat bij doorslikken het voedsel niet weg kan zakken.

Diagnostiek

Voor de diagnostiek is vaak uitgebreid medisch-specialistisch onderzoek noodzakelijk:

Radiologisch onderzoek
- röntgenologisch onderzoek (al of niet met contrastmiddelen)
- CT-scanning
- angiografisch onderzoek.

Echografisch onderzoek
Onderzoek met ultrakorte geluidsgolven (zie paragraaf 1.4.3).

Met deze twee onderzoeksmethoden wordt veel informatie verkregen over de plaatsbepaling van de tumor en/of metastasen en de uitgebreidheid ervan.

Endoscopisch onderzoek
Het voordeel van endoscopisch onderzoek is dat de tumor van nabij wordt geïnspecteerd. Ook kan men uit het zieke weefsel een biopt (uitgenomen stukje weefsel) nemen of via spoeling en afzuiging cellen voor onderzoek verkrijgen.

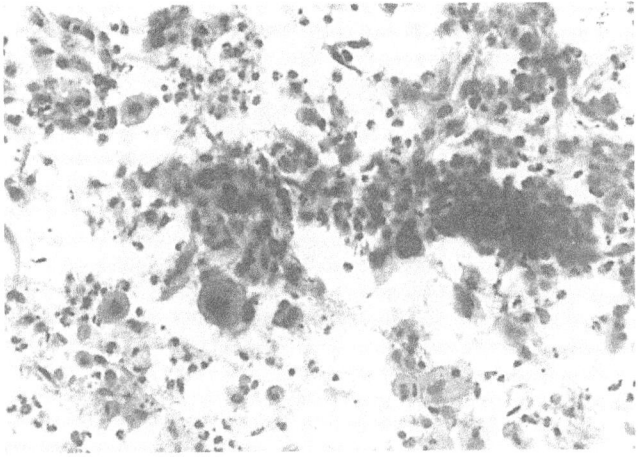

Afbeelding 5.4
Microscopisch beeld van een cervixuitstrijkje. Het betreft een zogenaamde PAP-V, *d.w.z. de cellen vertonen duidelijke morfologische kenmerken van een maligniteit.*

Zowel het biopt als de verkregen losse cellen worden microscopisch onderzocht. Het onderzoek van cellen in weefselverband (het biopt dus) wordt *histologisch onderzoek* genoemd, dat van losse cellen *cytologisch onderzoek*. Cytologisch onderzoek heeft als voordeel boven het histologisch onderzoek dat het materiaal vaak eenvoudiger te verkrijgen is (bijv. een uitstrijkje van de baarmoederhals (afb. 5.4) of door de patiënt sputum te laten ophoesten) en men meestal hele cellen kan bestuderen, zodat men een betere indruk van de structuur van de cel krijgt. Andere methoden om materiaal te verkrijgen zijn weefselpuncties (lymfeklieren en borst) en het afnemen van secreten en excreten (sputum, urine, vocht uit de buik- en borstholte e.d.).
Zowel histologisch als cytologisch onderzoek is onmisbaar voor de diagnostiek van kanker. We kunnen bepalen dat iemand kanker heeft als onder de microscoop een maligniteit is vastgesteld.

Isotopenonderzoek
Dit onderzoek wordt onder andere gedaan om skeletmetastasen op te sporen.

Bloedonderzoek
- BSE; bij de aanwezigheid van tumoren is deze meestal verhoogd.
- Hb-waarde; kan behalve door eerder genoemde oorzaken (toxische stoffen uit maligne cellen) ook verlaagd zijn door chronisch bloedverlies uit tumorweefsel.
- Leverfunctietests; bij beschadiging van levercellen kunnen bepaalde enzymen uit de cellen direct in de bloedbaan komen. De hoogte van het enzymgehalte in het bloed geldt als een maat voor de beschadiging van levercellen. Hoewel de bepalingen altijd worden uitgevoerd, blijkt in de praktijk niet altijd een verband met in de lever aanwezige metastasen. Leverfunctiestoornissen ontstaan soms pas laat en de enzymen kunnen ook uit cellen van andere organen vrijkomen.

Behandeling

De pijlers onder de behandeling van een kwaadaardige aandoening zijn: chirurgie, radiotherapie en chemotherapie. Genezing kan slechts volgen als alle tumorcellen zijn verwijderd of vernietigd, of zich op z'n minst niet meer kunnen vermenigvuldigen. Als er microscopisch kleine tumorresten achterblijven, kunnen die leiden tot een volledig uitgroeien van tumorweefsel.

Chirurgie
De methode die het langst wordt toegepast, is de chirurgische behandeling, waarbij al het kwaadaardig weefsel wordt weggehaald. Het is noodzakelijk een vrij ruime rand gezond weefsel mee te nemen, om ook alle niet met het blote oog zichtbare uitlopers van de tumor te verwijderen. Als regionale lymfeklierstations zijn aangetast, dan moeten ook deze worden weggenomen. Meestal vindt de verwijdering, oftewel resectie, 'en bloc' plaats. Dit betekent dat de oorspronkelijke tumor, de regionale lymfeklieren en een ruim deel van het omliggende weefsel worden verwijderd (de zogenoemde *radicale resectie*). Het doel van de chirurgische behandeling is curatief.

Radiotherapie
De behandeling met ioniserende stralen (radiotherapie) berust op een ander principe. Men gaat uit van het feit dat tumorweefsel gevoeliger is voor straling dan het omringende weefsel. De tumor kan volledig worden vernietigd, zonder noemenswaardige beschadiging van het omringende weefsel. Niet iedere tumor is echter even gevoelig voor straling; men ziet daarin nogal wat verschil. Is de tumor minder gevoelig, dan zal meer straling nodig zijn, waarvan het omringende weefsel zeker beschadiging ondervindt. In zulke gevallen kan radiotherapie nauwelijks een nuttige rol spelen. Men gaat over tot radiotherapie als er voldoende gevoeligheid voor straling bestaat en als de tumor door de chirurg niet anders te benaderen is dan met uitgebreide verminkingen, zoals bij tumoren aan de neuskeelholte.
Er wordt nogal eens besloten tot een gemengde behandeling, chirurgisch en radiologisch, omdat dan betere resultaten worden verkregen. Een voorbeeld hiervan is de behandeling van testistumoren. De tumor wordt verwijderd, terwijl de eventueel aanwezige abdominale (in de buik) lymfekliermetastasen met bestraling worden behandeld.
Bestraling heeft door de moderne radiotherapeutische apparatuur weinig ongewenste *bijwerkingen*. Het passeren van straling door de huid kan tijdelijk roodheid, schilfering en pigmentatie geven. Als het maag-darmkanaal wordt bestraald, treden misselijkheid, braken en diarree op. Als het beenmerg in het stralenveld ligt, kan de bloedcelvorming worden onderdrukt, wat zich uit in anemie (bloedarmoede), leukopenie (een tekort aan leukocyten waardoor infectiegevaar bestaat) en trombocytopenie (tekort aan bloedplaatjes waardoor er bloedingsgevaar is). De *röntgenkater* treedt vooral op als grote weefseldelen worden bestraald; de verschijnselen zijn hoofdpijn, misselijkheid, braken en duizeligheid.

Chemotherapie
De chemotherapie (cytostatica) heeft zich vooral de laatste dertig jaar ontwikkeld en blijkt een waardevolle aanwinst in de strijd tegen kanker. In tegenstelling tot chirurgie en radiotherapie is chemotherapie een algemene therapie, dat wil zeggen dat de toegediende geneesmiddelen (de cytostatica) via de circulatie overal in het lichaam terechtkomen. Daarom kan deze behandelingsmethode onder andere van nut zijn bij een gemetastaseerde tumor. Cytostatica geven het beste resultaat als er vooraf is gezorgd (bijv. door operatie of bestraling) dat zoveel mogelijk tumorweefsel is verwijderd of vernietigd. Slechts in die gevallen is het soms mogelijk dat alsnog genezing optreedt.
Alle cytostatica zijn in principe celdodende stoffen. De wijze waarop dit gebeurt, is bij de diverse cytostatica anders.
Cytostatica hebben ernstige bijwerkingen, omdat behalve de tumorcellen ook een groot aantal normale cellen wordt beschadigd, zoals in het beenmerg, de slijmvliezen en de huid. Het gaat om het beschadigen of doden van stamcellen, die voor het onderhoud van de weefsels zo belangrijk zijn. De verschijnselen die optreden zijn:
– misselijkheid, braken en diarree
– gebrek aan eetlust
– gevolgen van beenmergonderdrukking, zoals leukopenie, trombocytopenie (zie hiervoor) en anemie (vooral bleekheid en moeheid)
– ontstekingen van het mond- en darmslijmvlies
– haaruitval.

Cytostatica zijn verder vaak toxisch voor de lever, de nieren en het zenuwstelsel. Ook geven ze, indien intraveneus toegediend, soms aanleiding tot aderontsteking (phlebitis). Dit laatste kan men voorkomen door het cytostaticum in een snel lopend infuus in te spuiten. Cytostatica worden alleen toegepast bij tumoren die er gevoelig voor zijn en soms in combinatie met een operatie of bestraling om micrometastasen te vernietigen. Met *micrometastasen* wordt bedoeld de metastasen zoals hiervoor besproken, alleen zijn ze nog zo klein dat ze met de huidige onderzoeksmethoden niet zijn aan te tonen.

Cytostatica worden veelal in combinatie met elkaar toegepast, maar wel volgens speciale eisen: ieder middel moet tegen die ene tumorsoort helpen waartegen het wordt gegeven, terwijl de toxiciteit van de verschillende middelen niet tegen hetzelfde weefsel gericht mag zijn.

Behalve de hierboven beschreven behandelingsmethoden kennen we andere, minder vaak gebruikte of meer aanvullende therapieën.

Hormonale therapie
Sommige tumoren bezitten ontvangers voor hormonen, waardoor zij in hun groei worden gestimuleerd. Verwijdert men hormoonproducerende weefsels (klieren) of geeft men een hormoon dat een tegenovergestelde werking heeft, dan kan de groei van de tumor geremd of stilgelegd worden. Enkele voorbeelden hiervan zijn:
- Mammacarcinoom; kan worden gestimuleerd door oestrogene hormonen. Verwijdert men de ovaria via operatie of bestraling, dan kan dit een gunstig effect hebben (uiteraard alleen zinvol vóór de menopauze).
- Prostaatcarcinoom; kan sterk in zijn groei worden geremd na castratie of toediening van oestrogenen.
- Een progesteronpreparaat kan soms heel gunstig werken op een baarmoedercarcinoom.

Hormonale behandeling zal niet tot genezing leiden, maar kan heel goed een remissie van de ziekte bewerkstelligen. Hormonale therapie geeft men altijd in combinatie met een of meer van de eerdergenoemde behandelingsmethoden.

Immunotherapie
Hoewel men grote verwachtingen heeft van deze behandelingsvorm, zijn de resultaten tot nu toe teleurstellend. De bedoeling van deze behandeling is het immuunapparaat van buitenaf zo te beïnvloeden dat een actieve afweer tegen de kankercellen ontstaat.

Ondersteunende behandeling
Hiermee wordt elke andere vorm van behandeling bedoeld waardoor de kwaliteit van het leven van de zorgvrager op dat moment wordt verbeterd. Belangrijk is in dit verband de pijnbestrijding of de bestrijding van misselijkheid en braken als gevolg van cytostatica. Maar ook het geven van 'packed cells' (erytrocyten) bij ernstige bloedarmoede en tijdige bestrijding van infecties door de verminderde weerstand horen hiertoe.

De behandeling van de kankerpatiënt is optimaal als er multidisciplinair overleg tussen specialisten, verpleegkundigen en anderen plaatsvindt.

Na de behandeling moet een zo compleet mogelijke revalidatie plaatsvinden en integratie in het dagelijks leven, zowel lichamelijk als psychisch. Kanker is voor iedere patiënt belastend. Er is angst voor de ziekte, patiënten vragen zich voortdurend af wanneer zij weer de kop zal opsteken, men ziet op tegen de langdurige behandeling en de pijn die zal komen, er bestaat angst om verminkt te raken, men ziet de dood in de ogen en moet dit verwerken. Sommige patiënten nemen hun toevlucht tot alternatieve geneeswijzen, de meesten als de reguliere geneeskunde geen resultaat meer kan geven. Daar moet begrip voor zijn, maar welke weg de patiënt ook probeert, die naar de reguliere geneeskunde moet voor hem open blijven.

Prognose en verloop

Vijfjaarsoverleving
Wanneer is iemand van kanker genezen? Op die vraag is vaak moeilijk antwoord te geven. Al is na intensieve behandeling geen tumorweefsel meer aan te tonen, dan nog kun je niet spreken van genezing. De ervaring heeft geleerd dat de kanker na jaren terug kan komen. Toch is er wel iets over genezing te zeggen. Ingeburgerd is het begrip vijfjaarsoverleving. Daarmee wordt bedoeld dat als vijf jaar na het stellen van de diagnose geen tumorweefsel meer in het lichaam aan te tonen is, we door de ervaring weten dat dit vaak zo blijft en de patiënt genezen kan worden verklaard.

DEEL 2

DE ZORGVRAGERS

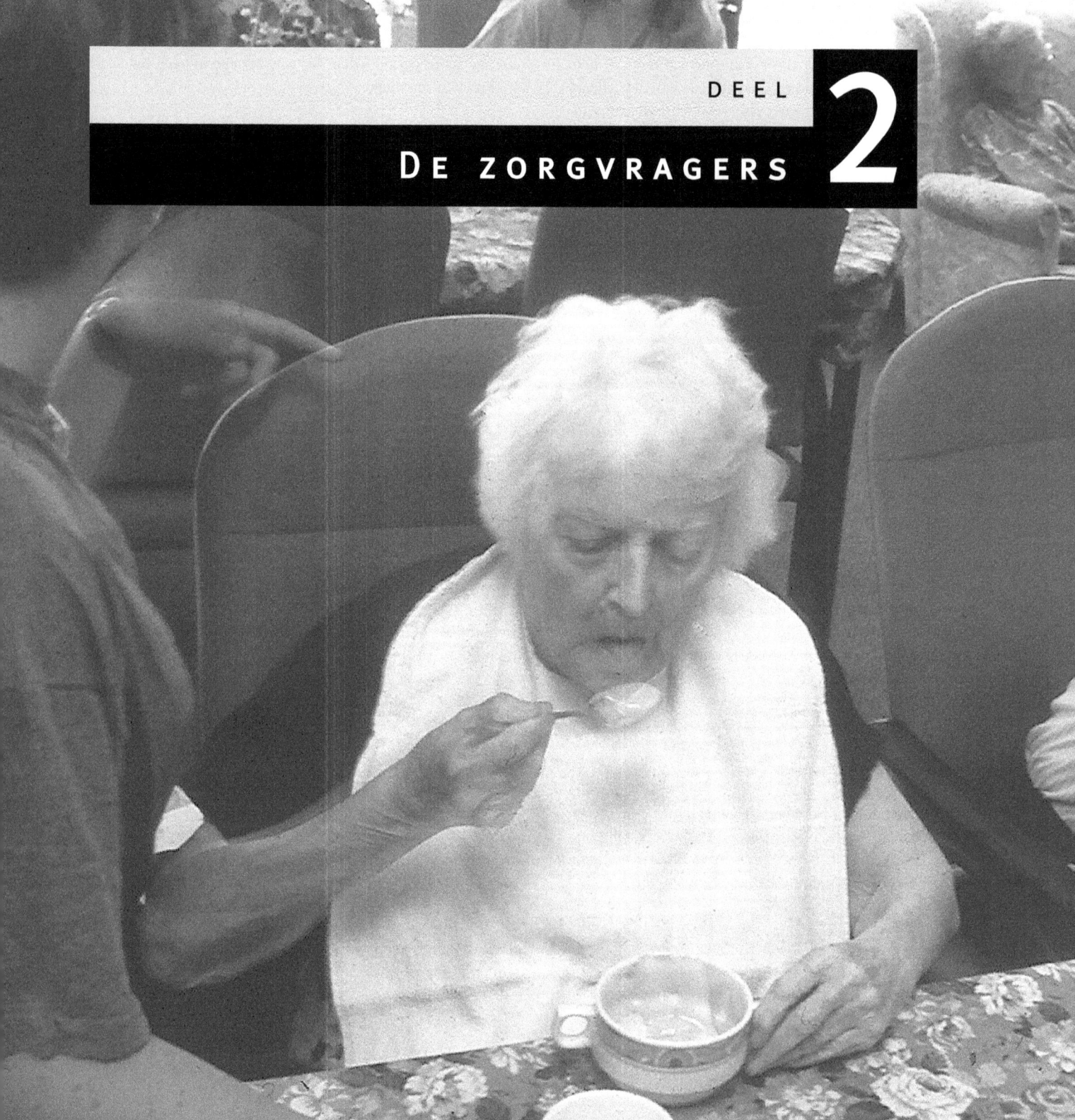

deel 1
Algemeen

deel 2
De zorgvragers

deel 3
Capita Selecta

6 De geriatrische zorgvrager

7 De terminale zorgvrager

8 De chronisch zieke, lichamelijk gehandicapte en revaliderende zorgvrager

9 De verstandelijk gehandicapte

10 De kraamvrouw en de pasgeborene

HOOFDSTUK 6
DE GERIATRISCHE ZORGVRAGER

LEERDOELEN

Na bestudering van hoofdstuk 6 heb je kennis van en inzicht in:
- de oudere mens
- het verouderingsproces
- de ziekten van de oudere mens
- het dementieel syndroom
- de ziekte van Alzheimer en de multi-infarct-dementie
- psychische stoornissen bij ouderen.

Als gevolg van het ouder worden treden veel lichamelijke en psychosociale veranderingen op. Dit noemen we normale ouderdomsverschijnselen. Hieraan besteden we uitgebreid aandacht, mede omdat de populatie in de gezondheidszorginstellingen voor een belangrijk deel uit ouderen bestaat.

6.1 Het verouderingsproces

Als men de leeftijd van 65 jaar heeft bereikt, wordt men gerekend tot de oudere mensen. Het aantal ouderen is de laatste jaren sterk gestegen en die stijging zal zich de komende jaren voortzetten. Door de goede verzorging bereiken ouderen tegenwoordig een hoge leeftijd. In Nederland is intussen sprake van vergrijzing van de bevolking, wat inhoudt dat er een stijging is van het aantal ouderen ten opzichte van het aantal jongeren. De vergrijzing wordt ook in de hand gewerkt door vermindering van het aantal geboorten als gevolg van geboorteplanning de laatste tientallen jaren. Aan de bevolkingspiramide (afb. 6.1) is de verhouding af te lezen.

Veroudering begint eigenlijk al vanaf de conceptie (bevruchting van de eicel). Dit proces zet zich voort tot aan de dood. We gaan het verouderingsproces 'voelen' als het lichaam gebreken gaat vertonen en we bepaalde verrichtingen niet meer zo goed als voorheen kunnen volhouden. Het valt op dat dit bij de ene mens vroeger inzet dan bij de andere. De vragen dringen zich als vanzelf op hoe het komt dat mensen ouder worden en waarom hun functioneren langzaam maar zeker achteruitgaat.

Het juiste antwoord op deze vragen is niet bekend, al zijn er wel theorieën over. De bekendste is de celbiologische theorie, waarin men ervan uitgaat dat veranderingen op celniveau het proces inleiden. Het ogenblik van zichtbaar en merkbaar 'ouder' worden, is voorgeprogrammeerd in de genen. Deze interne programmering zou ten dele zijn overgeërfd, maar ook factoren van buitenaf (bijv. straling) kunnen de genen hebben beïnvloed. Mogelijk is ook dat doorgemaakte ziekten, slechte voeding, vergiftigingen (roken, alcohol) en dergelijke tijdens het leven de celfysiologie hebben beschadigd. Door het niet meer optimaal functioneren van de cellen kan het verouderingsproces worden versterkt.

6.1.1 Lichamelijke ouderdomsverschijnselen

Bij het ouder worden ontstaan kenmerken, die onlosmakelijk met ouderdom verbonden zijn. Een duidelijk voorbeeld is de gerimpelde huid, die ontstaat doordat de huid droger en slapper wordt (turgor neemt af) en de elasticiteit

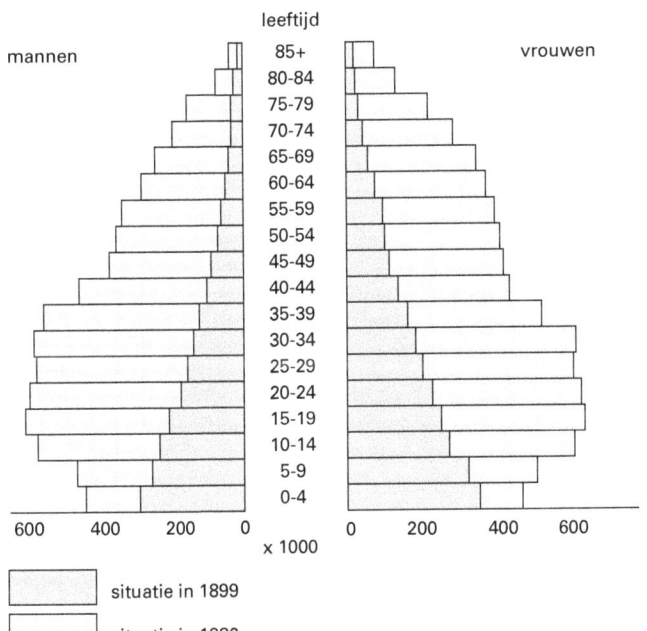

Afbeelding 6.1
Bevolkingspiramide waarin de leeftijdsopbouw van Nederland wordt geschetst zoals die was in 1899 en 1980. Hierin is duidelijk te zien dat de piramide veranderd is van een vorm met een brede basis en een smalle top naar een figuur waarin de basis smaller is dan het middelste deel (tot ongeveer 40 jaar).

afneemt. Op de huid kunnen bruine maculae (lentigo senilis) verschijnen; de haargroei wordt minder, de haren worden grover en door vermindering van pigment, grijs.
In het algemeen gaan weefsels geleidelijk in kwaliteit achteruit, wat vergezeld kan gaan van atrofie.
De zintuigen functioneren minder goed. Vermindering van het gehoor is meestal het gevolg van versmelting van de gehoorbeentjes of een verslechtering van de gehoorzenuw. Het gezichtsvermogen neemt af, onder andere als gevolg van ouderdomsverziendheid (leesbril), cataract (grijze staar) en glaucoom (groene staar). Soms is een verminderd gezichtsvermogen een complicatie van suikerziekte, die bij 25 procent van de ouderen voorkomt. Vele ouderen hebben evenwichtsstoornissen. Aantasting van het evenwichtszintuig in het rotsbeen is de oorzaak. Ook de vermindering van het aantal neuronen en de bij ouderen aanwezige spieratrofie dragen bij tot een minder stabiele houding. De bewegingen van de oudere zijn langzamer, vooral complexe bewegingen worden veel moeizamer uitgevoerd.
Niet noodzakelijke bewegingen blijven al gauw achterwege. Dit verergert als er sprake is van een verslechterde bloedtoevoer naar de hersenen.
Lengteverlies is een veel voorkomend verschijnsel dat is te wijten aan atrofische veranderingen in de tussenwervelschijven en geringe afplatting van de wervels door osteoporose (botontkalking).
Vrijwel alle orgaanfuncties verslechteren, onafhankelijk van aanwezige sporen die tijdens het leven doorgemaakte ziekteprocessen hebben achtergelaten. De spijsvertering gaat trager, de kwaliteit en de hoeveelheid van de spijsverteringssappen gaan achteruit. Het gevolg is een minder goede vertering en resorptie.
In de nier kunnen zowel stoornissen in de glomeruli als de tubuli optreden, waardoor de nierfunctie nadelig wordt beïnvloed.
De longfunctie verslechtert iets en de gasuitwisseling ondergaat een duidelijke reductie, zonder dat dit tot echt zuurstoftekort in het lichaam aanleiding behoeft te geven.
De pompkracht van het hart neemt af, wat vooral bij inspanning merkbaar is.

6.1.2 Psychische en sociale ouderdomsverschijnselen

Als gevolg van het ouder worden zijn er psychosociale veranderingen: iemand komt alleen te staan door het wegvallen/overlijden van de partner of andere familieleden; men gaat of moet met pensioen en voelt zich daardoor nutteloos in de maatschappij. Deze veranderingen kunnen leiden tot eenzaamheid, depressiviteit en allerlei gedragsproblemen.

6.1.3 Ziekten van de oudere mens

De wetenschap die zich bezighoudt met het bestuderen van ziekten bij ouderen heet geriatrie. Geriatrie is een medisch specialisme dat de laatste jaren een duidelijke plaats heeft gekregen tussen de andere specialismen. Dit heeft zonder meer te maken met het feit dat de bevolking van ons land steeds meer ouderen telt, maar vooral met de geheel specifieke aanpak die een zieke oudere behoeft. Zoals uit het eerder geschrevene al blijkt, is de fysiologie bij een oudere anders. Ook de lichaamsreacties bij het ziek-zijn verschillen daardoor van die bij jongere mensen. Het afwijkend verloop van ziekten kan de diagnostiek ervan bemoeilijken.
Ziekten die vooral op oudere leeftijd voorkomen, berusten vaak op degeneratieve afwijkingen of zijn het gevolg van vaataandoeningen (bijv. atherosclerose), alhoewel het altijd mogelijk is ziekten te krijgen die ook op jongere leeftijd voorkomen. Vaak is er bij een oudere sprake van verscheidene aandoeningen tegelijk. Hierdoor en omdat de ouderdomsziekten vaak een chronisch karakter hebben, zijn bij ouderen veel vaker ziekteverschijnselen aanwezig dan bij jongeren.
Ziekten die veel bij ouderen voorkomen zijn:
- chronische aandoeningen van hart en bloedvaten, zoals hypertensie, ischemische hartziekten (angina pectoris, myocardinfarct), decompensatio cordis en hartritmestoornissen
- chronische aandoeningen van longen en luchtwegen, zoals chronische bronchitis en longemfyseem
- cerebrovasculaire accidents (CVA's)
- reumatische aandoeningen als chronisch reuma en slijtage aan de gewrichten

- osteoporose (botontkalking), waardoor gemakkelijker botbreuken ontstaan
- diabetes mellitus
- anemie als gevolg van ijzergebrek in de voeding of chronisch bloedverlies uit bijvoorbeeld het maag-darmkanaal (pancreas, colon)
- urineweginfecties en incontinentie
- oor- en oogproblemen.

Behalve lichamelijke afwijkingen zijn bij ouderen ook typische psychische veranderingen/afwijkingen waar te nemen. Depressies, pseudodementie en dementie zijn hier bekende voorbeelden van. Een depressie is soms een uiting van een beginnende dementie. Pseudodementie kan volledig herstellen; het wordt bijvoorbeeld uitgelokt door acute belastende situaties, zoals een onverwachte ziekenhuisopname.

In de volgende paragrafen zullen we ingaan op de meest voorkomende ziektebeelden bij ouderen.

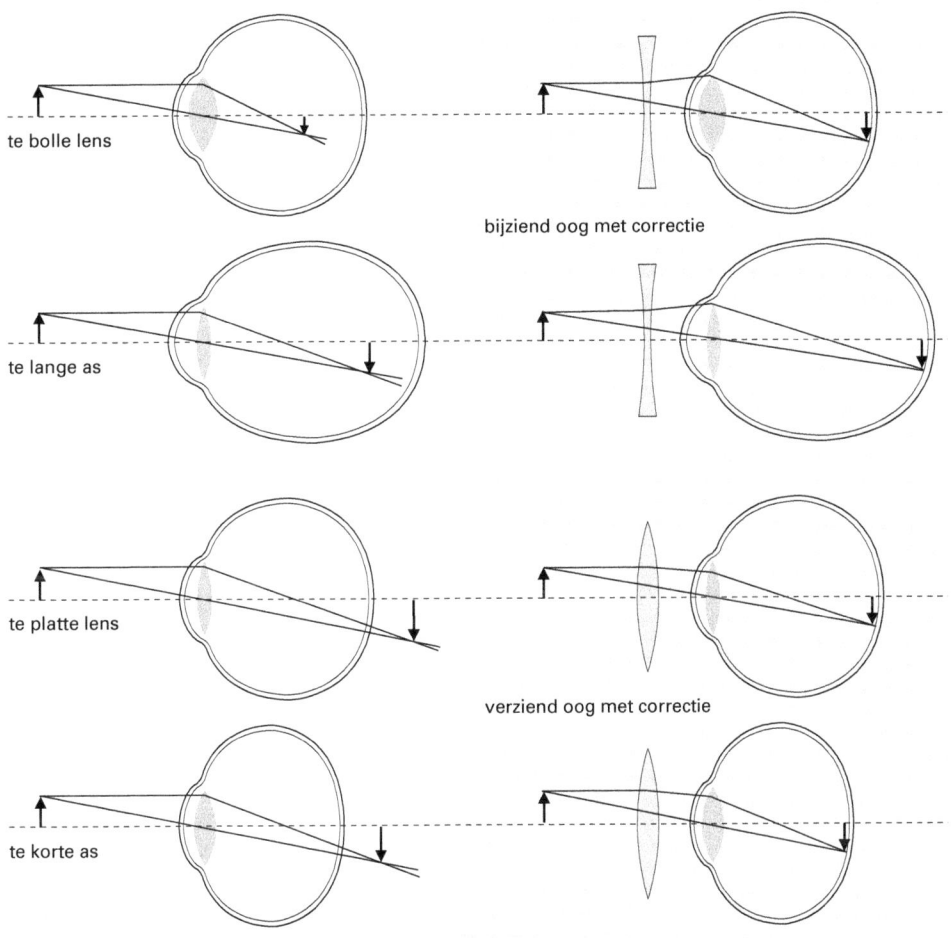

Afbeelding 6.2
Brekingsafwijkingen van het oog.

6.1.4 Oogproblemen

De belangrijkste problematiek bij het oog is slechter gaan zien. De lens is niet langer in staat de lichtbundels voldoende te breken om scherp te kunnen zien. Een van de bekendste aandoeningen is *cataract* (ook grijze staar genoemd). De lens wordt troebel en de patiënt ziet alsof hij door een waterval of een gebroken raam kijkt. Meestal is staar het gevolg van ouderdom.

Glaucoom (groene staar) is de verzamelnaam voor afwijkingen waarbij de spanning in de oogbol toeneemt en beschadigingen veroorzaakt. Men verliest langzaam het gezichtsvermogen. Glaucoom ontstaat vaak als gevolg van andere ziekten in het lichaam (zie afb. 6.2).

Diagnostiek en behandeling

Het testen van het gezichtsvermogen gebeurt door het lezen van de zogenoemde Snellen-kaart, de bekende kaart met de letters, die men normaal gesproken op een bepaalde afstand moet kunnen lezen. Beide ogen worden apart getest, waardoor informatie wordt verkregen om eventueel een bril aan te kunnen meten (afb. 6.2).
Met een tonometer meet men de intra-oculaire druk of de spanning in de oogbol: dit gebeurt in het geval van een glaucoom.
Het is mogelijk met biomicroscopisch onderzoek de vloeistof in de oogbol op mogelijke afwijkingen te onderzoeken.

Bij cataract bestaat de behandeling uit operatie; echter pas als de lens is afgestorven, omdat zij dan gemakkelijk loslaat en de rest van het oog niet beschadigt. Glaucoom wordt zowel met een operatie als met medicijnen behandeld.

6.1.5 Oorproblemen

Bij aandoeningen van het gehoororgaan wordt onderscheid gemaakt tussen:
- het uitwendige oor
- het middenoor
- het binnenoor.

Het niet goed functioneren van het oor leidt tot hardhorendheid en soms doofheid. Er zijn twee soorten slechthorendheid te onderscheiden:
- de geleidingsslechthorendheid, waarbij de geleiding van het geluid naar het binnenoor is gestoord
- de perceptieslechthorendheid, waarbij de oorzaak in het binnenoor ligt.

Oorzaken van de geleidingsslechthorendheid kunnen bijvoorbeeld afwijkingen in de uitwendige gehoorgang zijn, zoals een prop oorsmeer of een steenpuist.

Diagnostiek en behandeling

Om de juiste diagnose te stellen kan de arts het gehoor testen met een *stemvork*. Na het aanslaan wordt de stemvork tegen het voorhoofd of achter het oor gehouden. De geluidstrilling dient in het midden van het hoofd of aan een oor gehoord te worden. Om het gehoor te testen wordt ook de *audiometrie* gebruikt, waarbij vooral gesproken teksten worden gebruikt. Het inspecteren van de gehoorgang doet de arts met een otoscoop. Met licht en een lens is de hele gehoorgang te controleren en wordt bekeken of het trommelvlies onder- of bovendruk in het middenoor laat zien. De onderzoeken zijn niet pijnlijk.

Aandoeningen van het uitwendige oor
Een prop oorsmeer wordt, nadat enkele dagen met zoete olie is gedruppeld, het oor uitgespoten met lauw water. Bij een steenpuist moet het oor behandeld worden met een speciale zalf, die de huid boven de steenpuist verweekt. Bij een ontsteking wordt het oor behandeld met druppels of zalf, afhankelijk van de oorzaak.

Aandoeningen van het middenoor
Als de luchtdruk in de trommelholte niet dezelfde is als die van de buitenlucht, bijvoorbeeld door een verkoudheid of luchtweginfectie waarbij de buis van Eustachius door oedeem is afgesloten, is het gehoor verminderd. Bij een middenoorontsteking, een aandoening die overigens niet specifiek bij ouderen voorkomt, maar veel meer bij kinderen (zie 2.4.8), treden de volgende verschijnselen op: roodheid van het trommelvlies, oorpijn, gehoorverlies en soms koorts. Als

zich pus in het middenoor ophoopt, breekt het trommelvlies en ontstaat een loopoor. De arts geeft er de voorkeur aan het trommelvlies zelf door te prikken.

Aandoeningen van het binnenoor
Aandoeningen van het binnenoor gaan vaak gepaard met misselijkheid en evenwichtsstoornissen, omdat achter het slakkenhuis de halfcirkelvormige kanalen liggen die de positieveranderingen aan de hersenen doorgeven, het evenwichtsorgaan.
Binnenoorsdoofheid ontstaat door het afbrokkelen van de bovengrens van het gehoor (de zogenoemde ouderdomsdoofheid) of ligt aan de verwerkingssnelheid van de gehoorprikkels via de gehoorzenuw naar de hersenschors. Als het slakkenhuis beschadigd is, bijvoorbeeld door ontploffingen of te harde discomuziek, is sprake van lawaaidoofheid. Andere oorzaken van binnenoorsdoofheid zijn: virussen, bloedingen, of hoofdletsel, met name van de schedelbasis.
Als de oorzaak van de slechthorendheid in de gehoorzenuw of in het hersencentrum ligt, helpt een gehoorapparaat niet. In alle andere gevallen biedt het uitkomst.

6.2 Het dementieel syndroom

Dementie is een complex van verschijnselen dat door verschillende ziekten wordt veroorzaakt. De achteruitgang van de verstandelijke vermogens van de zorgvrager staat hierbij centraal. Het begint vaak met een stoornis in het korte-termijngeheugen, de inprentingsstoornis. Daarna treedt ook een stoornis in het lange-termijngeheugen op, die gepaard gaat met verschijnselen van desoriëntatie in tijd, plaats en persoon. Bij ernstige dementie verdwijnt de hele persoonlijkheid. Ook treden oordeel- en kritiekstoornissen op, waaronder het verlies van gevoel voor decorum: de zorgvrager is niet meer in staat situaties goed te beoordelen en zich te gedragen. Dementie kun je als volgt omschrijven: een abnormale achteruitgang in de intelligentie van de ouder wordende mens. Deze achteruitgang leidt tot belemmeringen in het functioneren van de zorgvrager/bewoner. Aangezien we dementie vaststellen aan de hand van zeer wisselende verschijnselen, kunnen we beter spreken van een dementieel syndroom.

6.2.1 Oorzaken van dementie

Ruim de helft van alle dementieën wordt veroorzaakt door de ziekte van Alzheimer. Ongeveer twintig procent van de mensen heeft een multi-infarctdementie (MID). De oorzaak kan ook in de hersenen liggen, bijvoorbeeld de ziekte van Parkinson, hersentumoren of hersentraumata.
Een kwart van de dementieën wordt veroorzaakt door een tijdelijk slechte stofwisseling van de hersencellen of is een gevolg van psychische problematiek. Deze 'dementie', die van voorbijgaande aard is, noemt men pseudodementie. Lichamelijke oorzaken kunnen zijn: ernstige bloedarmoede, gebrek aan vitamine B of medicijnvergiftigingen. Voorbeelden van psychische oorzaken zijn onder andere angsten en depressies. Ook door vereenzaming kan pseudo-dementie ontstaan.
Dementie als gevolg van ernstig alcoholisme heet het Korsakov-syndroom.

6.2.2 De ziekte van Alzheimer

De ziekte van Alzheimer wordt beschouwd als een primair dementeringsproces. Het is een aparte ziekte, die weinig met gewone ouderdomsverschijnselen te maken heeft.
De ziekte kan op verschillende leeftijden beginnen, soms al omstreeks het veertigste of vijftigste levensjaar. De ziekte ontwikkelt zich geleidelijk en komt dikwijls familiair voor. De eerste kenmerken van de ziekte van Alzheimer zijn dat iemand nieuwe informatie moeilijk kan onthouden en het tijdsbesef wat kwijtraakt. Daarna treden er geheugenstoornissen op, zowel in het korte- als het langetermijngeheugen. In deze fase zien we sommige mensen confabuleren (leemten in het geheugen opvullen). Alledaagse handelingen als thee zetten en telefoneren worden moeilijk. Raakt de zorgvrager in een verder stadium, dan zien we dat de geheugenstoornissen verergeren. De interesse in de omgeving verdwijnt; de zorgvrager herkent geen voorwerpen meer; de zorgvrager kan zichzelf niet meer verzorgen; vaak treedt incontinentie op; familie wordt niet meer herkend. Kortom de zorgvrager takelt geestelijk volledig af met als gevolg dat hij volledig afhankelijk wordt van de omgeving.

6.2.3 De multi-infarctdementie (MID)

De oorzaak van MID is een stijgend aantal stoornissen in de circulatie van de hersenen. Vroeger sprak men van arteriosclerotische dementie. De verschijnselen ontstaan door beschadigingen van hersenweefsel, bijvoorbeeld kleine bloedingen of kleine vaatafsluitingen in de hersenen. Geleidelijk komt dan een dementieproces op gang. Na ieder infarct van de hersenen treedt vaak een tijdelijke toestand van verwardheid op met licht geheugenverlies en problemen in de oriëntatie. Deze herstelt zich meestal, maar toch zien we uiteindelijk een langzame achteruitgang in de intellectuele vermogens. De kenmerken zijn:
- de dementie ontstaat stapsgewijs
- er zijn vaak restverschijnselen van een herseninfarct te herkennen, soms moeite met spreken en slikken
- soms vooral desoriëntatie en geheugenverlies
- het bewustzijn wisselt sterk in helderheid
- nachtelijke onrust door de slechte circulatie in de hersenen
- er kan sprake zijn van een affectlabiliteit, gauw in tranen, snel geïrriteerd.

6.2.4 Factoren die dement gedrag positief beïnvloeden

- Goede, vertrouwde en veilige omgeving met herkenbare spullen en meubels.
- Samen spelletjes doen en zingen.
- Zorgen voor een goede lichamelijke conditie, vooral door uitdroging en obstipatie kunnen mensen suf en verward raken.
- Aandacht hebben voor mogelijke stoornissen in de zintuigen, zoals hardhorendheid en slechtziendheid. Mensen die gedesoriënteerd zijn en ook nog slecht zien of horen, raken vaak volledig in paniek, waardoor de dementie verergert.

6.3 Psychische stoornissen bij ouderen

Oudere mensen hebben vaak problemen (draaglast) die ze niet meer aankunnen, doordat hun draagkracht is verminderd. Heel veel ouderen verkeren in een sociaal isolement door het overlijden van de partner, het wegvallen van de sociale omgeving zoals een werkkring, een verenigingsleven enz. Daardoor ontstaat eenzaamheid. Ouderen worden ook steeds kwetsbaarder door lichamelijke gebreken; de angst voor bijvoorbeeld het breken van een heup bepaalt of de mensen hun huis nog uitkomen. Als er in deze situatie iets gebeurt waardoor ze moeten worden opgenomen in een ziekenhuis, dan kunnen ze psychisch totaal afknappen. Dit uit zich soms in een angstig-depressief reageren of een agressieve reactie. Door een goede ondersteuning en begeleiding kan het evenwicht soms hersteld worden, maar soms ook niet. Ten onrechte wordt deze situatie geïnterpreteerd als verschijnselen van dementie. Een aantal psychische stoornissen bij ouderen is:
- depressies
- hypochondrie
- ziekelijke achterdocht
- verzamelzucht.

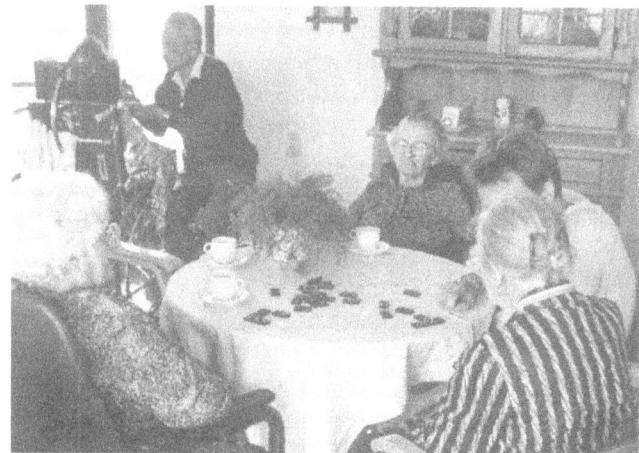

Afbeelding 6.3
Milieutherapeutisch werken: samen iets doen.

6.3.1 Depressies

Depressie is een verzamelbegrip voor een aantal symptomen. De belangrijkste zijn een verlies van interesse in de omgeving en vooral van plezier. Depressieve mensen voelen zich somber, neerslachtig, moedeloos en terneergeslagen. Ze kunnen nergens meer van genieten, ook niet van bezigheden waaraan ze altijd plezier hebben beleefd. Het activiteitenniveau is sterk verminderd, ze komen nauwelijks meer uit hun stoel. Andere symptomen zijn:
- gebrek aan eetlust
- slaapstoornissen
- soms onrustige houding, die zich uit in handen wrijven of aan de kleding plukken.

Ook concentratieproblemen en besluiteloosheid kunnen verschijnselen van een depressie zijn.

Oorzaken van depressies zijn:
- op late leeftijd een chronische of invaliderende ziekte krijgen
- verlieservaringen op late leeftijd
- niet alleen kunnen zijn
- afhankelijk worden.

6.3.2 Hypochondrie

Veel oude mensen zijn bang voor ziekten die zij niet hebben. Dat is de reden dat zij vaak specialisten bezoeken en vele medicijnen tegelijk slikken. Het is een bepaalde vorm van aandacht en steun vragen.

6.3.3 Ziekelijke achterdocht

Door eenzaamheid en ook vaak slechthorendheid kunnen mensen die altijd argwanend in het leven hebben gestaan gemakkelijk in een toestand van ziekelijke achterdocht terechtkomen.

6.3.4 Verzamelzucht

Verzamelzucht komt vrij veel voor bij ouderen op hoge leeftijd. Zij verzamelen vooral geld, dat zij op allerlei plaatsen in het huis verstoppen. Ook het verzamelen van bestek in verpleeg- en verzorgingshuizen komt veel voor.

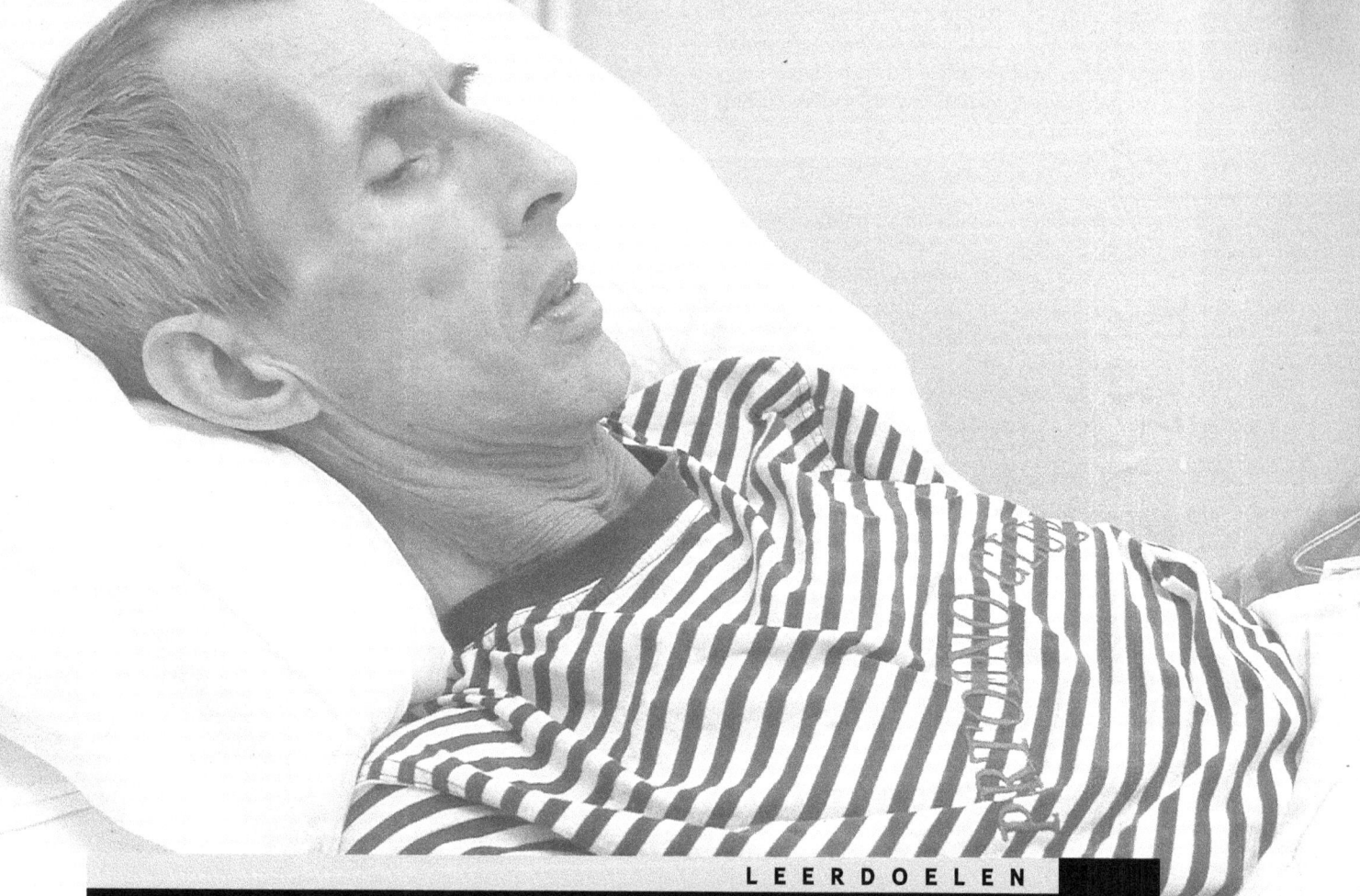

HOOFDSTUK 7

DE TERMINALE ZORGVRAGER

LEERDOELEN

Na bestudering van hoofdstuk 7 heb je kennis van en inzicht in:
- de lichamelijke aspecten van het stervensproces
- de begrippen klinische en biologische dood en de verschillen daartussen
- de zekere verschijnselen van de dood.

Terminale zorgvragers hebben naar verwachting nog maar kort te leven. Terminaal zijn betekent letterlijk: zich aan het einde bevinden. De zorgvrager bevindt zich aan het einde van zijn leven. De tijd die hij nog heeft kan variëren van enkele maanden tot enkele uren, maar in ieder geval is er sprake van een situatie die uiteindelijk de dood tot gevolg zal hebben.
De dood betekent het onherstelbare einde van alle levensfuncties. Levensverschijnselen zijn verdwenen en het lichaam zal overgaan in ontbinding. We gaan ervan uit dat iemand overleden is als centra in de hersenen die voor het leven onmisbaar zijn, verloren zijn gegaan. Dat gebeurt meestal door een ernstig tekort aan zuurstof (anoxie). Daar zijn hersencellen, vooral die van de hersenschors, heel gevoelig voor. Na drie tot vier minuten anoxie zijn in de hersencellen al onherstelbare veranderingen opgetreden. De meeste andere lichaamscellen kunnen langer zonder zuurstof; het komt dan ook vaak voor dat de hersencellen al zijn afgestorven, maar dat andere lichaamscellen na het overlijden nog een korte tijd leven, waarna ze ook sterven. Het lichaam sterft in fasen: de grens tussen leven en dood is dan ook geen scherpe. Soms is het vaststellen van de dood moeilijk.

7.1 Het sterven

Het sterven verloopt bij iedereen anders. Soms is er een acuut overlijden, waarbij het stervensproces heel kort is, soms een langzaam verlopend stervensproces, dat dagen kan duren. Een langer durend stervensproces kenmerkt zich doordat de verschillende orgaansystemen steeds slechter op elkaar afgestemd raken. De wijze waarop dit proces verloopt, is bij iedereen anders en heeft ook te maken met de situatie of de ziekte die tot de dood leidt.
Er zijn zorgvragers die voorafgaand aan de dood in coma raken. Voor hen is de overgang naar de dood geleidelijk. Voor zover wij kunnen beoordelen, merken deze zorgvragers niet veel van het sterven. Anderen maken heel bewust mee dat ze stervende zijn. Als we het overlijden van deze zorgvragers meemaken, dan valt een aantal zaken tijdens het stervensproces op:

Verlies van de zintuigfunctie

Langzaam maar zeker verliezen de zintuigen hun functie. Meestal klaagt de zorgvrager eerst over minder goed zien, daarna wordt de smaak minder en verdwijnen reflexen. Het gehoor blijft vrij lang intact: je moet dus altijd voorzichtig zijn met wat je zegt in de omgeving van de stervende.

Spierverslapping

Er treedt spierverslapping op, wat zich uit in het niet meer goed kunnen sluiten van de ogen of de mond (kwijlen). Ook kan incontinentie van urine en feces ontstaan.

Circulatieverslechtering

De bloedcirculatie verslechtert; er ontstaat een shock, waarna de zorgvrager bewusteloos kan raken. De slechte circulatie bevordert het uittreden van vocht vanuit de bloedbaan in de longblaasjes, waardoor de zorgvrager kortademig wordt en gaat rochelen, daarbij schuimend sputum opgevend.

Verslechtering van de ademhaling

Door de verslechterde circulatie wordt ook het ademcentrum beïnvloed. Daardoor wordt de ademhaling minder goed geregeld en ontstaat een Cheyne-Stokes-ademhaling (zie 8.3.2).

Verandering van de psychische gesteldheid

Geestelijk kan de zorgvrager vlak voor het sterven een opleving vertonen, waarbij de stemming iets te opgewekt kan lijken.

7.2 De dood

Op den duur verslechtert de situatie zozeer dat de dood intreedt. Rondom de dood komen direct en enige tijd later optredende verschijnselen voor. Direct optredende verschijnselen (ook wel relatieve kenmerken van de dood genoemd) zijn aanwezig door het niet meer functioneren van hersenen, circulatie en ademhaling: het *klinisch dood zijn*. Hiertoe behoren:
- bewusteloosheid
- stoppen van de ademhaling
- afwezigheid van de hartslag
- de pols is niet meer waar te nemen
- reflexen zijn niet meer op te wekken; de oogpupillen die groot zijn reageren bijvoorbeeld niet meer op licht, waardoor ze onder normale omstandigheden kleiner worden
- afwezig zijn van elke beweging, alle spieren zijn volkomen slap.

Als hartslag en ademhaling afwezig zijn, moet de arts worden gewaarschuwd die de dood officieel moet vaststellen. Het kan zijn dat de zorgvrager deze verschijnselen pas zeer kort heeft, hooguit enkele minuten. In dit geval kan begonnen worden met reanimatie, dat wil zeggen het door middel van uitwendige hartmassage en mond-op-mond-beademing tijdelijk instandhouden van een circulatie in het lichaam. Wellicht kan enkele minuten daarna, als speciale apparatuur en gespecialiseerde mankracht zijn gearriveerd, het leven hersteld worden.

Na de dood treedt een reeks opeenvolgende kenmerken op (afb. 7.1). Op grond daarvan kan men de dood zekerder vaststellen en eventueel aangeven op welk moment deze moet zijn ingetreden. De verschijnselen die optreden, worden de *absolute* kenmerken van de dood genoemd. Zijn die aanwezig, dan is er sprake van een biologische dood, ook wel hersendood genoemd (reanimatie, zoals hiervoor ter sprake kwam, is niet meer mogelijk). Tot deze verschijnselen behoren:

Veranderingen aan de ogen

Na ongeveer vijftien minuten is de oogboldruk weggevallen, de pupil wordt hoekig en het hoornvlies troebel (de ogen 'breken').

Lijkvlekken

Lijkvlekken zijn blauwrode huidverkleuringen, veroorzaakt door bloedophoping in de laagstgelegen delen van het

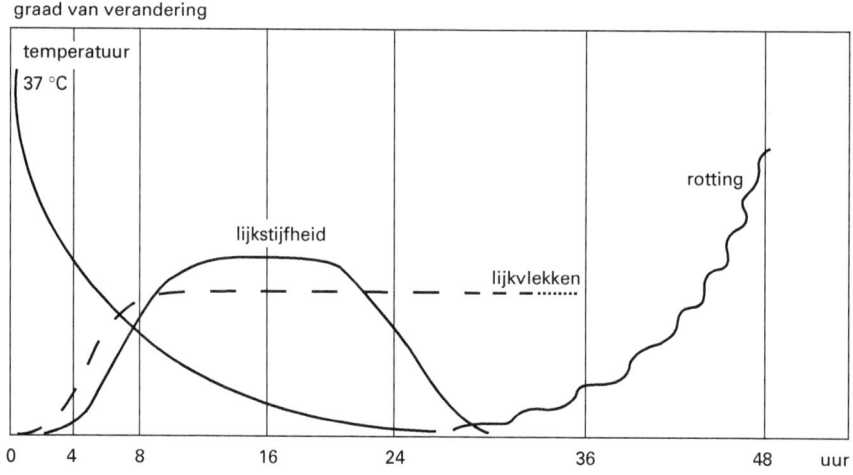

Afbeelding 7.1
Het verband tussen tijd en de verschillende kenmerken van de dood.

lichaam. Door de zwaartekracht zakt het bloed, vooral de bloedcellen, weg naar lager liggende delen. Ligt de dode op de rug, dan zijn de vlekken waar te nemen boven aan de rug (schouderbladen), onder aan de rug en aan de kuiten. Lijkvlekken beginnen zo'n vijftien tot dertig minuten na het intreden van de dood. Ze zijn vier tot zes uur na het intreden van de dood nog weg te drukken, of verplaatsen zich als het lichaam in een andere houding wordt gebracht. De huid blijft nog enige tijd in leven. Dit valt bijvoorbeeld bij mannen heel sterk op, doordat er nog baardgroei plaatsvindt. De dag na het overlijden is het soms nodig de overledene te scheren.

Afkoeling

Het lichaam koelt langzaam maar zeker af tot de omgevingstemperatuur. Uiteraard is deze temperatuur eerder bereikt als het lichaam al een lage temperatuur had en duurt dit langer als voor het overlijden koorts aanwezig was. Soms kan de koorts toenemen vlak na de dood. Het duurt in de regel uren voordat de overledene de omgevingstemperatuur heeft bereikt.

Lijkstijfheid (rigor mortis)

Direct na het intreden van de dood zijn de spieren slap. Na één tot twee uur begint een verstijving van de spieren op te treden, die doorzet tot een maximum van zo'n acht uur na de dood. De lijkstijfheid begint bij de onwillekeurige spieren, wat zich kan uiten in een darmlozing of darmgassen na de dood. Vervolgens verstijven ook de willekeurige spieren. Dit proces begint aan het hoofd (de kaken klemmen op elkaar) en zakt daarna langzaam af naar de rest van het lichaam. De lijkstijfheid houdt aan en verdwijnt na enkele dagen in dezelfde volgorde als waarin zij gekomen is. Bij een lage omgevingstemperatuur of uittering (*cachexie*) treedt de stijfheid veel langzamer op.

Bloedstolling

Al snel na de dood begint het bloed te stollen. Soms is er bij het sterven al sprake van een algehele stolling. Men heeft ontdekt dat dit regelmatig gebeurt en het wordt door sommigen reeds als onderdeel van het stervensproces beschouwd.

Ontbinding

Van de hiervoor genoemde verschijnselen zijn de lijkstijfheid, de lijkvlekken en de lijklucht het meest absoluut voor de dood.

Bij de verzorging na het overlijden moet je op een aantal zaken bedacht zijn om er niet van te schrikken. De ledematen en het hoofd kunnen gemakkelijk wegglijden. Het in de ingewanden aanwezige gas kan gaan borrelen. Tijdens bewegingen bij het afleggen kan door druk op de thorax lucht langs de stembanden ontsnappen en daarbij geluid geven. Een dode voelt bij het optillen veel zwaarder dan je denkt.

Soms *lijkt* het of een persoon dood is. Er zijn dan inderdaad geen pols en ademhaling meer, maar die komen later weer op gang. Dat men diegene dood waande, berust meestal op een vluchtig vaststellen ervan. Nauwkeuriger onderzoek voorkomt deze vergissing.

7.3 Het donorcodicil

Als de overledene tijdens zijn leven met een donorcodicil heeft aangegeven orgaandonor te willen zijn, dan moet men direct na het intreden van de dood de circulatie kunstmatig op gang houden om achteruitgang in de kwaliteit van de weefsels te voorkomen. Dit betekent dat de zekere doodskenmerken als lijkvlekken, lijkstijfheid en lijkgeur nog niet zullen optreden. Toch moet de dood met zekerheid worden vastgesteld. Men richt zich nu met uitgebreider onderzoek (onder andere een EEG) op het zeker vaststellen van de hersendood. Ten minste zes uur wordt na het vaststellen van de hersendood gewacht met verdere ingrepen om elke vergissing uit te sluiten. De procedure in Nederland is zo zorgvuldig en er zijn zoveel specialisten (artsen, verpleegkundigen en nog diverse andere disciplines) betrokken bij de beslissing, dat fraude uitgesloten is. Sommige mensen willen geen codicil, omdat ze denken dat aan een donor die ernstig ziek

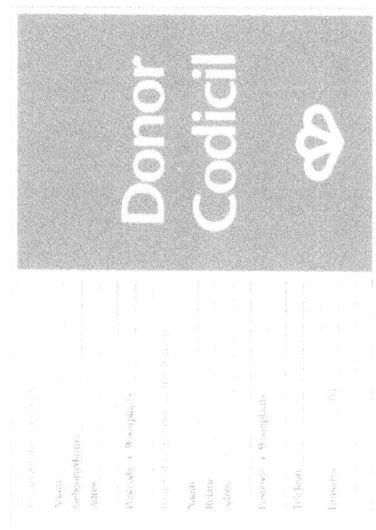
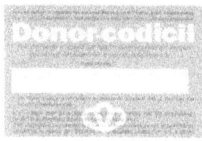
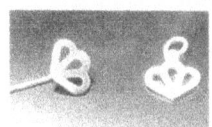

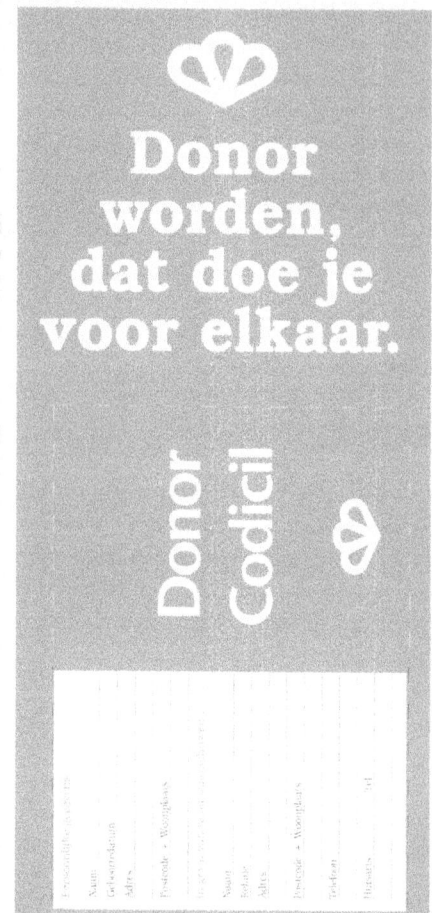

Afbeelding 7.2
Brochure donorcodicil.

is minder aandacht wordt besteed. Dit is een fabel; het is door alle regels en voorschriften die men in acht moet nemen bovendien absoluut onmogelijk. Als een behandelend arts tot de conclusie komt dat een patiënt biologisch dood is, maar wel in aanmerking komt om als donor te functioneren, dan trekt hij zich terug en gaan onafhankelijke specialisten uitzoeken of de patiënt inderdaad dood is. Zij dragen verder zorg voor de transplantaties.

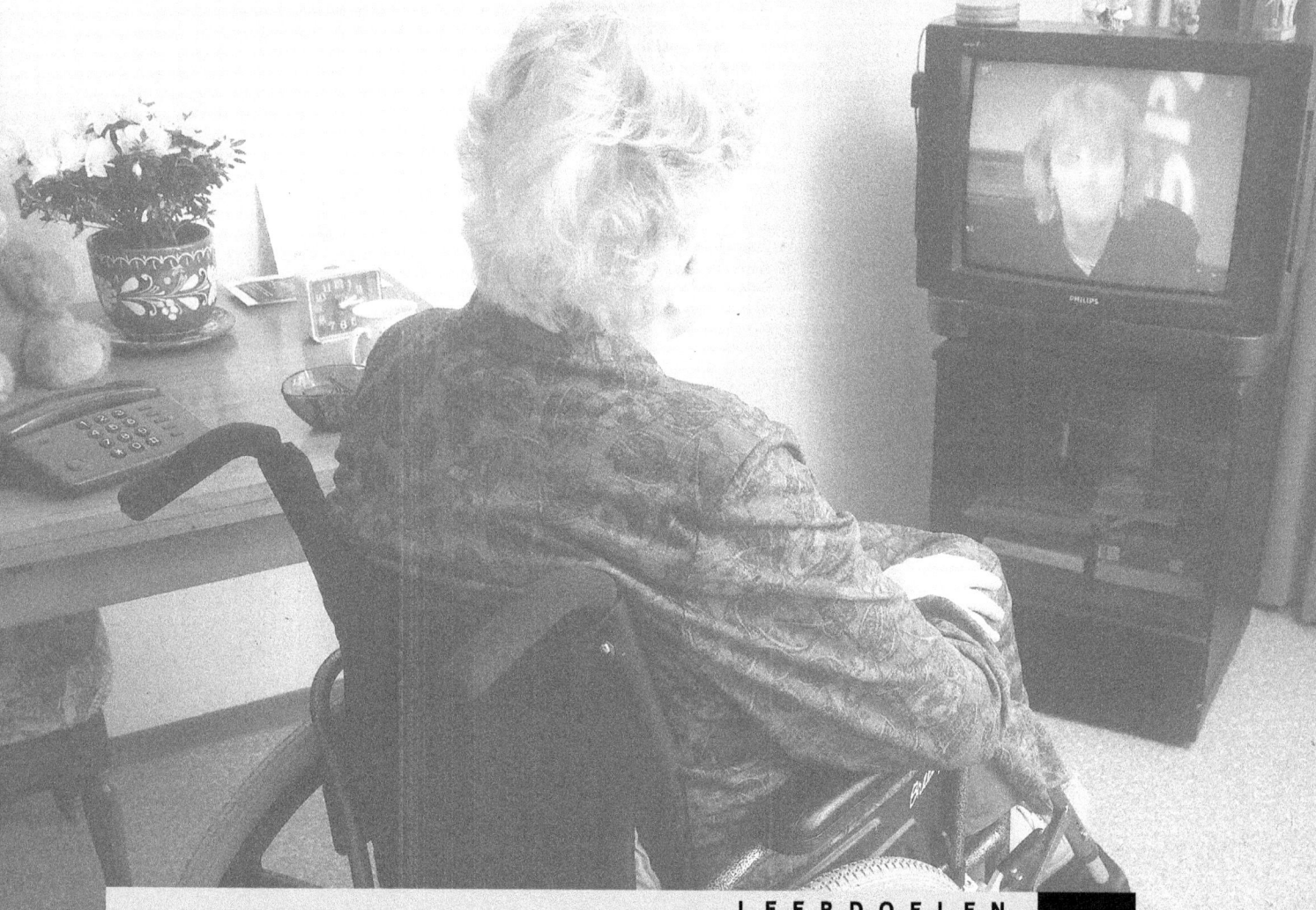

HOOFDSTUK 8

DE CHRONISCH ZIEKE, LICHAMELIJK GEHANDICAPTE EN REVALIDERENDE ZORGVRAGER

LEERDOELEN

Na bestudering van hoofdstuk 8 heb je kennis van en inzicht in:
- het begrip chronisch
- het begrip lichamelijk gehandicapt
- het begrip revalidatie.

Chronisch betekent zoveel als altijd, doorlopend aanwezig. Wanneer iemand chronisch ziek is, betekent dit dat hij altijd aan deze ziekte zal blijven lijden, dat de ziekte niet meer overgaat. Een voorbeeld van een chronisch zieke is een zorgvrager met chronisch reuma. In tegenstelling tot de terminale zorgvrager kan de chronisch zieke nog lang blijven leven, zij het met beperkingen. Het begrip beperking kun je omschrijven als de moeite die men heeft met het uitvoeren van dagelijkse bezigheden.

Met *handicap* wordt aangegeven waar iemands belangrijkste problemen liggen in de wisselwerking met zijn of haar maatschappelijke omgeving.

Zorgvragers met chronische lichamelijke aandoeningen en/of handicaps hebben de rest van hun leven professionele zorg en behandeling nodig.

Revalidatie kun je omschrijven als 'opnieuw waarderen' of 'in waarde herstellen'. Het gaat bij het revalideren om het leren. Leren herstellen, geheel of gedeeltelijk, en tegelijk de zelfzorgbeperkingen leren waarderen.

Een voorbeeld van een revaliderende zorgvrager is iemand die een collumfractuur (gebroken heup) heeft gehad.

In dit hoofdstuk behandelen wij achtereenvolgens de gezondheidsproblemen met betrekking tot het bewegingsapparaat, de circulatie, de ademhaling, de lichaamstemperatuur, de spijsvertering, de uitscheiding, het zenuwstelsel en het hormoonstelsel.
Door de grootte van het hoofdstuk hebben wij ervoor gekozen de leerdoelen per onderdeel van het menselijk functioneren apart te vermelden.

8.1 Gezondheidsproblemen met betrekking tot het bewegingsapparaat

LEERDOELEN

Als je deze paragraaf hebt bestudeerd, heb je kennis van en inzicht in de volgende gezondheidsproblemen:
- reumatoïde artritis/arthrosis deformans
- ziekte van Bechterew
- osteoporose
- spit
- de verschillende traumata, in het bijzonder de fracturen, waaronder de heupfractuur
- amputatie.

Ziekten van het bewegingsapparaat duidt men vaak aan met de verzamelnaam reumatische ziekten, als ze niet door ongelukken of kwaadaardige ziekten worden veroorzaakt. Men gebruikt de naam voor een verzameling van klachten over ergens in het bewegingsapparaat optredende pijn, die vaak verergert door beweging en weersinvloeden, zoals vochtigheid en koude. Afwijkingen in de spieren, de botten en/of de gewrichten kunnen de oorzaak zijn van deze klachten. Voor sommige ziektebeelden is inmiddels een duidelijke oorzaak aan te geven, voor andere tast men nog in het duister. We bespreken in deze paragraaf achtereenvolgens de volgende ziektebeelden: reumatoïde artritis/arthrosis deformans, ziekte van Bechterew, osteoporose, spit en verschillende fracturen en amputaties.

8.1.1 Reumatoïde arthritis

Reumatoïde arthritis of chronisch reuma begint vaak al op jonge leeftijd en heeft een typisch chronisch progressief verloop. De ziekte uit zich vooral door verschijnselen van gewrichtsontstekingen, maar daarnaast komen veel zogenoemde extra-articulaire symptomen voor in pezen, spieren, slijmvliezen, zenuwen enzovoort. De meeste veranderingen zie je meestal in het gewrichtsslijmvlies, de synovia. Daarna treedt een degeneratie op van bot en kraakbeen, waardoor deformiteiten (vervormingen) van gewrichten optreden. Bij vijftien tot dertig procent van de patiënten ontwikkelen zich zogenoemde reumatoïde noduli, knobbeltjes in het onderhuidse bindweefsel die met name zitten aan de strekzijde van gewrichten; ze kunnen ook in organen als hart, longen enzovoort voorkomen.

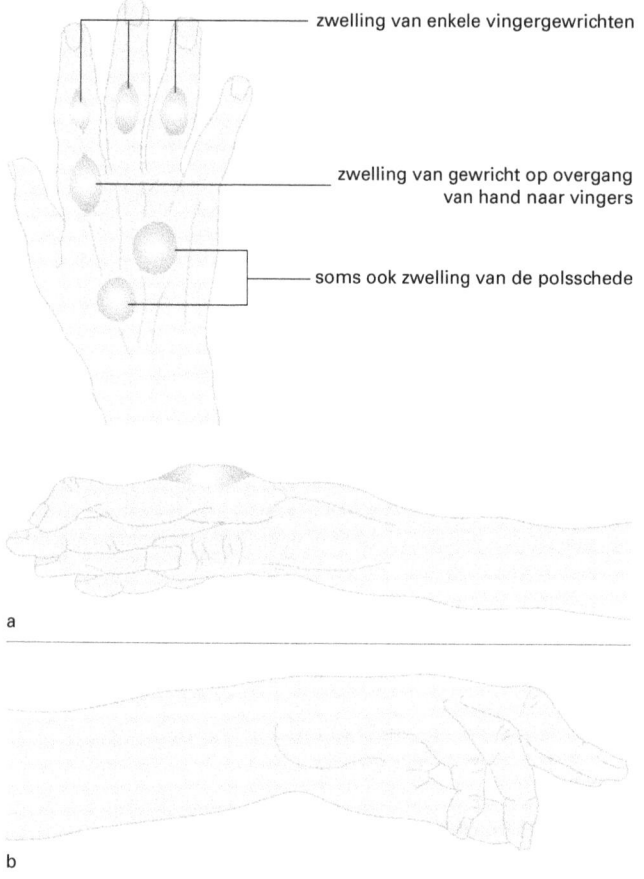

Afbeelding 8.1
De handen van een reumapatiënt.

Waarom de immuunstoornis, die aan de aandoening ten grondslag ligt, optreedt, is niet bekend. Erfelijke factoren lijken een duidelijke rol te spelen.
Aan de 'echte' verschijnselen van de ziekte gaan meestal zogenoemde voortekenen of prodromale verschijnselen vooraf, zoals algemene malaise, koorts en gewichtsverlies. Geleidelijk ontstaan meer specifieke verschijnselen, zoals:
– ochtendstijfheid
– pijnlijk gewricht bij druk of beweging
– zwelling van de weke delen rondom een gewricht
– slechte eetlust
– bewegingsbeperking
– bloedarmoede (anemie).

Een patiënt met reuma is geneigd zijn pijnlijke gewrichten in die stand te houden, waarbij hij de minste pijn heeft. Dit kan uiteindelijk leiden tot contracturen in de aangedane gewrichten en bovendien kan atrofie van de spieren ontstaan.

Behandeling

Zeer onlangs is het idee ontstaan reumatoïde artritis preventief met een vaccin te behandelen. Mogelijk zal dit in de toekomst een rol gaan spelen; voorlopig is een symptomatische behandeling mogelijk. Het belangrijkste dat men nastreeft, is een vermindering van pijn en ontsteking, het behouden van de functie en het voorkomen van gewrichtsdeformiteiten. De behandeling kan in drie onderdelen worden opgesplitst:
– de basis- of conservatieve behandeling
  - rust en gedoseerde beweging
  - fysiotherapie
  - verbetering van de hele conditie
– de meer specifieke medicamenteuze behandeling
– de chirurgische behandeling.

Rust en gedoseerde beweging
Hoe actiever de reumatische artritis is, hoe belangrijker het is dat de patiënt voldoende rust krijgt. De gedoseerde beweging, zowel passief als actief, is nodig om contracturen te voorkomen.

Fysiotherapie

De oefentherapie door de fysiotherapeut is ook gericht op de preventie van contracturen en bewegingsbeperking. Hierbij kan men gebruik maken van verstelbare spalken: de patiënt in rug- en buikligging leggen met de gewrichten in de juiste stand, eventueel met zandzakjes. Ook kan de fysiotherapeut warmte- of koudetherapie toepassen.

Verbetering van de hele conditie

De patiënt moet op zijn voeding letten om zijn hele conditie te verbeteren of op peil te houden. Eiwitten, vitaminen, mineralen en voldoende vocht zijn belangrijk, vooral omdat de patiënt over het algemeen een slechte eetlust heeft.

Medicamenteuze behandeling

Het doel van een medicamenteuze behandeling is de pijn en stijfheid te verminderen en de ontstekingen te remmen. In het algemeen wordt begonnen met (aspirineachtige) salicylaten. Als deze goed worden gedoseerd en regelmatig toegediend, hebben ze een duidelijk ontstekingsremmend effect. Als salicylaten onvoldoende helpen, worden andere preparaten gebruikt als Brufen® en Indocid®. In sommige gevallen worden goudinjecties en corticosteroïden gegeven en op beperkte schaal cytostatica.

Chirurgische behandeling

Er zijn verschillende operaties mogelijk, onder andere synovectomie: een verwijdering van het gewrichtsvlies, ook het schoonmaken van het gewricht genoemd. Deze operatie wordt uitgevoerd als een gewricht extreme pijn geeft. Ook kan een aangetast gewricht vervangen worden door een kunstgewricht, bijvoorbeeld in de knie. Bij een klein aantal patiënten is het mogelijk een of meer gewrichten te reconstrueren (artroplastieken). Soms kan de chirurg een gewricht alleen nog maar vastzetten.

8.1.2 Arthrosis deformans

Arthrosis deformans is een aandoening van de gewrichten, waarbij de kwaliteit van het kraakbeen achteruitgaat. Het gewrichtskraakbeen wordt dof en ruw en er kunnen spleten in ontstaan (afb. 8.2). In het ergste stadium verdwijnt het kraakbeen geheel, waarna zich rondom de gewrichten nieuw bot vormt. Op oudere leeftijd zien we deze stoornis bij vrijwel iedereen. De aandoening wordt dan ook gezien als een 'normaal' ouderdomsverschijnsel. Arthrosis komt vooral voor in de gewichtdragende gewrichten, zoals heupen, knieën en tussenwervelschijven. De verschijnselen zijn:
– pijn, stijfheid en kraken van het gewricht
– moeilijk op gang kunnen komen; waarschijnlijk een van de meest kenmerkende verschijnselen bij arthrosis.

De oorzaken van arthrosis kunnen zijn:
– langdurige, overmatige belasting van de gewrichten, bijvoorbeeld bij overgewicht
– veroudering
– erfelijke aanleg
– beschadiging van het gewricht door een trauma.

Behandeling

De therapie is gericht op pijnbestrijding en behoud van de functie van het gewricht met fysiotherapie (oefen- en warmtetherapie) en pijnstillende middelen. Bij ernstige artrose gaat men over tot operatie en wordt eventueel een gewrichtsprothese aangebracht, bijvoorbeeld een *total hip*. Als de zorgvrager overgewicht heeft, krijgt hij/zij het advies een vermageringsdieet te volgen.

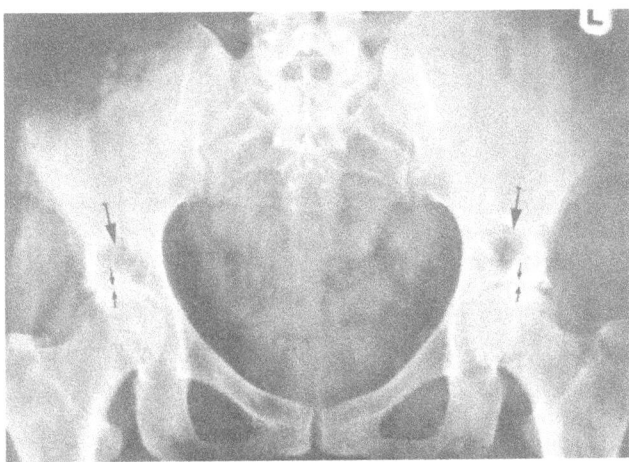

Afbeelding 8.2
Röntgenfoto van een ernstig aangetast gewricht bij een patiënt met arthrosis deformans.

8.1.3 De ziekte van Bechterew

De ziekte van Bechterew is een chronisch progressief ziektebeeld, dat gekenmerkt wordt door ontstekingen van de gewrichten tussen heup- en staartbeen, tussen de wervels en tussen de ribben. De ziekte van Bechterew komt meer bij mannen dan bij vrouwen voor. De oorzaak is niet bekend; duidelijk is dat erfelijke factoren een belangrijke rol spelen. De ziekte begint in vele gevallen omstreeks de puberteit en kan met ernstige verschijnselen gepaard gaan of geheel zonder klachten verlopen. In het ergste geval ontstaat ernstige bewegingsbeperking door een totale verstijving van de wervelkolom (afb. 8.3).

Verschijnselen

De ziekte begint meestal met pijn en stijfheid vooral in het onderste deel van de rug, afgewisseld met klachtenvrije perioden. Met name de zijwaartse beweging van de wervelkolom is beperkt. In ernstige gevallen kan bij totale verstijving van de wervelkolom de ademhaling belemmerd worden. In ongeveer dertig procent van de gevallen komen gelijktijdig oogafwijkingen voor.

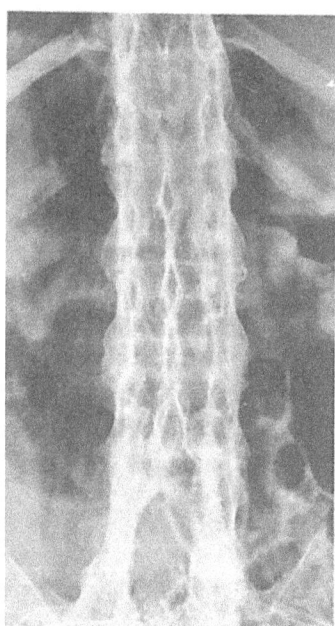

Afbeelding 8.3
Röntgenfoto van de wervelkolom van een patiënt met de ziekte van Bechterew

Behandeling

Net als bij de behandeling van reuma kennen we een zogenoemde basisbehandeling. Belangrijk zijn de ademhalings- en houdingsoefening door fysiotherapie. Er is namelijk een sterke neiging tot verkromming van de wervelkolom, wat aanleiding kan geven tot min of meer sterke invaliditeit. Zorgvragers wordt geadviseerd op een vlakke en harde ondergrond te rusten en te slapen. Ook bij de ziekte van Bechterew bestaat de medicamenteuze behandeling uit pijnstillende en ontstekingsremmende medicijnen. Met een goede begeleiding en behandeling kan tegenwoordig meer dan zestig procent van de zorgvragers, al dan niet met enige aanpassing, zijn normale werkzaamheden voortzetten.

8.1.4 Osteoporose

Bij het ziektebeeld osteoporose is het kalkgehalte van het skelet verlaagd, met als gevolg een verminderde stevigheid van de botten. Het afnemen van de hoeveelheid kalk in botten is een 'normaal' verouderingsproces. Het treedt het duidelijkst op bij vrouwen in de eerste tien jaar na de menopauze door een vermindering van de productie van oestrogene hormonen. De snelheid neemt daarna iets af. Bij mannen zien we het verschijnsel van botontkalking in veel geringere mate. Andere oorzaken zijn: te weinig beweging, dieetfouten (te weinig calcium) en gebruik van medicijnen (corticosteroïden).

Verschijnselen

De patiënt wordt kleiner door het 'inzakken' van de wervelkolom. Ook verkrommingen treden op. Pijnklachten zijn vooral aanwezig als een wervel inzakt, meestal door een gering trauma of plotselinge krachtsinspanning (de stevigheid van de botten is te gering geworden voor de kracht van de spieren). Pijn kan meer continu aanwezig zijn of geheel ontbreken. Door de verminderde stevigheid van het skelet kunnen spontane fracturen optreden. Een verkeerde beweging, die voor jonge volwassenen niets betekent, kan bij de (hoog)bejaarde patiënt een fractuur veroorzaken. Berucht is de fractuur van de dijbeenhals, die vrij gemakkelijk optreedt bij bejaarde vrouwen.

Een uitgesproken osteoporose kan met röntgenonderzoek onmiskenbaar worden aangetoond. Om een verhoogde doorlaatbaarheid van röntgenstralen door het bot te kunnen aantonen, moet een groot deel van de kalk verloren zijn gegaan (ongeveer dertig procent). Behalve deze verhoogde doorlaatbaarheid zijn er veranderingen in het röntgenbeeld die al eerder zichtbaar worden.

Behandeling

In het algemeen vindt behandeling van vrouwen in de postmenopauze plaats; er worden tegenwoordig oestrogene hormonen gegeven. Deze middelen hebben duidelijk een gunstig effect op de aandoening. Aan vrouwen bij wie op jonge leeftijd de beide eierstokken zijn verwijderd, geeft men mede door de kans op osteoporose vaak oestrogenen. Het dieet moet rijk aan voedingsmiddelen met veel kalk zijn, ten minste 1000 mg per dag. Extra toediening van vitamine D lijkt een gunstig effect te hebben. De lichamelijke activiteiten van de patiënt moeten gestimuleerd worden.

8.1.5 Spit

Lumbago (spit) is eigenlijk geen ziekte maar een symptoom. Zonder duidelijke aanleiding ontstaat er plotseling een heftige pijn in de lendestreek, die vaak zo heftig is dat de zorgvrager zich nauwelijks nog kan bewegen. Met rust en warmte herstelt de aandoening in het algemeen in enkele dagen. In ernstige gevallen worden pijnstillende en spierverslappende medicijnen voorgeschreven.

8.1.6 Traumata

Onder traumata verstaan we letsels van het houdings- en bewegingsapparaat als gevolg van ongevallen. We spreken van een traumatische gebeurtenis als een persoon een letsel wordt toegebracht; dit kan een lichamelijk of psychisch letsel zijn. Denk bijvoorbeeld aan een persoon die betrokken raakt bij een (ernstig) verkeersongeval en meer of minder ernstig lichamelijk gewond raakt. Verkracht worden of plotseling de echtgenoot zien overlijden door een infarct zijn psychische traumata. We concentreren ons in het navolgende op de lichamelijke letsels van het houdings- en bewegingsapparaat.

Contusie

Een *contusie* (*kneuzing*) ontstaat door de inwerking van stomp geweld. De huid blijft meestal intact, maar de bloedvaten daaronder worden over het algemeen beschadigd. Er ontwikkelt zich een *bloeduitstorting* (*hematoom*) onder de huid, die vrij snel na het ongeval zichtbaar wordt als een blauwe verkleuring. In enkele dagen tot weken herstelt alles spontaan, waarbij de blauwe plek diverse kleurveranderingen ondergaat. Een behandeling is over het algemeen niet noodzakelijk.

Distorsie

Een distorsie (*verstuiking* of *verzwikking*) gaat gepaard met een overrekking of verscheuring van kapsels en banden van een gewricht. Direct na het ongeval uit zich dit door een zwelling en bewegingsbeperking van het gewricht met forse pijnklachten. Het gaat vaak om letsels waarvoor een behandeling nodig is. De behandeling varieert van het toepassen van een drukverband en enkele dagen rust tot het volledig immobiliseren in een gipsverband of operatief ingrijpen. Welke therapie noodzakelijk is, hangt af van de ernst en de plaats van het letsel.

Luxatie en subluxatie

Een luxatie is een volledige *ontwrichting*, dat wil zeggen dat de relatie kop en kom van het gewricht volledig verloren is gegaan. Een subluxatie kun je een bijna-ontwrichting noemen. Bij een luxatie valt de abnormale stand van het gewricht het meest op, maar uiteraard is er een ernstige bewegingsbeperking. De behandeling bestaat uit *reponeren*, dat wil zeggen dat de kop terug in de kom wordt gebracht. Vanwege de pijn gebeurt dit vaak onder narcose. Na repositie vindt immobilisatie plaats, bijvoorbeeld in een gipsverband.

Fracturen

Een fractuur of *botbreuk* is een verbreking van de natuurlijke samenhang van botweefsel en treedt over het algemeen op als zeer grote krachten op het lichaam inwerken; we

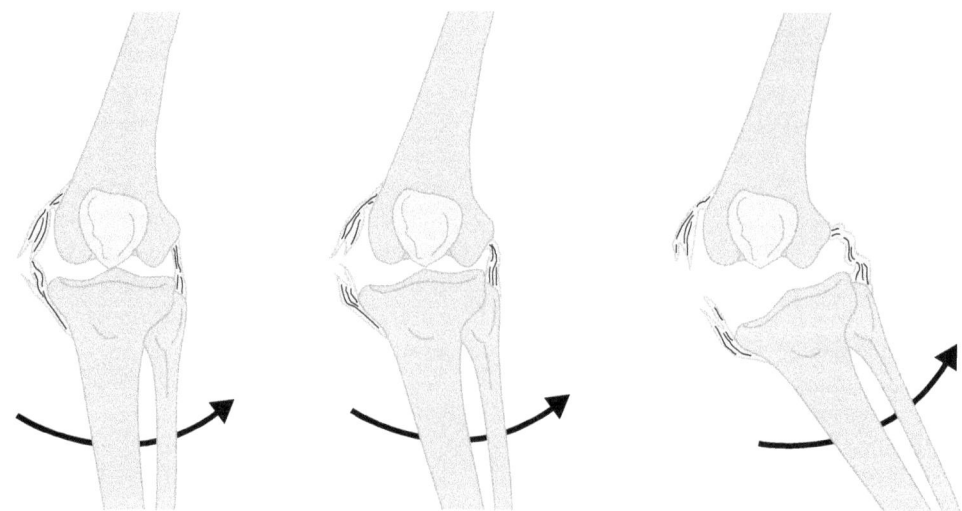

Afbeelding 8.4
Drie vormen van kniebandletsels in oplopende ernst, van een gedeeltelijke scheur tot een totale scheur met subluxatie van het gewricht.

spreken dan van traumatische fracturen. De symptomen zijn zeer kenmerkend: een abnormale stand van het bot, een abnormale beweeglijkheid en beenknarsen als de fractuurstukken over elkaar worden geschoven. Ook pijn, zwelling en functieverlies zijn kenmerken. Met een röntgenfoto zijn fracturen over het algemeen goed zichtbaar te maken. Op grond van zo'n foto wordt meestal besloten een bepaalde manier van behandeling toe te passen om de fractuur te laten genezen. De genezing van een fractuur verloopt grotendeels volgens hetzelfde principe als de genezing van de wond van de huid. Door een beschadiging van de bloedvaten ontstaat een hematoom (het fractuurhematoom). Vanuit de omgeving vindt ingroei plaats van bloedvaten en bindweefselcellen (callusvorming). De botstukken krijgen onderling weer contact en na neerslag van kalkzouten bestaat weer een benige verbinding en is de fractuur genezen. De behandeling van een fractuur bestaat grofweg uit:
- repositie
- immobilisatie
- revalidatie.

Repositie is het terug op elkaar plaatsen van de botstukken. Dit gebeurt door aan beide stukken te trekken en ze vervolgens op elkaar te zetten. Dit vindt vaak onder plaatselijke verdoving plaats vanwege de ernstige pijn. Na repositie wordt de breuk geïmmobiliseerd. Het bekendst is het gipsverband, maar er zijn nog diverse andere methoden. We gaan hierop niet verder in. Na de immobilisatieperiode volgt een oefentherapie waardoor geleidelijk de normale functie van het aangedane lichaamsdeel terugkomt.

We besteden speciaal aandacht aan heupfracturen. De collumfractuur (breuk van de dijbeenhals) is berucht om haar

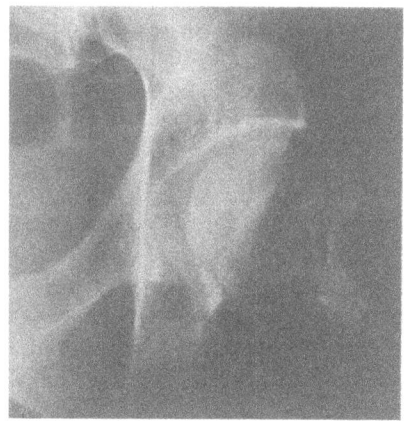

Afbeelding 8.5
Röntgenopname van een fractuur van het collum femoris.

moeilijke genezing. De afgebroken heupkop wordt namelijk slecht van bloed voorzien en de kans op botnecrose is groot. Deze fractuur komt vooral voor bij oudere vrouwen (afb. 8.5).

Verschijnselen
De collumfractuur gaat gepaard met pijn en verkorting van het been; het been ligt met de voet naar buiten gedraaid. Het is niet mogelijk om op het been te staan.

Behandeling
Meestal besluit men tot operatie. Er zijn verschillende technieken, zoals het inbrengen van een kophalsprothese of een totale nieuwe heupprothese (*total hip*). Voor een geslaagde behandeling is snelle mobilisatie na de operatie gewenst.

8.1.7 Amputatie

Een amputatie (het afzetten) van een arm, een been of een gedeelte daarvan betekent blijvende schade aan het lichaam. Een beenamputatie wordt meestal uitgevoerd bij een van de volgende aandoeningen:
- arteriosclerose
- trauma
- kwaadaardige tumoren (sarcoom).

Veruit het grootste aantal amputaties gebeurt bij oudere mensen met circulatiestoornissen, vaak patiënten met suikerziekte. Armamputaties worden vrijwel alleen bij kwaadaardige tumoren en traumatische beschadigingen verricht. Bij een amputatie vormt men twee huidlappen waarvan de een langer is dan de ander. De spieren worden dan op een hoger niveau gekliefd en vervolgens wordt het bot weer hoger doorgezaagd. De bloedvaten worden afgebonden en de zenuwen zo hoog mogelijk doorgesneden. De huid met het onderliggende weefsel wordt vervolgens gesloten. Door het verschil in lengte van de huidlappen komt het litteken voor of achter en niet op het doorgezaagde bot te liggen. De stomp krijgt een stevig verband om zwellingen tegen te gaan. Als de wond genezen is, krijgt de zorgvrager een noodprothese, zodat begonnen kan worden met oefenen. Als de zorgvrager goed overweg kan met de noodprothese en de stomp goed in vorm is, wordt een definitieve prothese aangemeten.

De amputatie van een ledemaat is een heel ingrijpende gebeurtenis in het leven van een mens en een goede begeleiding en ondersteuning zijn zeer belangrijk.

Een van de belangrijkste complicaties bij een amputatie is het optreden van zogenoemde fantoompijn: pijn in het geamputeerde lichaamsdeel. Dit verschijnsel kan grote, nagenoeg onoplosbare problemen opleveren.

8.2 GEZONDHEIDSPROBLEMEN MET BETREKKING TOT DE CIRCULATIE

LEERDOELEN

Als je deze paragraaf hebt bestudeerd, heb je kennis van en inzicht in de volgende gezondheidsproblemen:
- stoornissen in het bloed: bloedarmoede, leukemie en de ziekte van Hodgkin
- stoornissen aan de pols
- afwijkingen in de bloeddruk
- shock
- verscheidene soorten bloedingen
- trombose en longembolie
- atherosclerose, angina pectoris, decompensatio cordis en hartinfarct
- huidafwijkingen t.g.v. circulatiestoornissen
- decubitus.

Onder circulatie verstaan we: het geheel van circulerende vloeistoffen in ons lichaam, het orgaan dat de circulatie mogelijk maakt en het systeem dat de circulerende vloeistoffen bevat. In ons lichaam bevinden zich drie lichaamsvloeistoffen: bloed, weefselvocht en lymfe. Het bloed zit in de bloedvaten, het weefselvocht rondom de lichaamscellen en de lymfe in de lymfevaten. Het circulatiesysteem heeft drie belangrijke functies:
- transport; stoffen en warmte worden door het lichaam gevoerd. Het hart zorgt ervoor dat voortdurend bloed door het lichaam wordt gepompt
- voor het inwendige milieu; het weefselvocht en het bloed worden in evenwicht gehouden door zuurstof

en voedingsstoffen naar de cellen te vervoeren en afvalstoffen te verwijderen
- het lichaam te beschermen tegen ziekteverwekkers en andere lichaamsvreemde stoffen.

Achtereenvolgens komen aan de orde: afwijkingen van het bloed, aandoeningen van het hart en de bloedvaten en huidafwijkingen ten gevolge van circulatiestoornissen.

8.2.1 Stoornissen in het bloed

Bloedarmoede

Bloedarmoede (anemie) betekent een tekort aan hemoglobine in het bloed. Dit tekort ontstaat als er een te laag aantal rode bloedcellen aanwezig is of de erytrocyt met te weinig hemoglobine is gevuld. Een erytrocyt is een biconcaaf schijfje met een diameter van 7,3 micron (micrometer) en zit propvol hemoglobine. Hemoglobine bindt zuurstof aan zich en geeft deze in de haarvaatjes aan de weefsels af. Erytrocyten kunnen alleen doordat ze vervormd worden de iets te nauwe capillairen passeren. Bij het passeren worden ze tegen de wand aangedrukt, waardoor het afgeven van de

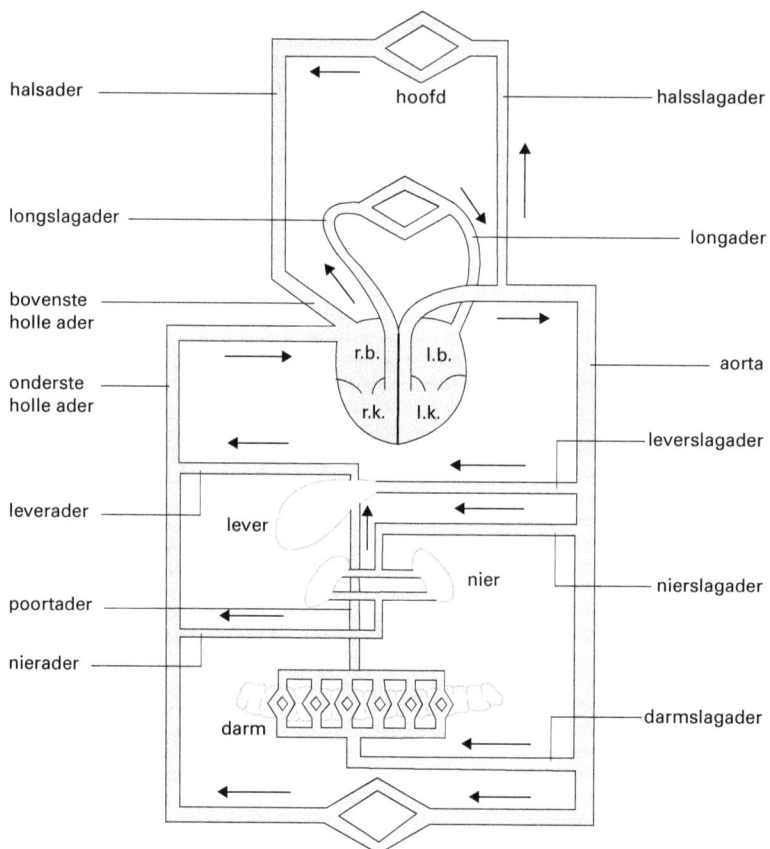

Afbeelding 8.6
Schematische weergave van de bloedsomloop.

zuurstof vergemakkelijkt wordt. Het hemoglobinegehalte (Hb-gehalte) is voor mannen gemiddeld 8,5-10,5 mmol/l en voor vrouwen 7,5-9,5 mmol/l. Het verschil bij mannen en vrouwen is onder andere te verklaren, omdat bij mannen door het aanwezige geslachtshormoon testosteron de aanmaak van rode bloedcellen meer wordt gestimuleerd dan bij vrouwen. De hematocrietwaarde (Hct-waarde) is 0,45. De hematocrietwaarde houdt in: het uit bloedcellen (voornamelijk erytrocyten) bestaande deel van het bloed. We spreken van bloedarmoede als de Hb-waarde bij mannen lager is dan 8,0 mmol/l en bij vrouwen lager dan 7,0 mmol/l. De oorzaken voor bloedarmoede kunnen verschillend zijn. Anemie is ook geen ziektebeeld, maar een symptoom van een ziektebeeld! Na de vaststelling van anemie moet uitgezocht worden wat er aan de hand is en waardoor de anemie is ontstaan.

Oorzaken van bloedarmoede

We kunnen de oorzaken van bloedarmoede in drie groepen indelen:
- verminderde aanmaak van erytrocyten en/of hemoglobine
- versnelde afbraak van erytrocyten
- bloedverlies bijvoorbeeld bij een coloncarcinoom.

Verminderde aanmaak van erytrocyten

Een verminderde aanmaak van erytrocyten kan optreden bij:
- Een afgenomen aantal stamcellen in het beenmerg (beenmergarmoede). Deze situatie doet zich voor als het beenmerg beschadigd is als gevolg van straling, medicijngebruik (sommige antibiotica, cytostatica) of ziekteprocessen in het beenmerg die ruimte in beslag nemen, zoals metastasen en leukemie. In alle gevallen is er een te gering aantal stamcellen om voldoende nieuwe erytrocyten te vormen. We noemen de anemie die optreedt een *aplastische anemie*. Feitelijk is er ook een verminderde aanmaak van witte bloedcellen en bloedplaatjes, waardoor infectiedreiging en stollingsproblemen ontstaan. We noemen het tekort aan rode en witte bloedcellen en bloedplaatjes een *pancytopenie*.
- Een gebrek aan vitamine B12; Dit kan een gevolg zijn van een tekort in het voedsel of een onvoldoende resorptie (opname) van vitamine B12, omdat darmdelen operatief zijn verwijderd of een maagresectie heeft plaatsgevonden. Ook kunnen er antilichamen tegen de maagwand worden gevormd, waardoor de productie van 'intrinsic factor' (= hormonale stof die onontbeerlijk is bij de resorptie van vitamine B12) verdwijnt. Dan kan een ernstige bloedarmoede ontstaan, waaraan mensen in vroegere tijden konden overlijden. Deze ziekte wordt *pernicieuze anemie* genoemd.
- Een tekort aan foliumzuur, eigenlijk altijd een gevolg van een tekort aan deze vitamine in de voeding. Je ziet dit bij alcoholisten.

Verminderde aanmaak van hemoglobine

Een verminderde aanmaak van hemoglobine vindt plaats bij een gebrek aan ijzer in het lichaam. Dit ijzertekort (ijzerdeficiëntie) komt vooral voor bij vrouwen. De reden van dit gebrek aan ijzer is meestal chronisch bloedverlies, bijvoorbeeld door een onregelmatige menstruatie met overmatig bloedverlies. Ook komt ijzerdeficiëntie voor in de zwangerschap, door een verhoogde behoefte aan ijzer. Een laatste oorzaak kan ijzergebrek in de voeding zijn. Bij bejaarden en jongeren in de puberteit komt nogal eens een eenzijdig of slecht eetpatroon voor. Vooral alleenstaande bejaarden eten soms slecht, omdat ze niet meer de moeite nemen elke dag te koken. Pubers geven vaak de voorkeur aan patat en snacks boven een volwaardige voeding.

Versnelde afbraak van rode bloedlichaampjes

Een erytrocyt leeft zo'n honderdtwintig dagen. Er is een evenwicht tussen aanmaak en afbraak; ongeveer één procent van de rode bloedlichaampjes wordt dagelijks vervangen. Ter illustratie: per seconde worden onder normale omstandigheden ongeveer 0,5 miljoen erytrocyten afgebroken. Er komen situaties voor waarbij de erytrocyten versneld worden afgebroken, bijvoorbeeld al na negentig dagen. Per seconde moeten dan zo'n 150 000 erytrocyten meer worden aangemaakt. Het beenmerg werkt hard, maar het heeft zijn grenzen. De aanmaak blijft achter bij de afbraak en er ontstaat een tekort aan erytrocyten en dus bloedarmoede. De oorzaak van zo'n versnelde afbraak is meestal een erfelijk bepaalde afwijking aan het rode bloedlichaampje.

Verschijnselen van bloedarmoede

We denken aan bloedarmoede als iemand erg bleek ziet. Die bleekheid constateren we meestal het eerst aan de huid. De bleekheid is een gevolg van de verminderde hoeveelheid hemoglobine in de capillairen. Toch is deze constatering niet altijd even betrouwbaar: de huiddikte is niet bij iedereen dezelfde en ook de doorbloeding van de huid kan per persoon verschillen. Beter is het, te kijken naar de kleur van de slijmvliezen, zoals de lippen en het mondslijmvlies. Heel gebruikelijk is de inspectie van de conjunctiva (bindvlies van het oog, in dit geval het deel dat de binnenkant van het onderste ooglid bekleedt). Bij bloedarmoede zijn deze conjunctivae slechter doorbloed, dus er is minder hemoglobine in de capillairen ter plekke aanwezig en zien ze bleek. Bloedarmoede gaat vergezeld van veel andere verschijnselen. Een groot deel daarvan berust op energiegebrek; bij een tekort aan hemoglobine is het zuurstoftransport naar de weefsels immers verminderd. Dit heeft als resultaat een verminderde verbranding in de cel en daardoor een tekort aan voor de cel bruikbare energie. Moeheid en kouwelijkheid zijn daarvan onder meer de gevolgen. Het bloed is minder stroperig bij bloedarmoede en kan daardoor makkelijker wervelingen vertonen. Een tijdelijke hartruis en oorsuizen kunnen daarvan het gevolg zijn. Vermoedelijk speelt ook de snellere bloeddoorstroming langs het binnenoor bij dit laatste een rol. Duizeligheid ontstaat door zuurstoftekort in de hersenen. Het lichaam probeert de circulatie te versnellen om nog zo goed mogelijk zuurstof naar de weefsels te brengen. Het hart klopt sneller en ook de ademhaling is bemoeilijkt en gaat versnellen.

Behandeling van bloedarmoede

Afhankelijk van de oorzaak zijn er verschillende mogelijkheden om een bloedarmoede te behandelen. Gaat het duidelijk om ijzertekort, dan is het geven van ijzertabletten op zijn plaats. Bestaat er gebrek aan vitamine B12 of foliumzuur, dan moeten deze worden gegeven. Vitamine B12 geeft men altijd parenteraal. Is de bloedarmoede zeer ernstig, zoals na een acuut groot bloedverlies, dan kan de zuurstofvoorziening van de weefsels in gevaar komen en beslist men vaak rode bloedcellen (packed cells) te geven; als door het bloedverlies een shock dreigt, wordt een bloedtransfusie met vol bloed (cellen en plasma) gegeven.

Afwijkingen in het witte bloedbeeld

Ook bij de witte bloedcellen kennen we de situatie van een te gering aantal, maar dit aantal kan juist ook sterk zijn toegenomen.

Leukopenie

Leukopenie is een vermindering van het aantal leukocyten: onder de 4×10^9 per liter, maar hoger dan 1×10^9 per liter. De oorzaken van leukopenie liggen vaak in het beenmerg, bijvoorbeeld beschadiging van het beenmerg door straling.

Agranulocytose

Is het aantal leukocyten tot zeer laag gedaald, onder de 1×10^9 per liter, dan spreken we van agranulocytose. Een aantal medicijnen kan hiervan de oorzaak zijn. De verschijnselen zijn: een zeer sterk verminderde afweer en een sterk verhoogde kans op het krijgen van infecties. De patiënt moet geïsoleerd worden om tegen infecties van buitenaf te worden beschermd (omgekeerde isolatie).

Leukocytose

Bij leukocytose stijgt het aantal leukocyten boven de waarde van 10×10^9 per liter. De oorzaak is meestal een ernstige microbiële infectie. Er wordt een groot beroep gedaan op de aanmaakplaatsen om meer witte bloedcellen af te leveren, die vervolgens in de bloedbaan terechtkomen.

Leukemie

Bij bloedkanker (leukemie) is het aantal witte bloedcellen zeer sterk gestegen, met daarbij een ongecontroleerde rijping en afgifte van witte bloedcellen. Met een borstbeenpunctie wordt materiaal verkregen, dat een grote hoeveelheid blasten laat zien (voorlopers van leukocyten). De aantallen in het bloed liggen veel hoger dan bij leukocytose. Doordat de aanmaak van de witte bloedcellen blijft doorgaan, wordt de productie van de andere bloedcellen tegengegaan. Hierdoor ontstaat een verminderde aanmaak van rode bloedcellen (anemie) en bloedplaatjes (bloedingsneiging). Ook bestaat een verhoogde kans op infecties, doordat de leukocyten slecht functioneren. De oorzaak van leukemie is niet bekend, wellicht spelen virale factoren een rol. We bespreken twee vormen van leukemie:

- acute leukemie
- chronische leukemie.

Acute leukemie
Deze vorm komt bij jonge kinderen en volwassenen voor. De verschijnselen zijn:
- pijnlijke keel en hoge koorts
- gezwollen, ontstoken tandvlees
- bloedingen
- toenemende bleekheid
- soms klierzwellingen, milt- en leververgrotingen.

Soms begint dit ziektebeeld sluipend met een algehele malaise en koorts. De behandeling bestaat uit cytostatica, corticosteroïden, bloedtransfusies en omgekeerde isolatie. De resultaten van de behandeling zijn vooral bij jonge kinderen erg verbeterd.

Chronische leukemie
Deze vorm komt meer bij volwassenen voor, begint meestal sluipend en wordt vaak bij toeval ontdekt. De verschijnselen kunnen zijn: lymfeklierzwellingen, vergroting van de milt, anemie, vermagering en bacteriële infecties. Als er weinig tot geen klachten zijn, gaat men niet tot behandeling over, omdat die niet of nauwelijks tot verlenging van de levensduur leidt. Door een behandeling gaat de kwaliteit van het leven achteruit. Als door het toenemen van de klachten behandeling onvermijdelijk is, dan geeft men cytostatica, eventueel met radiotherapie, en corticosteroïden.

De ziekte van Hodgkin
Bij de ziekte van Hodgkin is er een kwaadaardige woekering van cellen in het lymfatisch weefsel van lymfeklieren en milt. De oorzaak is niet bekend; wellicht spelen ook hier, net als bij leukemie, virale factoren een rol.
De ziekte van Hodgkin komt tweemaal zoveel voor bij mannen als vrouwen, meestal in de leeftijdsgroep twintig tot veertig jaar.
Bij de ziekte van Hodgkin zijn vier stadia te onderscheiden:
- 1: één lymfekliergroep is aangedaan.
- 2: twee of meer kliergroepen van de bovenste of onderste lichaamshelft zijn aangedaan.
- 3: klieren in de onderste en bovenste helft zijn aangedaan, maar beperkt tot lymfeklieren, milt en Ring van Waldeyer (de neus, keel- en tongamandelen).
- 4: de ziekte is aangetoond buiten de lymfeklieren.

De verschijnselen zijn: lymfeklierzwellingen die bij de hals beginnen, moeheid, veel transpireren, gewichtsverlies, bloedarmoede en temperatuurverhoging.

Het onderzoek bestaat uit bloedonderzoek en lymfeklierpunctie of -biopsie. Behandeling is afhankelijk van het stadium van de ziekte. Voor de eerste twee wordt vaak radiotherapie toegepast. Voor de overige komt behandeling met cytostatica in aanmerking.

8.2.2 Stoornissen van hart en bloedvaten

Ritmestoornissen

Om vele redenen treden aan het hart ritmestoornissen op. De zorgvrager voelt deze in de meeste gevallen heel goed. Ze zijn beangstigend en soms is bewusteloosheid het gevolg. Omdat de ritmestoornissen vrijwel altijd aan de pols zijn te voelen, worden ze hierna nader besproken.

Afwijkingen aan de pols

Aan de pols voelen we de activiteit van het hart. Bij iedere contractie (samentrekking) van het hart wordt een hoeveelheid bloed de aorta in gestuwd (slagvolume). Het voelen van de pols wordt meestal gedaan aan de radialis (polsslagader) en als deze slecht te voelen is aan de carotis (halsslagader). Met name bij ouderen moet deze voorzichtig gepalpeerd worden, omdat daardoor onvoldoende hersendoorbloeding kan ontstaan. Bij het voelen moet op een aantal eigenschappen worden gelet. We noemen ze de *kenmerken van de pols*. Deze zijn:
- frequentie
- regelmaat
- gelijkmatigheid
- spanning
- vulling.

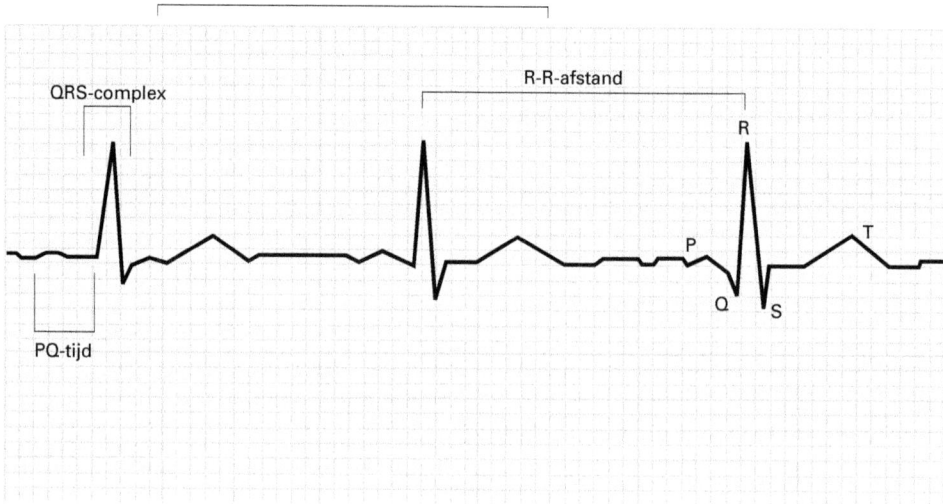

Afbeelding 8.7
Een normaal ECG.

Frequentie

Onder de frequentie van de pols verstaan we het aantal polsslagen per minuut. Onder normale omstandigheden is de frequentie gemiddeld 72 slagen per minuut in rust. De frequentie kan toenemen of afnemen. Stijgt de frequentie boven de honderd slagen per minuut, dan spreken we van een polsversnelling (*tachycardie*). Neemt de frequentie af tot beneden de zestig slagen per minuut, dan heet dit *bradycardie*.
De oorzaken van een tachycardie zijn:

Lichamelijke inspanning
Bij inspanning neemt de circulatie toe, omdat vooral het spierweefsel meer zuurstof gebruikt en ook zijn afvalproducten kwijt moet. Dit is een gewone aanpassing van de fysiologie aan een extra behoefte.

Nervositeit
Nerveuze mensen hebben vaak een snelle pols, veroorzaakt door spanning, die het hart stimuleert.

Koorts
Bij koorts is de polsfrequentie gestegen, waarschijnlijk door het grotere beroep dat wordt gedaan op de stofwisseling (en dus op de circulatie) met als doel zo veel warmte te doen vrijkomen dat het lichaam een hogere temperatuur krijgt.

Bloedarmoede
Bij bloedarmoede is het hemoglobinegehalte afgenomen en is er dus een verminderde mogelijkheid van zuurstoftransport naar de weefsels. Het hart pompt het bloed sneller rond om toch de cellen tijdig van zuurstof te kunnen voorzien.

Verhoogde schildklierfunctie
Als er te veel schildklierhormoon aanwezig is, neemt de stofwisseling in de cellen toe, wat een verhoogde aan- en afvoer van stoffen vraagt.

Decompensatio cordis
Een hart dat niet meer tegen zijn functie is opgewassen, compenseert dit in de regel door sneller te gaan kloppen om nog enigszins een circulatie te bewerkstelligen.

Bloeddrukdaling
Het hart probeert deze situatie het hoofd te bieden door frequenter samen te trekken, waardoor de bloeddruk gaat stijgen.

Ook voor bradycardie zijn vele oorzaken, zoals:

Sporthart
Door intensieve sporttraining is de hartspier dikker geworden en kan krachtiger samentrekken. Het slagvolume neemt daarbij toe. Om dezelfde hoeveelheid bloed per minuut te verplaatsen (hartminuutvolume) volstaat het hart met minder contracties.

Familiair voorkomen
In sommige families komt een langzame pols voor zonder duidelijke oorzaak of consequenties.

Hartblok
Een ernstige ritmestoornis, veroorzaakt doordat de prikkelgeleiding door de bundel van His is geblokkeerd. De kamers gaan zelf prikkelvorming organiseren, maar die leidt slechts tot een hartslagfrequentie van hoogstens veertig slagen per minuut.

Drukpols
De drukpols is zo genoemd, omdat hij nogal eens aanwezig is bij een verhoogde hersendruk (druk binnen de schedel). Daarbij wordt de kern van de nervus vagus geprikkeld, wat zich uit in het afremmen van de hartactiviteit. Verhoogde hersendruk kan zich voordoen bij een hersentumor, bij een bloeding binnen de schedel, maar ook bij een ernstige hersenschudding.

Regelmaat (regulariteit)
Normaliter is de pols regelmatig of regulair, dat wil zeggen dat de afstanden tussen de verschillende polsslagen steeds dezelfde zijn. Is dit niet het geval, dan spreken we van een onregelmatige of irreguliere pols. Een onregelmatigheid van de pols wordt altijd veroorzaakt door een onregelmatige hartactiviteit. Soms is er verschil tussen het aantal slagen geteld aan de pols en aan het hart: een *polsdeficit* genoemd. Zo'n polsdeficit begeleidt nogal eens een onregelmatige hartactiviteit. De oorzaak van het 'ontbreken' van een slag aan de pols is dat tijdens de contractie de kamerdruk lager bleef dan de aortadruk. 'Overslaan' van het hart is vaak het gevolg van *extrasystole*. Een tweede hartslag komt dan te vroeg, waarna een pauze optreedt. Het hart vult zich daarin extra met bloed en trekt krachtiger samen. Dit wordt dan als een bons in de thorax ervaren. Een extrasystole kan optreden door nervositeit, te veel roken en dergelijke, maar ook bij een beschadigde hartspier.

Gelijkmatigheid
Onder gelijkmatigheid verstaan we dat de tik tegen de vinger bij het pols tellen steeds van dezelfde hevigheid is. Men spreekt dan van een gelijkmatige pols, en als dit niet het geval is van een ongelijkmatige pols. De gelijkmatigheid heeft direct te maken met het slagvolume. Is dit wisselend, dan ontstaat een onregelmatige pols. Een bekend voorbeeld van zowel onregelmatigheid als ongelijkmatigheid is het *boezemfibrilleren*. Hierbij is een litteken in de boezemwand verantwoordelijk voor de kenmerken aan de pols. Dit litteken functioneert namelijk als een op een abnormale plaats gelegen en door ziekelijke oorzaken ontstaan prikkelcentrum, dat zeer vele prikkels in alle richtingen over de boezemwand uitstuurt. Vele van deze prikkels doven uit en andere lopen dood op een bindweefselring, die de boezems van de kamers scheidt en die geen prikkels geleidt. Zo nu en dan echter bereikt een prikkel die sterk genoeg is een AV-knoop, waarna snel transport langs de bundel van His plaatsvindt en de kamers zich samentrekken. Het moment waarop deze prikkels in de AV-knoop aankomen, is volslagen willekeurig, zodat het hart ook volslagen onregelmatig samentrekt. Er is maar weinig verbeelding voor nodig om je voor te stellen dat op het ene moment van samentrekken het hart redelijk met bloed was gevuld, terwijl op het andere daar nauwelijks sprake van was, omdat de prikkel snel achter de vorige aankwam. Het hart trekt wel samen, maar pompt weinig bloed uit. Deze wisselende slagvolumes vormen de basis voor de ongelijkmatige pols. Als de frequentie van boezemfibrilleren gering is, behandelt men dit over het algemeen niet. In andere gevallen wordt bijvoorbeeld digitalis, dat de prikkelgeleiding vertraagt, toegediend. In sommige gevallen wordt defibrillatie (met een stroomstoot) of hartmassage toegepast.

Spanning
Dit is het best uit te leggen aan de hand van afwijkingen in de spanning. Het heeft te maken met de druk die je moet uitoefenen om de polsslag niet meer te kunnen voelen. Wan-

neer er een lichte druk nodig is, spreekt men van een weke pols. Is er echter nogal wat druk nodig om de polsslag te laten verdwijnen, dan spreekt men van een gespannen of krachtige pols. De 'normale pols' ligt tussen deze twee uitersten in.

Vulling

De vulling van de pols hangt af van de hoeveelheid bloed die onder de vingers passeert. Als de vulling van de bloedvaten verminderd is, voel je een *kleine pols*; bij overvulling voel men je *sterk gevulde pols*. Een kleine pols is te voelen bij bijvoorbeeld shock, een grote pols bij alle situaties waarin het vaatstelsel overvuld raakt.

Polsregistratie

De bevindingen aan de pols worden geregistreerd op de temperatuurlijst (zie ook 8.4.1). De temperatuurlijst is zo ingericht dat in één oogopslag is te zien of de polsfrequentie en de temperatuur elkaar volgen (afb. 8.8). Bij een bepaalde temperatuur hoort een bepaalde pols. Stijgt de temperatuur, dan neemt de pols in frequentie evenredig toe (per graad temperatuurstijging neemt de pols met gemiddeld tien slagen per minuut toe). Soms volgt de pols niet de temperatuur, maar is bijvoorbeeld te snel voor de temperatuur die in het lichaam heerst.

Oedeem

Oedeem (waterzucht) betekent te veel vocht in de tussen de weefsels liggende ruimten. Als in het lichaam oedeemvorming heerst, dan is dit meestal aan de huid goed waar te nemen; er zijn putjes in te drukken (*'pitting' oedeem*) die even later zijn verdwenen. Dit verschijnsel wordt ook manifest oedeem genoemd, het is duidelijk waar te nemen. Niet altijd is dit het geval, dan spreken we van latent oedeem. Dit wordt gecontroleerd door de patiënt regelmatig te wegen. Het komt voor dat in korte tijd een gewichtsstijging van verscheidene kilo's (vocht) wordt vastgesteld. Gewichtsstijging gaat vaak vooraf aan het zichtbaar worden van oedeem, het eerst aan de lagere lichaamsdelen. Aan de onderbenen bij lopende patiënten, aan de billen en bovenbenen bij patiënten die in bed liggen. Het komt ook voor aan het gezicht of de vingers.

Afwijkingen in de bloeddruk

Bij het beoordelen van de bloeddruk gebruiken we twee waarden: de *systolische bloeddruk* (bovendruk) en de *diastolische bloeddruk* (onderdruk). De systolische druk is de druk in het bloedvat direct na samentrekking van het hart (systole), de diastolische druk wordt bereikt op het moment dat het hart zijn rustpauze (diastole) heeft beëindigd, eigenlijk de waarde die er heerst vlak voor de volgende contractie.

Bloeddrukmeting

De meting van de bloeddruk kan op verschillende manieren gebeuren:

Directe methode
Hierbij wordt in het vat een catheter gebracht, waarin zich een apparaatje bevindt dat de bloeddruk kan meten. De

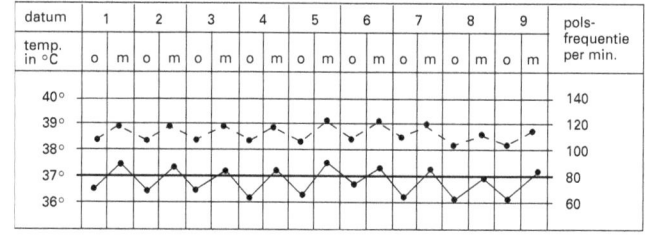

A relatieve tachycardie

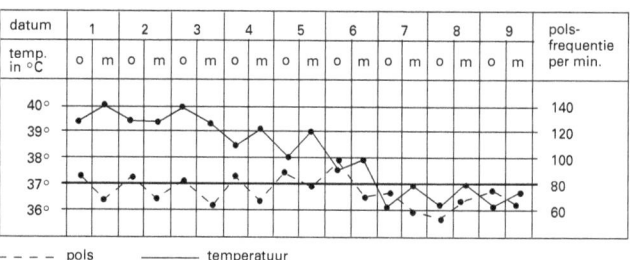

B relatieve bradycardie

Afbeelding 8.8
Temperatuurlijsten van twee patiënten. A vertoont een relatieve tachycardie, B een relatieve bradycardie. De polsfrequentie is hoger respectievelijk lager dan op grond van de temperatuur te verwachten zou zijn. (o = ochtend, m = middag)

meting is zeer nauwkeurig en kan continu plaatsvinden en worden geregistreerd. Het nadeel is dat deze methode erg onpraktisch is.

Indirecte methode volgens Riva Rocci
Deze methode gebeurt met de bloeddrukmeter. De manchet hiervan wordt aangebracht om de bovenarm en opgepompt tot boven de systolische bloeddruk, waardoor de slagader is dichtgedrukt. Men laat nu geleidelijk lucht uit de manchet lopen waardoor de druk erin afneemt. Met de stethoscoop wordt intussen in de elleboogplooi geluisterd of de vaattonen (Korotkow-tonen) beginnen. Dit gebeurt als de druk in de manchet onder de systolische druk komt en er weer bloed door het vat stroomt. Zodra de druk in de manchet dan onder de diastolische druk komt, wordt het kloppende geluid plotseling zachter en/of verdwijnt (afb. 8.9).

Hypertensie (hoge bloeddruk)

Hypertensie is het meest voorkomende gezondheidsprobleem in de westerse wereld. Vanuit het verzekeringswezen is daar als eerste de aandacht op gevestigd; men wees er ook op dat bij jarenlange hypertensie een verkorting van de levensduur optreedt. Deze verkorting heeft niet zozeer te maken met de hypertensie, als wel met de onvermijdelijke en vaak dodelijke complicaties die op den duur kunnen optreden.

Hypertensie heeft in de regel geen verschijnselen, maar toch is de diagnose hypertensie gemakkelijk te stellen door de bloeddruk te meten. Dit gebeurt de laatste tientallen jaren met grote regelmaat, waardoor een beter inzicht in het voorkomen van deze aandoening is ontstaan. In Nederland bleek dertig procent van de volwassenen aan hoge bloeddruk te lijden. Het overgrote deel van hen had geen enkele klacht.

Oorzaken
Het is niet altijd eenvoudig de oorzaak van hypertensie vast te stellen. Dit komt enerzijds door de veelheid van mechanismen die bij de bloeddrukregulatie betrokken is en waarin storingen kunnen optreden, anderzijds door het tot nu toe gebrekkige inzicht in de oorzaak. We maken onderscheid tussen primaire en secundaire hypertensie.

De *primaire vorm* (essentiële hypertensie) is vooralsnog niet goed te verklaren. Hij komt familiair voor en blijkbaar speelt erfelijkheid een rol. Stress is er mogelijk ook bij betrokken. In tachtig procent van de gevallen gaat het om de primaire vorm.

De *secundaire vorm* kent als oorzaken:
- Bepaalde endocriene afwijkingen; een voorbeeld is een tumor van het bijniermerg. Uit deze tumor komt adrenaline vrij dat onder andere een hoge bloeddruk veroorzaakt.
- Nierziekten; bij een slechte nierfunctie blijft te veel vocht in het lichaam achter, waardoor een overvulling van het vaatstelsel plaatsvindt en dus de bloeddruk stijgt. Ook komt het voor dat de slagaders naar de nieren vernauwd zijn en de slechte nierdoorbloeding leidt tot bloeddrukverhoging.
- Zwangerschap; in de zwangerschap kan een typische, aan de zwangerschap gerelateerde hypertensie voorkomen, die we zwangerschapsvergiftiging (toxicose) noemen.
- Adipositas (vetzucht); hypertensie komt vaker bij dikke mensen voor, omdat het hartminuutvolume toeneemt. Na vermagering normaliseert de bloeddruk geheel of gedeeltelijk.
- Milieu-invloeden; door te zout eten houdt het lichaam meer vocht vast waardoor de bloedbaan sterker gevuld raakt. In een te drukke omgeving wonen kan hypertensie veroorzaken; hoge bloeddruk komt bijvoorbeeld vaker voor in de omgeving van luchthavens en in grote steden (afb. 8.10).

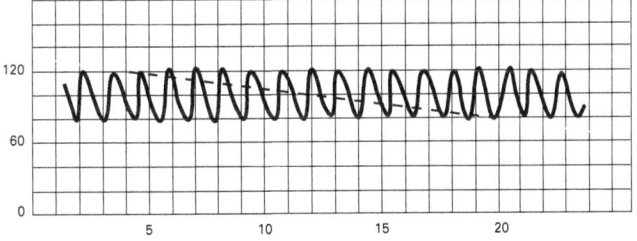

Afbeelding 8.9
Onbloedige bloeddrukmeting.

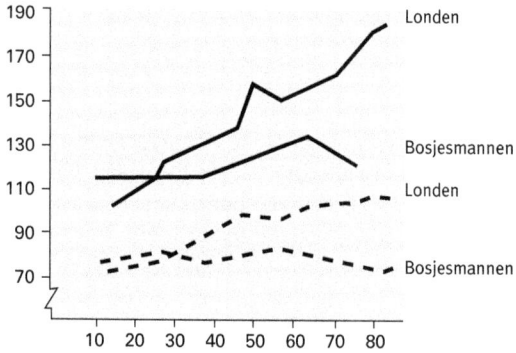

Afbeelding 8.10
Bloeddrukwaarden gemeten bij bewoners van Londen en bij de Bosjesmannen (Zuid-Afrika) die in de rimboe leven
— systolische druk
... diastolische druk

Symptomen
Alleen bij een ernstige vorm van hypertensie zijn verschijnselen aanwezig. Men klaagt over hoofdpijn en vermoeidheid. Soms zijn ook duizeligheid en oorsuizen aanwezig en gaat het gezichtsvermogen achteruit.

Diagnose
De diagnose hypertensie wordt gesteld na herhaalde bloeddrukmetingen in rust en bij inspanning en het liefst op verschillende momenten van de dag. De systolische en diastolische waarde worden gemeten. De laatste jaren is vaak afgegaan op de diastolische druk en was de systolische bloeddrukhoogte als criterium van minder belang. Toch is gebleken dat als een systolische bloeddrukwaarde op zichzelf te hoog was, er al complicaties optraden. Als grenzen gelden nu de volgende waarden voor de diastolische tensie:
- 86-90 mm Hg (hoognormaal)
- 90-105 mm Hg (milde hypertensie)
- 105-115 mm Hg (matige hypertensie)
- 115 mm Hg en hoger (ernstige hypertensie).

Voor de systolische tensie geldt:
- bij een diastolische waarde lager dan 90 mm Hg hoort een systolische waarde van 140 mm Hg; stijgt de systolische waarde geïsoleerd boven de 160 mm Hg, dan spreken we van een geïsoleerde systolische hypertensie of hypertensie.

Complicaties
Het is heel belangrijk om hypertensie tijdig te diagnosticeren, omdat bekend is dat deze afwijking atherosclerose (slagaderverkalking) sterk bevordert. Die ontstaat vooral in de kransslagaders en de hersenvaten, waardoor een hartinfarct kan ontstaan of hersenbloedingen kunnen optreden.
Niet alleen in de grote slagaders, ook in de kleinere kunnen bepaalde veranderingen optreden, bijvoorbeeld in het netvlies en in de nieren. In het netvlies zijn deze veranderingen gemakkelijk door de oogarts vast te stellen; zij vormen een graadmeter voor de ernst van de hypertensie. Zijn er geen netvliesafwijkingen, dan is geen bedreigende hypertensie aanwezig.
Een ander gevolg van hypertensie is dat het hart overbelast raakt en het op den duur tot een decompensatio cordis komt. Een hypertensie kan, als de behandeling is tekortgeschoten, ontaarden in een maligne hypertensie. Er is dan sprake van een zeer hoge bloeddruk met diastolische waarden van boven de 130 mm Hg. Bovendien zijn dan ook uitgebreide orgaanafwijkingen aanwezig.

Behandeling
De behandeling heeft tot doel maligne hypertensie te voorkomen en de kans op vaatcomplicaties te verminderen. Zinvolle maatregelen zijn: leefregels (vermageren, matig zoutgebruik, het mijden van stress, enz.) en medicijnen, zoals ontwateringsmiddelen en bloeddrukverlagende middelen.

Hypotensie (lage bloeddruk)
Er zijn mensen, die van nature een heel lage bloeddruk hebben en daarvan geen last ondervinden. We hoeven daar niets aan te doen, het is geen echte hypotensie. Dit is wel het geval als de persoon last heeft van de lage bloeddruk of deze voor het lichaam gevaarlijke consequenties heeft.
Niet zoals bij hypertensie zijn er grenswaarden waaronder we spreken van een hypotensie. Soms zijn er al klachten aanwezig bij een bovendruk van 100 mm Hg; anderen merken pas iets als de waarde onder de 80 mm Hg is gedaald.
We kennen verschillende situaties waarin hypotensie aanwezig is:

Flauwte (collaps, flauwvallen)
Collaps is een kort bewustzijnsverlies door een onverwachte daling in de hersendoorbloeding. Meestal ligt hieraan ten grondslag een zogenoemde *vasovagale collaps*, die voornamelijk optreedt in staande houding en eigenlijk bij iedereen kan voorkomen. Door de staande houding wordt het bloed als het ware door de zwaartekracht naar beneden getrokken. Door de venen iets te vernauwen, compenseert het lichaam de te geringe terugvloeiing van het bloed naar het hart. Bepaalde factoren zijn echter in staat het effect van de staande houding te versterken. Daardoor schiet het compensatiemechanisme tekort, krijgt het hart te weinig bloed aangevoerd en pompt het dus verminderd uit. De hersenen krijgen te weinig bloed, er ontstaat bewusteloosheid en de zorgvrager komt op de grond terecht. Op zichzelf is dit een goede houding, omdat dan de normale situatie zich in het lichaam herstelt. Als men dit eenmaal heeft meegemaakt, voelt men het vaak wel aankomen en kunnen voorzorgsmaatregelen worden genomen, zoals op de grond gaan liggen of heen en weer lopen waardoor de spierpomp wordt gebruikt en het bloed versneld naar het hart terugkeert.
Er zijn vele oorzaken van flauwvallen, zoals emoties, alcoholgebruik, verblijf in benauwde ruimten. Ook komt het voor na een flinke hoestbui of na persen, of bij kinderen bij een huilbui van kwaadheid. Het bloed wordt dan in de grote venen opgehoopt en het hart krijgt te weinig aangevoerd.
Een flauwte wordt meestal voorafgegaan door onrust, daarna wordt men stiller. Er ontstaat bleekheid en hevig transpireren. De pols is redelijk gevuld maar traag en de bloeddruk is laag in staande positie. Vaak treedt misselijkheid op, al of niet met braken, en ook oorsuizen en duizeligheid komen voor. Men verliest het bewustzijn en zakt in elkaar.
De behandeling is een juiste eerste hulp: het opvangen van de zorgvrager zodra hij dreigt te vallen. Heel vaak ligt de persoon al op de grond en is al bijgekomen. Zodra men niet meer staat, keert de normale bloeddruk terug en daarmee de bloeddoorstroming van de hersenen. Frisse lucht en geruststelling doen wonderen, evenals het afleiden van de oorzaak van de flauwte. Na een minuut of tien kan men proberen te gaan zitten en enige tijd daarna te gaan staan. Als de verschijnselen niet terugkomen, heeft het lichaam zich hersteld.

Orthostatische hypotensie
Dit is een bloeddrukverlaging in de bovenste lichaamshelft als gevolg van verandering van houding. Er treedt plotselinge duizeligheid op, het wordt 'zwart voor de ogen' en men kan zelfs omvallen. Kort daarop heeft de normale situatie zich weer hersteld. De veranderingen in het lichaam die tot een orthostatische hypotensie leiden, zijn te vergelijken met die bij een flauwte.
Zowel een flauwte als een orthostatische hypotensie komt vaker voor bij personen die bepaalde medicijnen gebruiken, zoals bloeddrukverlagende middelen en ontwateringsmiddelen.

Shock

Shock betekent een absoluut of relatief tekort aan circulerend bloedvolume, waardoor uiteindelijk de weefselvloeistofstroom vermindert en cellen gebrek krijgen aan onder andere zuurstof. De normale levensverrichtingen van de cel vinden niet meer plaats en (giftige) stofwisselingsproducten worden niet meer tijdig afgevoerd. Uiteindelijk gaan de cellen te gronde. In dat geval spreekt men van een *irreversibele shock* en is herstel niet mogelijk. Dit is de ernstigste vorm van shock. Gelukkig is het niet altijd zo ernstig. Vaak kan de shock efficiënt worden bestreden en treedt herstel in: *reversibele shock*.
Bij een tekort aan vulling in de bloedbaan reageert het lichaam met vasthouden van vocht, waardoor het bloedvatenstelsel wordt bijgevuld. Ook past het lichaam een herverdeling in de bloeddoorstroming toe, waarbij wordt gezorgd dat de voor het leven belangrijke organen (met name hersenen en hart) zo goed mogelijk doorbloed blijven. Pas als de vulling in verhouding tot het volume van het vaatstelsel te gering blijkt, redden de compensatiemechanismen het niet en ontstaat shock.
De oorzaken van shock zijn verschillend, waardoor we verscheidene vormen kennen. De belangrijkste zijn:

Hypovolemische shock
De directe aanleiding is vermindering van de vaatvulling. Dit kan gebeuren door:

Acuut bloedverlies
Als in korte tijd 1 tot 1,5 liter bloed wordt verloren, kan al een shock dreigen. Die situatie doet zich voor bij een verkeersongeluk, waarbij veel bloed uit het lichaam verloren gaat (uitwendige bloeding). Vaker is de oorzaak bloedverlies binnen het lichaam (inwendig bloedverlies). Voorbeelden zijn een buitenbaarmoederlijke zwangerschap die naar de vrije buikholte doorbreekt of een gescheurde milt na een ernstig trauma.
Bloedingen naar buiten toe zijn gemakkelijk vast te stellen. Bloedingen naar binnen zijn onzichtbaar, maar ze gaan vergezeld van verschijnselen die voor een groot deel shockverschijnselen zijn. Daaraan herkennen we vaak de 'onzichtbare' ernstige bloeding. Acuut bloedverlies is de meest voorkomende oorzaak van shock.

Plasmaverlies
Het komt voor dat alleen plasma wordt verloren, waardoor een verminderde vulling van de bloedbaan ontstaat, bijvoorbeeld bij een uitgebreide verbranding van de huid. De bloedvaatjes zijn zo beschadigd dat ze plasma doorlaten en de beschermende functie van de huid is verdwenen, zodat vochtverdamping ongehinderd plaatsvindt. Een ander voorbeeld is buikvliesontsteking, waarbij zich liters plasma (ontstekingsvocht in dit geval) in de vrije buikholte kunnen ophopen.

Vochtverlies
Door vele oorzaken kan het lichaam te veel vocht verliezen, waardoor het bloed als het ware indikt en de vulling van het vaatstelsel afneemt. Het vocht kan verloren gaan via de nieren, zoals bij een ontregelde suikerziekte. Doordat te veel glucose in het bloed zit, wordt de nierdrempel overschreden en komt glucose in de urine terecht. De glucose neemt veel vocht mee. Ook kan men veel vocht verliezen via het maagdarmkanaal bij een ernstige diarree of veel braken.

Cardiogene shock
Bij een cardiogene of cardiale shock is het circulerend bloedvolume normaal, maar schiet het hart te kort in het doorpompen van bloed, waardoor een slechte arteriële vaatvulling ontstaat met als gevolg een shock. Dat voldoende bloed in het vaatstelsel aanwezig is dat zich voor het hart ophoopt, doet daar niets aan af.
De meest voorkomende oorzaak van een cardiogene shock is het hartinfarct. Doordat bij het hartinfarct een deel van meestal de linker ventrikelwand afsterft, gaat de pompkwaliteit van de linker ventrikel sterk achteruit. Er ontstaat in eerste instantie een acute links decompensatio cordis (dit ziektebeeld wordt verderop in dit hoofdstuk beschreven), maar al snel is ook rechts decompensatio cordis aanwezig, waarin shock zijn plaats heeft.

Vaatverwijdingsshock (anafylactische shock)
Er doen zich in het lichaam situaties voor, die vergezeld gaan van perifere vaatverwijding, zoals de anafylactische reactie (kan gepaard gaan met een shock) en ernstige bacteriële infecties (bloedvergiftiging: sepsis). Deze kunnen tot een shock aanleiding geven, septische shock genoemd. In de praktijk gaat het vaak om ziekenhuisbacteriën. Doordat de perifere vaten zijn verwijd, raakt de bloedverdeling sterk verstoord en krijgt bijvoorbeeld de huid te veel bloed, wat ten koste gaat van de bloedverdeling in de rest van het lichaam. De vaatverwijdingsshock heeft dezelfde verschijnselen als de andere shockvormen, behalve dat de huid rood, warm en droog is. De shock wordt daarom ook 'warme shock' genoemd. In geval van een septische shock overlijdt vijftig procent van de patiënten.

Traumatische shock
Men heeft de indruk dat juist bij zorgvragers die een ernstig ongeluk (trauma) hebben doorgemaakt de shock verergert als ook pijn en/of angst aanwezig zijn. Via zenuwbanen treedt een sterke vaatverwijding op, een reden voor shock. We spreken ook van neurogene shock: uit het zenuwstelsel georganiseerd. Het mechanisme wordt de laatste tijd in twijfel getrokken. Eerder denkt men met een begeleidende vasovagale collaps (flauwvallen dus) te maken te hebben.

Shock door verkeerde verdeling van het bloed
Het komt voor dat er in een bepaald deel van het lichaam zeer veel bloed wordt opgehoopt, zodat elders in het vaatstelsel een sterk tekort aan vulling ontstaat, zoals bij een grote longembolie. Hierbij is een groot deel van de longcirculatie afgesloten en hoopt het bloed zich op in de rechter

harthelft en de grote venen, terwijl de linker harthelft nauwelijks bloed krijgt aangevoerd en dus niet naar de aorta kan doorpompen. Direct ontstaat een shock en als er niet snel wordt ingegrepen, overlijdt de zorgvrager.

Verschijnselen van shock
Welke oorzaak de aanwezige shock ook heeft, de verschijnselen erbij zijn eigenlijk steeds dezelfde:
- *Een koud, klam, bleek, soms licht cyanotisch en ingevallen gelaat* door een verminderde huiddoorbloeding. Omdat het lichaam een herorganisatie van bloeddoorstroming uitvoert om belangrijke organen zo lang mogelijk voor de gevolgen van shock te behoeden, moeten minder vitale weefsels, zoals de huid, met minder bloed toe. De huid wordt bleek en de verminderde doorstroming zorgt dat de huid koud aanvoelt. Het koudegevoel neemt toe. Doordat de bloeddoorstroming ook vertraagt, kan cyanose ontstaan.
- *Lage bloeddruk.* Door een tekort aan circulerend volume of een te wijd vaatstelsel heerst in de bloedvaten een lagere druk. Bij het niet goed functioneren van het hart wordt een te geringe bloeddruk opgebouwd. We spreken van shock bij een bloeddrukwaarde van 80 mm Hg (systolisch) als er bij de zorgvrager geen sprake was van hypertensie voordat de shock ontstond. In zo'n geval wordt al bij een systolische bloeddruk van 100 mm Hg gesproken van een shock.
- *Dalende urineproductie.* Lage bloeddruk is de reden dat de filtratiedruk daalt en dus de nierfunctie achteruitgaat. Door de lagere filtratiedruk wordt minder voorurine geproduceerd, dat in combinatie met de vermindering van de nierdoorstroming leidt tot een sterke daling van de urineproductie.
- *Snelle pols.* Het hart gaat als reactie op een tekortschieten in de circulatie het bloed als compensatie sneller rondpompen. De pols is dan dus snel, maar wel week.
- *Snelle ademhaling.* Ook dit is een compensatiemechanisme; zo goed mogelijk wordt nog geprobeerd zuurstof aan de weefsels te leveren. Als de circulatie insufficiënt blijft, sorteert dit echter weinig effect.
- *Temperatuurdaling.* Doordat de circulatie verslechtert, wordt de warmte niet goed in het lichaam verplaatst en daalt de lichaamstemperatuur langzaam maar zeker.
- *Misselijkheid en braken.* Dit komt waarschijnlijk omdat het maag-darmkanaal niet tot de vitale organen behoort en daarom minder bloed ontvangt. Ook kan de ophoping van afvalstoffen in het bloed bij een achteruitgang van de nierfunctie een rol spelen.
- *Helder bewustzijn.* De hersenen behoren tot de vitale organen, die zo lang mogelijk van bloed worden voorzien. Er kan daarom goed 'een gesprek' worden gevoerd.
- *Veranderingen in het gedrag.* Soms is er verwardheid, onrust en angst. Vaak wordt apathie geconstateerd, waarbij onverschilligheid opvalt ten aanzien van de ernst van de eigen situatie.

Behandeling van shock
Een zorgvrager met shock is zeer kwetsbaar; eigenlijk moet hij volledig met rust gelaten worden. Iedere beweging kan tot verergering leiden. Onderzoek moet dus tot een minimum worden beperkt. De behandeling moet heel voorzichtig worden uitgevoerd en vindt vaak plaats op de afdeling Intensive Care. De behandeling en begeleiding vergen extra zorg en zijn intensief. Algemene maatregelen zijn:
- De shockpatiënt moet liggen: vaak is een Trendelenburghouding, waardoor het bloed zich makkelijker naar centraal verplaatst, wenselijk.
- Er mag niets worden gegeten of gedronken. De belangrijkste reden is: de vulling van de maag, die niet goed werkt door de slechte bloedvoorziening, kan de zorgvrager tot braken aanzetten met alle gevaren van dien; de bloedvoorziening van het spijsverteringskanaal is verminderd, dus worden aangeboden voedingsstoffen en vloeistoffen niet verwerkt.
- De zorgvrager mag niet te warm worden toegedekt, maar ook niet afkoelen. Verwarming wordt door het lichaam uitgelegd als gevaar (stijging van de lichaamstemperatuur tot boven de normaalwaarde). Er worden mechanismen ingeschakeld om warmte kwijt te raken, zoals vaatverwijding, waarbij het bloed weer meer door de huid en minder door vitale organen gaat stromen. Bij een sterke afkoeling induceert het lichaam eveneens een vaatverwijding, nu om verschijnselen van een te lage temperatuur (bevriezing) te voorkomen.
- De pols, de bloeddruk en de temperatuur moeten vaak worden gemeten.

- De urineproductie moet nauwkeurig worden gecontroleerd. Een urinecatheter en opvangen van de urine zijn noodzakelijk. De vochtbalans moet worden bijgehouden.
- Vaak wordt zuurstof toegediend om een dreigend zuurstoftekort, dat gemakkelijk als gevolg van het tekortschieten van de circulatie ontstaat, te bestrijden.
- Als de zorgvrager pijn heeft, wordt deze meestal bestreden, omdat pijn de shock kan verergeren.

Welke maatregelen er verder moeten worden genomen, hangt samen met de oorzaak van de shock en de vraag, waaraan het lichaam op dat moment een duidelijk tekort heeft. Het vaststellen en de behandeling van de oorzaak moeten zo snel mogelijk gebeuren. Dat betekent een operatie bij een grote bloeding, veel antibiotica bij een septische shock, behandeling van brandwonden in gespecialiseerde centra.
Is in korte tijd veel bloed verloren, dan zal bloedtransfusie gegeven moeten worden. Gaat het om plasmaverlies, dan zijn plasmavervangende middelen noodzakelijk. Is veel vocht verloren, dan moet dit met hersteloplossingen worden aangevuld. Een keuze hieruit wordt gemaakt op basis van bloeduitslagen.

Bloedingen

Bloedingen komen zeer veel voor. Meestal gaat het om *uitwendige bloedingen*: de oorzaak is meestal een beschadiging van buitenaf. Ook maag-darmbloedingen, bloedingen in de baarmoeder en urinewegen en dergelijke worden tot de uitwendige bloedingen gerekend. Uiteindelijk komt het bloed in de buitenwereld terecht. Als het niet direct als bloed wordt herkend, zijn er methoden om dit in het laboratorium vast te stellen.
Daarnaast kennen we *inwendige bloedingen*, naar het binnenste van het lichaam toe. Het bloed is niet zichtbaar, maar wordt wel aan de bloedbaan onttrokken, met als ernstigste gevolg een shock. Aan de shockverschijnselen herkennen we zo'n grote inwendige bloeding, plaatselijke pijn vestigt de aandacht op de plaats waar de bloeding zich afspeelt.
Voorbeelden van inwendig bloedverlies zijn:
- buitenbaarmoederlijke zwangerschap, die vergezeld gaat van bloedverlies naar de vrije buikholte
- miltscheur (miltruptuur), geeft ook bloedverlies naar de vrije buikholte. Een miltruptuur ontstaat door een trauma.

Bij bloedingen wordt behalve het onderscheid in uitwendige en inwendige bloedingen, ook onderscheid gemaakt in veneuze en arteriële bloedingen.

Veneuze bloedingen
De meeste bloedingen zijn veneus van aard, vooral die welke aan het oppervlak van het lichaam die zijn ontstaan door inwerking van beschadigende factoren. Dit komt doordat de venen meer aan het lichaamsoppervlak liggen; de slagaders zijn dieper verstopt. Een veneuze bloeding is te herkennen aan:
- de donkerrode kleur van het bloed
- het gelijkmatig uitvloeien van het bloed in de wond
- na droogdeppen welt het bloed het eerst op aan de wondkant die het verst van het hart af ligt.

De eerste hulp bij zo'n bloeding is de wond dichtdrukken, de bloeding stopt na enige tijd. Ook kan men het lichaamsdeel hoger leggen, waardoor aders leegstromen en de wond minder met bloed wordt gevuld. Bij grotere veneuze verwondingen is een drukverband wenselijk.

Arteriële bloedingen
Arteriële bloedingen komen (gelukkig) veel minder vaak voor. Vooral bloedingen in het lichaam zijn arterieel. Oorzaken voor arterieel bloedverlies vormen meestal ziekteprocessen in het lichaam, die de bloedvaten verzwakken en/of aanvreten. Voorbeelden zijn: ontstekingen, kankergezwellen en zweren. Ook traumata kunnen arteriële bloedingen veroorzaken (miltruptuur na een verkeersongeval, doorgesneden polsslagader). Een arteriële bloeding is te herkennen aan:
- de helderrode kleur van het bloed
- de pulsaties waarmee het bloed in de wond verschijnt
- na droogdeppen verschijnt het bloed aan de wondkant die naar het hart is gericht.

De eerste hulp bij een arteriële bloeding bestaat uit het dichtdrukken van de aanvoerende slagader, die tussen de wond en het hart moet liggen. Geschikte plaatsen zijn die waar de slagader dicht aan het oppervlak ligt en op vast onderliggend weefsel (bijv. bot) kan worden dichtgedrukt (afb. 8.11). De bloeding stopt niet geheel, omdat via omwegen nog bloed wordt aangevoerd. Het spuiten van bloed uit de wond vermindert echter sterk. Er kan voorzichtig een tourniquet worden gebruikt; echter bij grote slagaderlijke bloedingen aan de extremiteit heeft men vaak geen andere keus. Een tourniquet is een knevelverband dat zo strak om de extremiteit wordt gebonden dat de bloedvoorziening volledig wordt afgekneld en de slagaderlijke bloeding stopt. Het nadeel is dat de extremiteit vanaf dat moment geen zuurstof en voedingsstoffen meer ontvangt, wat geleidelijk leidt tot het afsterven van weefsels. Als er een knevelverband wordt aangelegd, moet altijd op de extremiteit vermeld worden op welk tijdstip dit is aangelegd. Een bloedende slagader moet uiteindelijk door een chirurg verder worden behandeld.

Trombose en longembolie

Trombose

Onder trombose verstaan we de aanwezigheid van een stolsel in een bloedvat, dat aan de wand van het vat vastzit. Zo'n stolsel, thrombus genoemd, sluit het vat geheel of gedeeltelijk af (afb. 8.12).
Onder normale omstandigheden stolt het bloed dat door onze vaten stroomt niet. Het komt voor dat vooral achter de venenkleppen stolseltjes worden gevormd, maar die worden door een tegenmechanisme snel opgelost. Stolsels moeten pas worden gevormd als het bloedvat beschadigd is en het bloed naar buiten stroomt. Het stolsel dicht het gat, waardoor leegbloeden wordt voorkomen. Bij een trombose zit er echter een stolsel in een gesloten vat. Hier blijkt dat de bloedstolling ter plekke is opgestart meestal omdat de binnenkant van het bloedvat is beschadigd. Op deze beschadiging hechten zich bloedplaatjes, die daarbij kapot gaan. Hieruit komen stoffen vrij die het stollingsproces in gang zetten, zodat er een thrombusmassa ontstaat.
Trombosevorming kan voorkomen in een arterie, in een vene en in een capillair. Veruit het meest zien we de veneuze trombose. De wanden van venen raken namelijk makkelijker beschadigd en de bloedstroom verloopt veel trager, vooral aan de beenvenen, waar de zwaartekracht als tegenwerkende kracht ook van invloed is. Hoe trager het bloed stroomt, des te gemakkelijker de stolling op gang komt. In slagaderen zijn vaak ziekteprocessen in de wand (atherosclerose) de oorzaak van beschadiging van de binnenkant van een vat. Een gevormde thrombus sluit een slagader geheel of gedeeltelijk af, waardoor de zuurstofvoorziening van de weefsels in gevaar komt. Voorbeelden van ziekte-

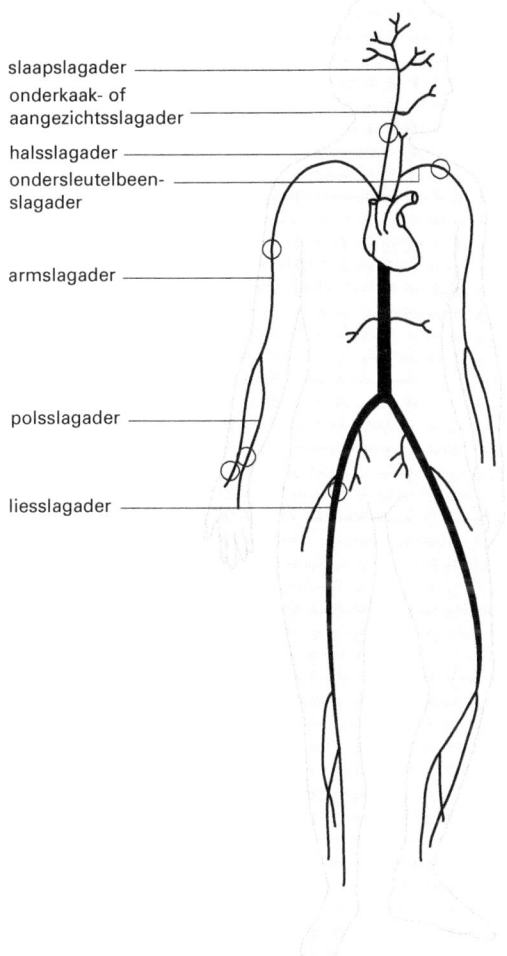

Afbeelding 8.11
Punten waar slagaders kunnen worden afgedrukt bij slagaderlijke bloedingen.

beelden die hierdoor ontstaan, zijn: het hartinfarct en de angina pectoris.

Factoren die trombose bevorderen
Factoren die trombosevorming versneld doen optreden zijn:
- Varices (spataderen). Dit zijn verwijde aders, waarin de venenkleppen niet meer functioneren, met als gevolg dat het bloed slecht wordt verplaatst: het pendelt als het ware heen en weer in het vat. De bloedstroom is vertraagd waardoor de stolling wordt bevorderd. Varices komen met name aan de benen voor.
- Phlebitis (aderontsteking). Hierbij is de binnenkant van het vat beschadigd. Het binnenoppervlak wordt ruw waardoor het stollingsproces in gang wordt gezet. Een phlebitis blijkt in de praktijk eigenlijk altijd een trombophlebitis te zijn.
- Immobilisatie. Trombosevorming wordt door immobilisatie in de hand gewerkt. De spierpomp die nodig is voor verplaatsing van het bloed in de beenvenen, wordt veel te weinig gebruikt. Vertraging van de bloedstroom treedt op. Tijdens een narcose, als een patiënt enkele uren achtereen onbeweeglijk op de operatietafel ligt, valt de spierpomp zelfs volledig uit.
- Uitdroging. Bij uitdroging is er een tekort aan vocht in het lichaam. Een van de gevolgen is dat het bloed 'stroperiger' wordt, waardoor het trager stroomt en er gemakkelijker een stolsel kan ontstaan.
- Bloeddrukdaling. Een te lage bloeddruk gaat vergezeld van een verslechterde en ook vertraagde circulatie.
- Kanker. Trombose wordt vaker gezien bij zorgvragers met kanker. Het aanvreten van bloedvaten kan de oorzaak zijn; ook in het bloed voorkomende stoffen kunnen de stolling vergemakkelijken, vooral in het eindstadium.
- Verhoogde stollingsneiging. Dit kan familiair voorkomen.

Verschijnselen
We bespreken alleen de verschijnselen van trombose aan de beenvenen, omdat deze trombose veruit het meest voorkomt. Welke symptomen bij een trombose aan de beenvenen aanwezig zijn, hangt samen met de plaats van de trombose en de vraag, of het vat door de thrombusmassa wel of niet wordt afgesloten.
Als de trombose *wandstandig* is en nog bloed laat passeren, zijn de verschijnselen:
- pijn in de kuit en/of knieholte
- het been is roder en dikker dan normaal
- bij achteroverbuigen van de voet wordt pijn in de kuit aangegeven (positief teken van Homan)
- aan de achterkant van het onderbeen is soms een versterkte veneuze tekening te zien
- vaak een lichte temperatuurstijging en tachycardie.

Het komt geregeld voor dat een wandstandige trombose opvallend weinig verschijnselen geeft, waardoor de diagnose wordt gemist. Dit zien we vooral bij een trombose in de diepere beenvenen: de *diepe veneuze trombose*. Het gevaar hiervan is dat een deel van de thrombusmassa kan loslaten en door het langsstromende bloed wordt meegevoerd, een *embolus* genoemd.
Behalve wandstandige trombose bestaat de *afsluitende trombose*. De verschijnselen zijn:
- het been is blauwrood, glanzend en dik, nogal pijnlijk en voelt warm aan
- lichte temperatuurverhoging en tachycardie.

De klachten zijn duidelijk, de diagnose wordt zelden gemist. De kans op embolus is gering, omdat het vat is afgesloten en er geen bloed langs stroomt.

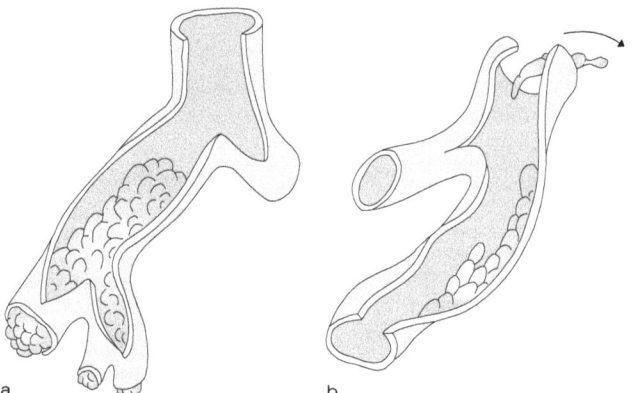

Afbeelding 8.12
a Afsluitende trombose
b Wandstandige trombose

Behandeling

Het is belangrijk de thrombusvorming te voorkomen, dus de behandeling moet in de eerste plaats *profylactisch* zijn. Dit is de reden waarom een zorgvrager snel, als het maar enigszins kan en verantwoord is, wordt gemobiliseerd.

Aan risicopatiënten (tot hen rekenen sommigen ook zorgvragers die tijdens een opname voor korte of langere tijd in bed moeten liggen) geeft men meestal intracutaan een lage dosis heparine. Het doel is trombose te voorkomen en niet, zoals vaak wordt gedacht, het oplossen van een trombose. Ook hier is dus sprake van profylaxe.

Is de trombose eenmaal aanwezig, dan wordt ook heparine gegeven, maar in een veel hogere dosering. Daarna kan op bijvoorbeeld Sintrom® worden overgegaan.

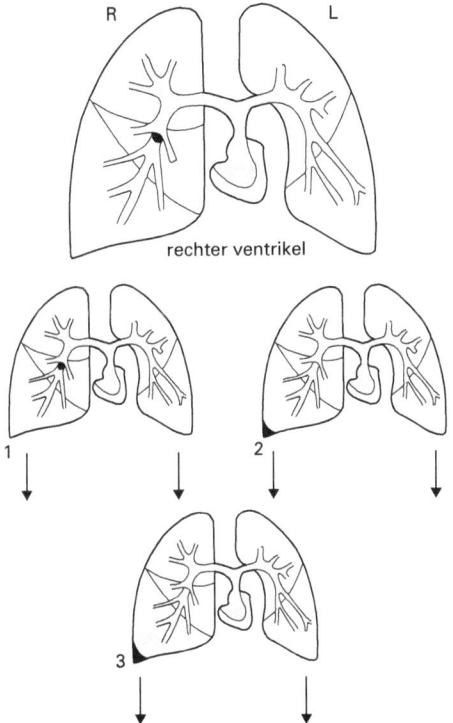

Afbeelding 8.13
Verschillende vormen van longembolie.

Longembolie

Een embolus is een losgeraakte thrombus die met de bloedstroom wordt meegevoerd. Eerst passeert deze embolus de steeds wijder wordende aderen. De problemen ontstaan als de embolus via het rechterhart in de longslagaders en zijn vertakkingen terechtkomt. De diameter van de vaten wordt steeds kleiner en ergens komt de embolus vast te zitten en wordt het bloedvat afgesloten. Dit is het beeld van de longembolie.

Welke klachten optreden, hangt sterk af van de grootte van de embolus. Als de hoofdtak van de longslagader wordt afgesloten, ontstaat een levensbedreigende situatie, terwijl een afgesloten kleine tak nauwelijks aanleiding tot klachten geeft. De symptomen bij een middelgrote longembolie zijn:
- de zorgvrager voelt zich plotseling onwel; er is onrust en angst, zeker op het moment van ontstaan
- pijn aan de aangedane zijde, toenemend bij adembewegingen
- soms wordt bloed opgehoest
- men ziet vaak een relatieve tachycardie, maar die is niet goed verklaarbaar.

Meestal wordt een thoraxfoto gemaakt, maar vaak is daarop niets te zien. De behandeling bestaat voornamelijk uit bedrust en heparine in hogere doseringen, zoals bij een trombose.

Atherosclerose

Hart- en vaatziekten zijn de belangrijkste oorzaken van ziekte en sterfte in onze westerse wereld. De boosdoener is atherosclerose, een ziekte van de slagaderwand die al op jonge leeftijd begint en omstreeks het vijftigste levensjaar zover is gevorderd dat klachten ontstaan, doordat verslechtering optreedt in de bloeddoorstroming van die vaten (afb. 8.14). Factoren die van invloed zijn op het ontstaan van atherosclerose zijn:
- roken van sigaretten
- verhoogde plasmacholesterolwaarde
- hypertensie
- overgewicht
- diabetes mellitus.

Veel van deze factoren hebben te maken met leefregels. Men hoopt dat door voorlichting de jongere generatie een verstandiger levenswijze gaat hanteren, waardoor in de toekomst atherosclerose minder vaak zal voorkomen. Gelukkig is de sterfte aan de gevolgen van atherosclerose de laatste jaren afgenomen door een duidelijk verbeterde behandeling. Er bestaat nu een langere levensduur dan voorheen. De ziekte is echter nog onverminderd onder onze bevolking aanwezig. Plaatsen waar atherosclerose vooral tot complicaties kan leiden, zijn de hersenvaten, de kransslagaders en de nierslagaders. Bij afwijkingen aan de kransslagaders leidt dit tot een aantal zo regelmatig voorkomende ziektebeelden, dat we daarop nader moeten ingaan.

Angina pectoris

Onder angina pectoris verstaan we een tijdelijk zuurstoftekort van de hartspier als gevolg van een te geringe bloedaanvoer. Dit veroorzaakt pijn, die lokaal achter het borstbeen, maar ook op andere plaatsen wordt ervaren. De pijn kan in rust aanwezig zijn, maar wordt in de meeste gevallen door bepaalde omstandigheden uitgelokt. Deze zijn:

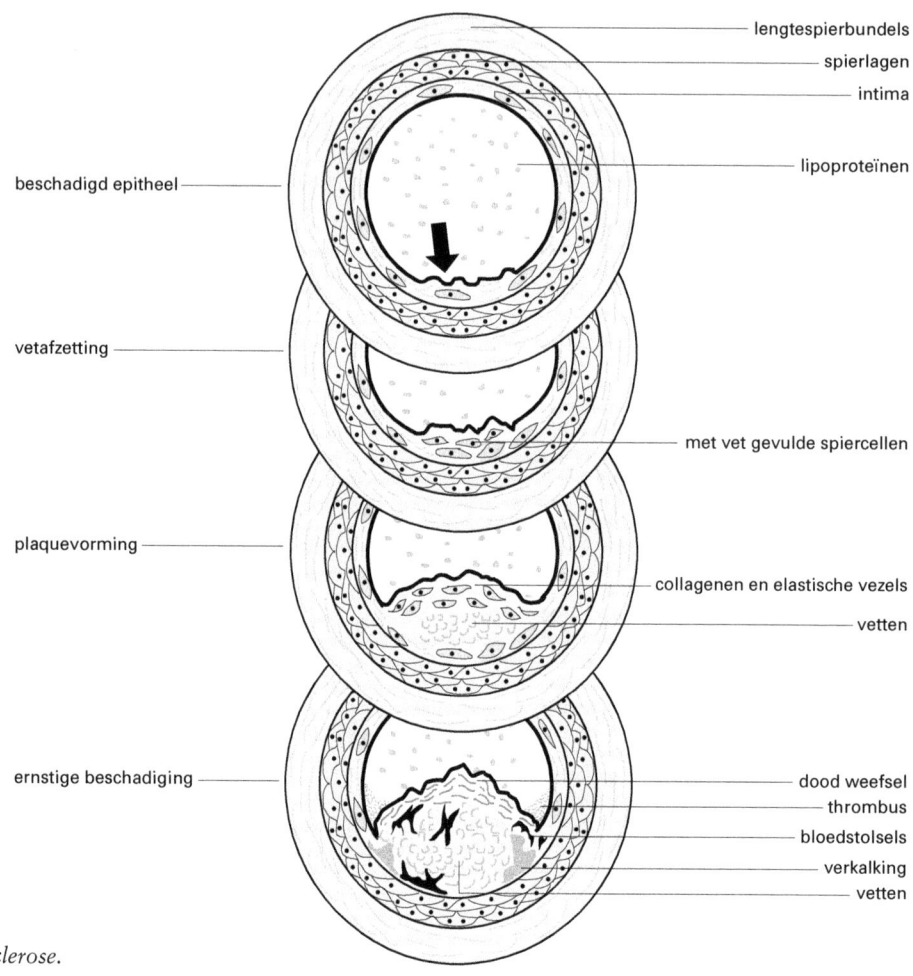

Afbeelding 8.14
Vormen van atherosclerose.

- Van het hart wordt een grotere krachtsinspanning gevraagd. Dan zal de bloedtoevoer ook moeten toenemen, wat normaal ook gebeurt, maar nu door de vernauwde vaten niet kan. Dit doet zich voor bij inspanning.
- De kransslagaders vernauwen zich enigszins. Dit gebeurt bij iedereen die in een koude omgeving (koud bed, koude omgevingstemperatuur) komt. Hetzelfde treedt op bij emoties. Wij merken daar verder niets van, maar als door de atherosclerose 'voorvernauwde' kransslagaders aanwezig zijn, treedt nu een zuurstoftekort op.
- Het hart krijgt in verhouding minder bloed aangevoerd. Dat doet zich voor als veel bloed naar de ingewanden wordt gestuurd, bijvoorbeeld als overvloedig is gegeten. Dit merken we gewoonlijk niet. De zorgvrager met reeds vernauwde kransslagaders krijgt echter weer pijn.

Tijdens de aanval is de zorgvrager angstig en vaak kortademig.

Als men aan angina pectoris lijdt, dan moet men klachtenuitlokkende momenten vermijden. Is de pijn reeds aanwezig, dan zal deze als ze na inspanning is ontstaan, afzakken als men zich rustig houdt. Bij emoties en te veel eten en dergelijke als oorzaak, lukt dit minder goed. In alle gevallen kan men vaatverwijdende medicijnen gebruiken, zoals nitrobaat. Dit medicijn kan men onder de tong leggen. Komen dagelijks vele aanvallen van pijn voor, dan is dit beangstigend voor de persoon en is het beter een onderhoudsdosering van het medicijn te geven. Tegenwoordig kan een pleister worden opgeplakt waarin nitrobaat zit, die de hele dag kleine hoeveelheden medicijn door de huid afgeeft.

Decompensatio cordis

De pompfunctie van het hart wordt door vier factoren beïnvloed:
- het aantal malen per minuut dat het hart samentrekt (frequentie)
- de kracht waarmee wordt samengetrokken (contractiliteit)
- de voorbelasting (preload); hieronder verstaat men de rekkingstoestand van de hartspiervezels vlak voor de samentrekking van het hart begint
- de nabelasting (afterload); de spanning in de hartspier die tijdens de samentrekking wordt ontwikkeld om het bloed weg te pompen.

Een gezond hart werkt zoals men ervan verwacht: het levert een hartminuutvolume (hoeveelheid bloed die per minuut wordt uitgepompt) aangepast aan de behoefte van het lichaam. Als de hartspier ziek is, pompt het hart onvoldoende door, omdat het er geen kracht voor heeft. Er treedt *decompensatio cordis* op. Door het onvoldoende doorpompen van het bloed hoopt dit zich voor het hart op en neemt de druk in de aders dus toe. Deze druk zet zich door tot in de capillairen en geeft aanleiding tot verscheidene meer of minder ernstige verschijnselen. Hierop wordt in het navolgende uitgebreid ingegaan.

Een decompensatio cordis ontstaat niet alleen bij een zieke hartspier, maar ook als het hart te veel wordt belast, bijvoorbeeld als het altijd tegen een te hoge druk in moet pompen. Deze situatie kan optreden als jarenlang hoge bloeddruk (hypertensie) bestaat. De afterload neemt toe, omdat de hoge bloeddruk in de aorta steeds een tegenwerkende kracht vormt waar tegenin gepompt moet worden (*drukbelasting*). Het kan ook zijn dat het hart extra veel bloed moet doorpompen en daardoor te veel wordt belast (volumebelasting). Dit ontstaat als het bloedvatenstelsel overvuld is of als het bloed nog eens het hart passeert terwijl het er net geweest is, bijvoorbeeld bij aangeboren hartafwijkingen. Bij een volumebelasting neemt met name de preload toe.

Bij decompensatio cordis spreken we voor het gemak over een linker- en een rechterhart. Beide kunnen afzonderlijk decompenseren en hebben ieder hun eigen verschijnselen, maar meestal gaat het om een combinatie van rechts en links decompensatio cordis.

Rechts decompensatio cordis (afb. 8.15)
Als de rechter harthelft niet goed doorpompt, ontstaat:
- verhoging van de centraal-veneuze druk
- verhoging van de druk vanuit de venae cavae tot in de capillairen
- verminderde doorbloeding van de weefsels door stuwing.

Verhoging van de centraal-veneuze druk
De centraal-veneuze bloeddruk is de druk in de grote aders van het lichaam, voornamelijk de venae cavae. Doordat het bloed niet goed wordt doorgepompt, stuwt het voor het hart en stijgt de druk in het aanvoerende bloedvat. Deze drukstijging is waar te nemen aan de buitenste halsader.

Verhoging van de druk vanuit de venae cavae tot in de capillairen
Als de druk in de vena cava is gestegen, is de druk in de aders die zich daar direct vóór bevinden ook gestegen. Hetzelfde geldt voor de aders die daar weer voor liggen enzovoort. Zo zet de toegenomen druk zich voort tot in de capillairen, die het bloed uiteindelijk afgeven aan de holle aders. Het gevolg daarvan is:
- Stuwing van de lever, die daardoor groot wordt en een pijnlijk opgezet gevoel in de bovenbuik (vaak de maagstreek) geeft.
- Stuwing van de nieren, waardoor de bloeddoorstroming door de nieren wordt vertraagd, en minder, zij het sterk geconcentreerde urine wordt geproduceerd (*stuwingsurine*).
- Oedeemvorming; cardiaal oedeem vormt zich heel duidelijk onder invloed van de zwaartekracht, vooral aan de benen en bij bedlegerigen aan de billen en de bovenbenen.
- Ascitesvorming (ascites = vocht in de vrije buikholte); dit gebeurt op vergelijkbare wijze als oedeemvorming. In het buikgebied neemt door de leverstuwing de hydrostatische druk in de capillairen toe en treedt vocht uit in de vrije buikholte. Ascites geeft een opgezet gevoel en gebrek aan eetlust.
- Hydrothorax (vorming van vocht in de pleuraholte); dit gebeurt op dezelfde wijze als bij oedeemvorming door verhoogde hydrostatische druk. Het vocht treedt niet uit in weefsels, maar in de pleuraholte. Een hydrothorax geeft ademhalingsklachten, eventueel met cyanose en soms prikkelhoest.

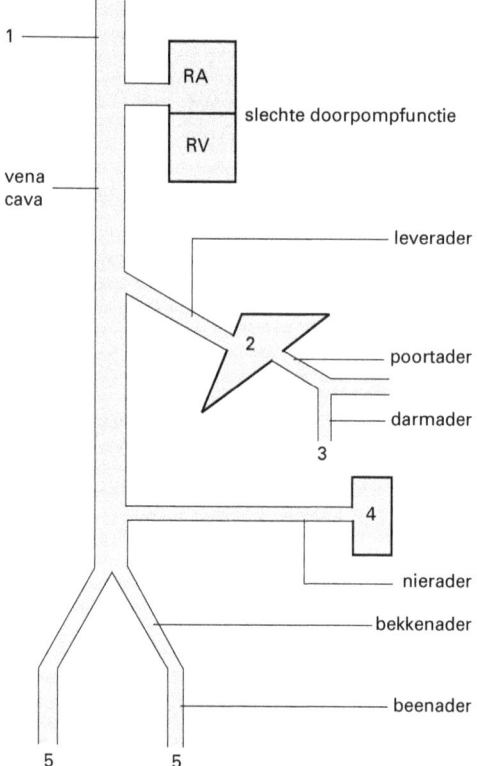

Afbeelding 8.15
Schematische weergave van de gevolgen van een rechts decompensatio cordis.
RA = rechter atrium
RV = rechter ventrikel
1 *Doordat het bloed slecht wordt doorgepompt stijgt de druk in de vena cava.*
2 *Dit leidt tot stuwing en opzwelling van de lever.*
3 *De hydrostatische druk in de darmcapillairen stijgt waardoor ascites ontstaat.*
4 *Door stuwing van de nieren functioneren deze slechter.*
5 *De gestegen hydrostatische druk in de benen leidt tot oedeemvorming.*

Verminderde doorbloeding van de weefsels door stuwing
Het gevolg hiervan is dat wordt geklaagd over koude extremiteiten.

Links decompensatio cordis (afb. 8.16)
Schiet de linker harthelft te kort in de doorpompfunctie, dan veroorzaakt dat een stijging van de druk in de longaders en hun vertakkingen.

Stijging van de druk in de longaders en hun vertakkingen
Net als bij de rechts decompensatio cordis zet een gestegen bloeddruk in de longaders zich voort in een stijging van de hydrostatische druk in de capillairen van de long. De gevolgen daarvan kunnen zijn:

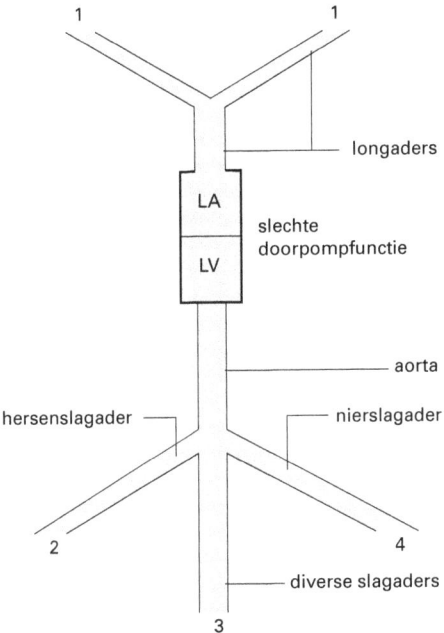

Afbeelding 8.16
Schematische weergave van de gevolgen van een links decompensatio cordis.
LA = linker atrium
LV = linker ventrikel
1 *Doordat het bloed slecht wordt doorgepompt, stijgt de druk in de longaders, hierdoor ontwikkelen zich een dyspnoe en longoedeem.*
2 *De aanvoer van bloed naar de hersenen (via de hersenslagader) raakt gestoord, dit kan allerlei neurologische verschijnselen tot gevolg hebben.*
3 *De nierdoorstroming is gestoord, dit leidt tot water- en zoutretentie.*
4 *De doorstroming van diverse andere slagaders in het lichaam is gestoord, in de huid geeft dit bijv. aanleiding tot bleekgrauwe verkleuring.*

– Dyspnoe: een bemoeilijkte ademhaling die kortademigheid en benauwdheid veroorzaakt. Het eerst valt dit op bij inspanning, daarna ook in rust. De dyspnoe denkt men te verklaren uit het minder soepel worden van de longen, doordat de bloedvaten overvuld zijn (zie voor dyspnoe ook 8.3.2). De dyspnoe in rust ontstaat vaak aanvalsgewijs (en wordt daarom *asthma cardiale* genoemd) door sterke vernauwing van de luchtpijptakjes die ontstaan door zwelling van in de wanden aanwezige bloedvaten. Bovendien hoopt zich oedeem op tussen de longblaasjes en de capillairen, waardoor de uitwisseling van zuurstof wordt vertraagd en bemoeilijkt. Luchtpijptakjes vernauwen door de overvulde bloedvaten, waardoor soms piepen op de borst ontstaat. Deze asthma cardiale treedt het meest in de voornacht op, als de lichaamskern door het gaan liggen meer bloed heeft aangevoerd gekregen dat in de longen blijft hangen. Op de dag, wanneer de zorgvrager zit, in beweging is of rechtop staat, hoopt zich onder invloed van de zwaartekracht veel vocht op in de benen. In liggende positie is de invloed van de zwaartekracht minder, het lichaam is in rust en het hart kan zijn functie beter aan, dus wordt het vocht uit de benen weer in de bloedbaan opgenomen. Het verplaatst zich onder andere naar de longen, met bovengenoemde gevolgen. De dyspnoe vermindert als men gaat zitten. De zorgvrager heeft zichzelf dan al geleerd met verscheidene kussens te slapen en bij erge benauwdheid rechtop te gaan zitten. Een droge prikkelhoest kan de overvulling van de longvaten begeleiden.
– Longoedeem; dan is de longstuwing zo ernstig, dat niet alleen vocht in het weefsel uittreedt, maar ook in de longblaasjes. Deze situatie is levensbedreigend en als niet snel hulp wordt geboden, kan de zorgvrager overlijden. Er wordt rozig (door aanwezige erytrocyten) schuimend sputum geproduceerd en de zorgvrager is erg benauwd. Doordat de gasuitwisseling ernstig verstoord raakt, wordt de zorgvrager cyanotisch (blauw).
– Hydrothorax; door de longstuwing treedt uit de haarvaten die aan de pleuraholte grenzen vocht in die holte uit.

Zowel bij links als bij rechts decompensatio cordis treedt oedeemvorming op. In feite raakt het lichaam overvuld met water, waardoor de decompensatio cordis alleen nog kan verergeren en er een vicieuze cirkel ontstaat. Het oedeem dat zich overdag vormt, wordt 's nachts weer uitgeplast. Het hart vervult als het lichaam in rust is beter zijn functie en de oedemen worden gemobiliseerd. Er ontstaat *nycturie*: de zorgvrager plast 's nachts meer dan overdag. Oedeem en ook nycturie zie je het meest bij rechts decompensatio cordis.

Behandeling

De behandeling van de decompensatio cordis is primair gericht op herstel van de circulatie. Maatregelen daarvoor zijn:
- bedrust
- geneesmiddelen die de werking van het hart verbeteren, zoals digoxine
- geneesmiddelen die de vaatvulling verminderen, waarvoor diuretica worden gebruikt, zoals het bekende middel Lasix®, die voor vermindering van de preload zorgen
- geneesmiddelen die de perifere vaten verwijden, zodat het hart het eenvoudiger krijgt, ze verminderen de afterload. Een voorbeeld is Renitec®.

Het is belangrijk de oorzaak van de decompensatio cordis op te sporen en te behandelen; die ligt lang niet altijd in het hart.

Hartinfarct

We spreken van een hartinfarct als een deel van de hartspier geen bloedaanvoer meer krijgt en afsterft. Hartinfarcten komen meestal voor bij personen die al jaren angina pectoris hebben. Je kunt het beschouwen als een verergering van de situatie. Een hartinfarct komt van licht tot zeer zwaar voor. Een licht infarct geeft weinig verschijnselen, men kan zich grieperig voelen. Een zwaar infarct kan direct tot de dood leiden. Bij een 'gemiddeld' infarct zijn de symptomen:
- plotseling heftige pijn in de thorax; de pijn vermindert niet na toediening van nitrobaat

	1	2	3	4	6	8
leeftijd	10-20	21-30	31-40	41-50	51-60	60+
	1	2	4	5	6	7
geslacht	vrouw onder de 40	vrouw 40-50	vrouw na menopauze	man 25-44	man 45-64	man 65+
	1	2	3	4	6	7
erfelijkheid	niemand in familie met hartafwijking	1 familielid met hartafw. 60+	2 familieleden met hartafw. 60+	1 familielid met hartafw. 60-	2 familieleden met hartafw. 60-	3 familieleden met hartafw. 60-
	0	1	2	3	5	7
gewicht	2,5 kg onder normaal	0,5 tot 2,5 kg boven normaal	3 tot 10 kg boven normaal	11,5 tot 17,5 kg boven normaal	18 tot 25 kg boven normaal	25,5 tot 32,5 kg boven normaal
	0	1	2	4	6	10
roken	niet-roker	sigaar of pijp	1 tot 10 sig. per dag	11 tot 20 sig. per dag	21 tot 30 sig. per dag	30 en meer sig. per dag
	1	2	3	5	6	8
beweging	intensief werk, veel beweging	matig werk, matig beweging	zittend werk, intens. beweging	zittend werk, matig beweging	zittend werk, weinig beweging	helemaal geen beweging
	1	2	3	4	5	7
chloresterol- en vetgebruik	laag cholesterol % helemaal niets	gem. laag chol. % weinig	chol. % borderline weinig	chol. % hoog, matig	chol. % te hoog, veel	chol. % zeer hoog veel
	1	2	3	4	6	8
bloeddruk (systole)	100	120	140	160	180	200+

Afbeelding 8.17
Risicofactoren hartaanval.

- bandgevoel in de thorax, alsof er een band wordt 'aangesnoerd'; dit is ook vaak bij angina pectoris het geval, maar houdt dan niet lang aan; door nitrobaat zakt het vrij snel af
- angst en onrust
- vegetatieve verschijnselen, zoals misselijkheid, braken, bleekheid, sterk transpireren
- afhankelijk van de ernst een tekortschieten in de circulatie met eventueel shock (acute fase) en decompensatio cordis (chronische fase).

De behandeling moet in het acute stadium plaatsvinden op de coronary care unit van het ziekenhuis, een speciale afdeling met gespecialiseerde verpleging en bewakingsapparatuur.
De behandeling bestaat uit het geven van geneesmiddelen:
- sedativa (rustgevende middelen), zoals Valium® om de angst en onrust van de zorgvrager te verminderen en de pijn te verzachten
- pijnstillende middelen
- anticoagulantia, zoals Sintrom® als antistollingstherapie
- Streptase®, een middel om het stolsel op te lossen. Daardoor wordt de ingangsgrootte beperkt, de restfunctie van het hart groter en de overlevingskans beter.
- toediening van zuurstof.

Na de acute fase wordt de zorgvrager naar een andere afdeling overgebracht. Men begint langzaam met mobiliseren. De mate van mobilisatie wordt bepaald door de uitslagen van de polsfrequentie, de bloeddruk en de ECG. De behandeling met zuurstof en streptase wordt dan gestopt; met sedativa en pijnstillers stopt men als de zorgvrager deze niet meer nodig heeft. Anticoagulantia kan de zorgvrager nog jaren moeten gebruiken, maar in een lagere dosis. Ook krijgt hij leefregels mee om herhaling te voorkomen, zoals cholesterolarm, eventueel natriumbeperkt dieet, stoppen met roken en voldoende lichaamsbeweging (afb. 8.17).

8.2.3 Huidafwijkingen als gevolg van circulatiestoornissen

Door het tekortschieten van de arteriële of veneuze circulatie ontstaan aan de huid afwijkingen, die langdurig aanwezig kunnen zijn en weinig neiging tot genezing vertonen. De ontstane wonden kunnen grote afmetingen aannemen en een duidelijke belasting voor de zorgvrager inhouden. In het ergste geval moet tot amputatie van het lichaamsdeel worden overgegaan.

Open been (ulcus cruris)

Een ulcus cruris (afb. 8.18) komt vooral voor bij personen met spataderen (varices). Spataderen zijn sterk verwijde venen, waardoor de aanwezige venenkleppen niet meer functioneren, met als gevolg dat het bloed zich moeilijker in de richting van het hart verplaatst en zich ophoopt in de aders. Het afvloeien van vocht uit de tussenruimte wordt daardoor belemmerd, en er ontstaat oedeem. Ook vindt vertraging in de weefselvloeistofstroom plaats, waardoor het onderhoud van weefsels verslechtert. De weefsels worden kwetsbaarder en van een vanzelfsprekend herstel bij een verwonding is nauwelijks sprake. Een wondje blijft lang bestaan en wordt gemakkelijk groter en dieper. Er ontstaat een ulcus dat weinig neiging tot genezing vertoont en bovendien gemakkelijk geïnfecteerd raakt. Het ulcus cruris zit meestal aan de binnenkant van het onderbeen vlak boven de enkel.

De behandeling bestaat uit het bevorderen van de veneuze afvloeiing, zoals het hoog leggen van het been, het dragen van een elastische kous en dergelijke. Uit de wond moet al het dode weefsel worden verwijderd, rust en eventuele specifieke maatregelen voor het verbinden van de wond moeten

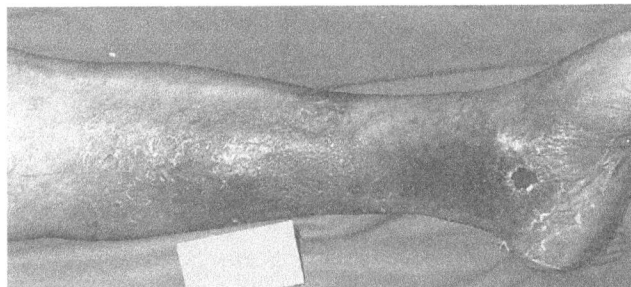

Afbeelding 8.18
Een ulcus cruris. Het ulcus bevindt zich op de typische plaats, een handbreed boven de binnenenkel. De omgeving is blauwrood verkleurd en gepigmenteerd.

uiteindelijk het herstel inleiden. Op den duur zal de wond dichtgranuleren (met granulatieweefsel) en zal de huid eroverheen groeien. Vaak lukt dat niet geheel door het grote epitheeldefect en wordt de rest met littekenweefsel opgevuld.

Necrose (gangreen)

Onder gangreen (afb. 8.19) verstaan we weefselversterf als gevolg van een verslechterde slagaderlijke bloedvoorziening, meestal optredend aan de lichaamsuiteinden en dan vooral de tenen. Gangreen komt met name voor bij ouderen, omdat op oudere leeftijd slagaderverkalking (atherosclerose/arteriosclerose), de belangrijkste oorzaak van gangreen, vaker voorkomt. Suikerpatiënten hebben een verhoogde kans op gangreen, omdat bij hen slagaderverkalking vaker voorkomt en zij nog andere stoornissen kunnen hebben die gangreen bevorderen. Een kleine verwonding is genoeg om het weefselversterf in te leiden en het is daarom zaak het lichaam geregeld op wondjes te inspecteren en deze goed te verzorgen. Teennagels knippen moet aan een goede pedicure worden overgelaten.

Gangreen kenmerkt zich door zwarte verkleuring van weefsel dat als afgestorven moet worden beschouwd. Er is veel pijn. Het dode weefsel droogt in (mummificatie of droog gangreen, vaak simpelweg necrose genoemd) en kan spontaan afvallen. Als het dode weefsel geïnfecteerd raakt, dan ontstaat nat gangreen, dat een onaangename geur heeft en veel gevaarlijker is. Vanuit gangreen komen giftige producten in de bloedbaan terecht, waardoor de zorgvrager erg ziek wordt en hoge koorts heeft. Het omliggende weefsel ontsteekt mee en er ontstaat een warmrode afgrenzing (demarcatiezone) tussen het gangreen en het gezonde weefsel.

Is gangreen aanwezig, dan moet je dit goed droog houden; eventueel kun je een bacteriëndodend poeder gebruiken. Mobilisatie moet worden bevorderd. Pas in laatste instantie wordt tot amputatie besloten.

Decubitus

Onder decubitus ('doorligplek') verstaan we een gebied van versterf van de huid dat in de meeste gevallen reikt tot in het onderhuidse weefsel. Decubitus is een bekende bedcomplicatie: als verzorgende heb je de belangrijke taak om dit te voorkomen en, als toch afwijkingen optreden, deze te helpen behandelen. Het afsterven van weefsel is een direct gevolg van onvoldoende voeding van de weefsels, doordat de bloeddoorstroming tekortschiet. Dit kan ontstaan door uitwendige druk op de huid of door druk van het lichaam op de onderlaag. Ook kunnen schuifkrachten de vaatjes knikken of afscheuren.

Behalve deze druk- en schuifkrachten, die de directe aanleiding voor decubitus-ontwikkeling vormen, kennen we een groot aantal decubitus-bevorderende factoren, zoals:

Vochtigheid van de huid
Als de huid vochtiger is, neemt de weerstand tussen huid en contactlaag toe, waardoor de kans op beschadigende schuifkrachten wordt vergroot. Transpiratie, zoals bij koorts of een warme omgevingstemperatuur, en incontinentie zijn voorbeelden van het toenemen van de huidvochtigheid. Bij dikke mensen kan sneller decubitus ontstaan, omdat zij in de regel meer transpireren dan normaal, nog afgezien van het feit dat bij hen de druk- en schuifkrachten veel groter zijn.

Grote mate van immobiliteit
Langdurig in dezelfde houding liggen, zoals bij bewusteloosheid of ernstige neurologische aandoeningen of welke andere immobiliserende aandoening ook, werkt sterk bevorderend op het ontstaan van decubitus.

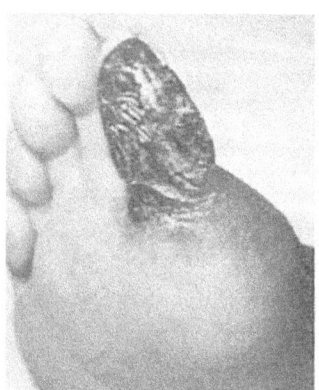
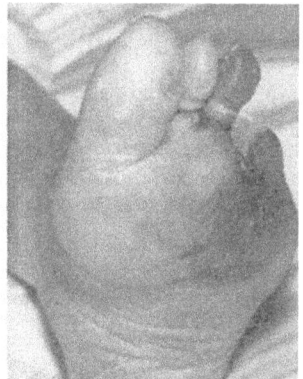

Afbeelding 8.19
Gangreen aan de voeten.

Slechter onderhoud van weefsels
Verschillende oorzaken kunnen daartoe aanleiding geven:
- Een *slechte circulatie* (plaatselijk of algemeen) heeft tot gevolg dat de weefseldoorstroming vermindert, waardoor de cellen een tekort aan voedingsstoffen en zuurstof krijgen. Ze zijn daardoor kwetsbaarder en huiddefecten treden dan sneller op.
- *Bloedarmoede (anemie)*; het tekort aan rode bloedkleurstof houdt ook een relatief tekort aan zuurstof in, waardoor de celstofwisseling en het weefselonderhoud nadelig worden beïnvloed.
- Een *slechte longfunctie*, waardoor de gasuitwisseling is verstoord, leidt ook tot een tekort aan zuurstof in de weefsels.
- *Stoornissen in de stofwisseling*, zoals bij diabetes mellitus, verminderen de weerbaarheid van de weefsels.
- *Voedingsdeficiënties* leiden tot een tekort aan voedingsstoffen en energie, waardoor de celfysiologie slechter verloopt.
- Bij *cachexie (uittering)*, zoals voorkomend in de eindfase van ernstige ziekteprocessen als kanker, wordt in het lichaam meer afgebroken dan opgebouwd.

Verminderd gevoel (ook pijngevoel)
Er wordt niet tijdig gereageerd op doorliggen. Zo'n situatie kan zich voordoen bij bewusteloosheid of ernstige neurologische aandoeningen, zoals een dwarslaesie. Ondertemperatuur van het lichaam gaat ook vergezeld van een verminderd

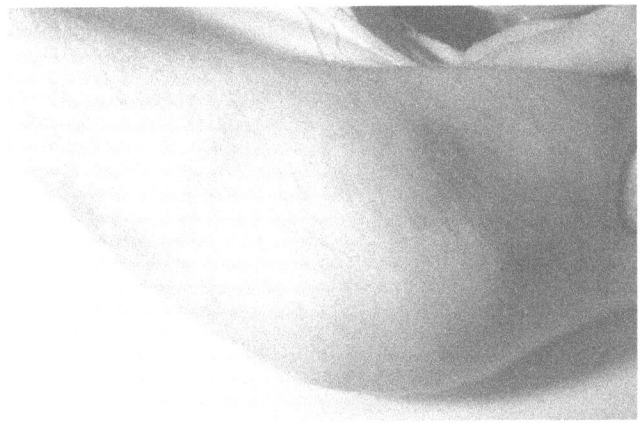
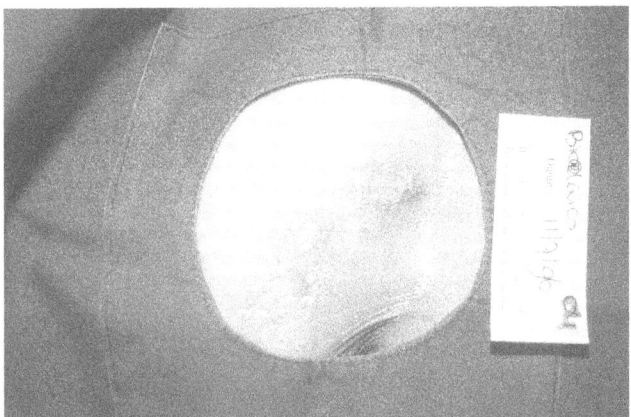
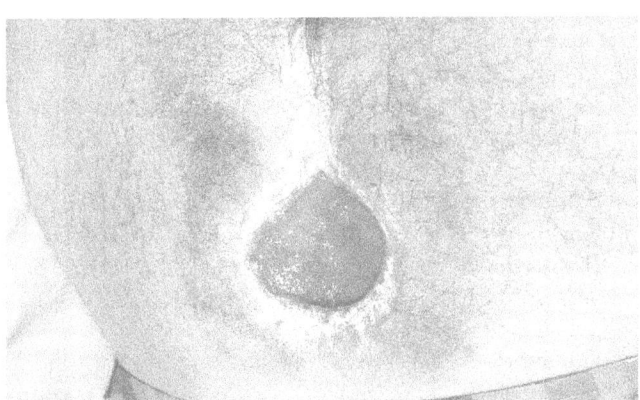
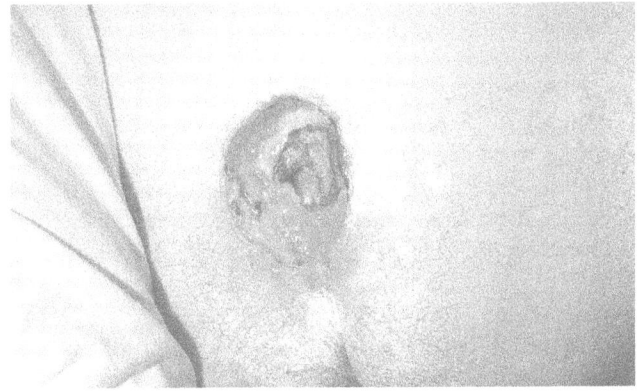

Afbeelding 8.20
Vier stadia van decubitus (bron: Academisch Ziekenhuis Rotterdam, afdeling Dermatologie).

gevoel. Bedenk dat het gebruik van slaap- of kalmeringsmiddelen een verminderde reactie van de zorgvrager kan inhouden. Uiteraard verminderen pijnstillers pijnsensaties.

Lichaamsgewicht
Hoewel decubitus sneller bij dikke mensen verschijnt, zien we nogal eens dat ook erg magere mensen decubitus krijgen. Vaak ligt bij hen de huid vlak over de botdelen, waardoor de druk- en schuifkrachten worden versterkt.

Leeftijd
Decubitus zien we vooral bij oudere mensen. Bij veroudering wordt de bloedvoorziening er niet beter op en neemt de kwaliteit van weefsels af.

Hoe ziet decubitus er uit?
Decubitus (afb. 8.20) kenmerkt zich door de aanwezigheid van een meestal grote ulcus, waarin soms een vuist kan verdwijnen. Veelal zijn necrotisch weefsel en pus aanwezig. Is in de wond granulatieweefsel aanwezig, dan duidt dit op herstel; er moet voorzichtig mee worden omgegaan, want het is kwetsbaar en bloedt gemakkelijk.
Het pus kan streptokokken, stafylokokken, de colibacil of de pseudomonasbacil bevatten.

Decubitus-stadia
In de decubitus-ontwikkeling zijn vier stadia te onderscheiden.
- 1: Roodheid van de huid, die niet verdwijnt als de druk wordt weggenomen of de circulatie ter plaatse wordt gestimuleerd.
- 2: De samenhang van de huid is verbroken, al beperkt dit zich tot de epidermislaag.
- 3: De wond strekt zich naar de diepte uit tot in de onderhuidse vetlaag.
- 4: De huid is maximaal beschadigd, onderhuidse structuren als peesblad, pees en bot komen bloot te liggen.

Plaats van decubitus
De plaats van decubitus is onder meer afhankelijk van de wijze waarop de zorgvrager ligt (afb. 8.21):
- Bij rugligging: aan stuit, hielen en schouderbladen. Ook aan het achterhoofd is mogelijk.
- Bij zijligging: aan de knieën, enkels, heupen, schouders en oren.
- Bij buikligging: vooral aan kin en voorste bekkenkam.
- In zittende houding: aan stuit, heupen en zitbeen.

Complicaties
De volgende complicaties kunnen bij decubitus optreden:
- Onder de huid breidt het proces zich naar opzij uit; de werkelijke wond is veel groter dan in eerste instantie wordt gedacht.
- Zo'n grote en langdurige weefselbeschadiging als bij decubitus brengt altijd een begeleidende ontsteking met zich, die zich kan uitbreiden naar diepere weefsels, botten en gewrichten.
- Een decubitus ulcus bevat vele micro-organismen, waarvan sommige tot sepsis (bloedvergiftiging) kunnen leiden. Die dreiging is heel reëel, omdat zorgvragers met decubitus meestal een verminderde weerstand bezitten.

Preventie en behandeling
Zoals al eerder genoemd, speelt de verzorgende zowel bij de preventie als bij de behandeling van decubitus een belangrijke rol. Je moet inschatten wanneer sprake is van een verhoogde kans op decubitus. In veel gevallen (maar niet altijd!) wordt door gerichte preventieve maatregelen het ontstaan ervan voorkomen. Bij de behandeling is de rol van de verzorgende zowel uitvoerend als coördinerend. Hoe de behandeling wordt uitgevoerd, is per instelling verschillend. In alle gevallen komt het er echter op neer dat het scheppen van voorwaarden voor de genezing centraal staat. Daaraan dragen ook de volgende *medische maatregelen* bij:
- Verwijderen van dood weefsel; als dit chirurgisch niet mogelijk is, wordt bijvoorbeeld elastasezalf gebruikt.
- Voorkomen van plaatselijke infecties; zijn die er toch, dan moet efficiënte bestrijding volgen. Het is van belang dat er een bacteriële kweek afgenomen wordt bijvoorbeeld aan het begin van de behandeling, maar zeker ook als er van een stinkende wond sprake is. Infecties vertragen de wondgenezing sterk!
- Goed wondafdekmateriaal gebruiken; een warm en vochtig milieu doet de wond sneller genezen. Het verband mag echter nooit te sterk afsluiten.
- De algemene conditie van de zorgvrager verbeteren.

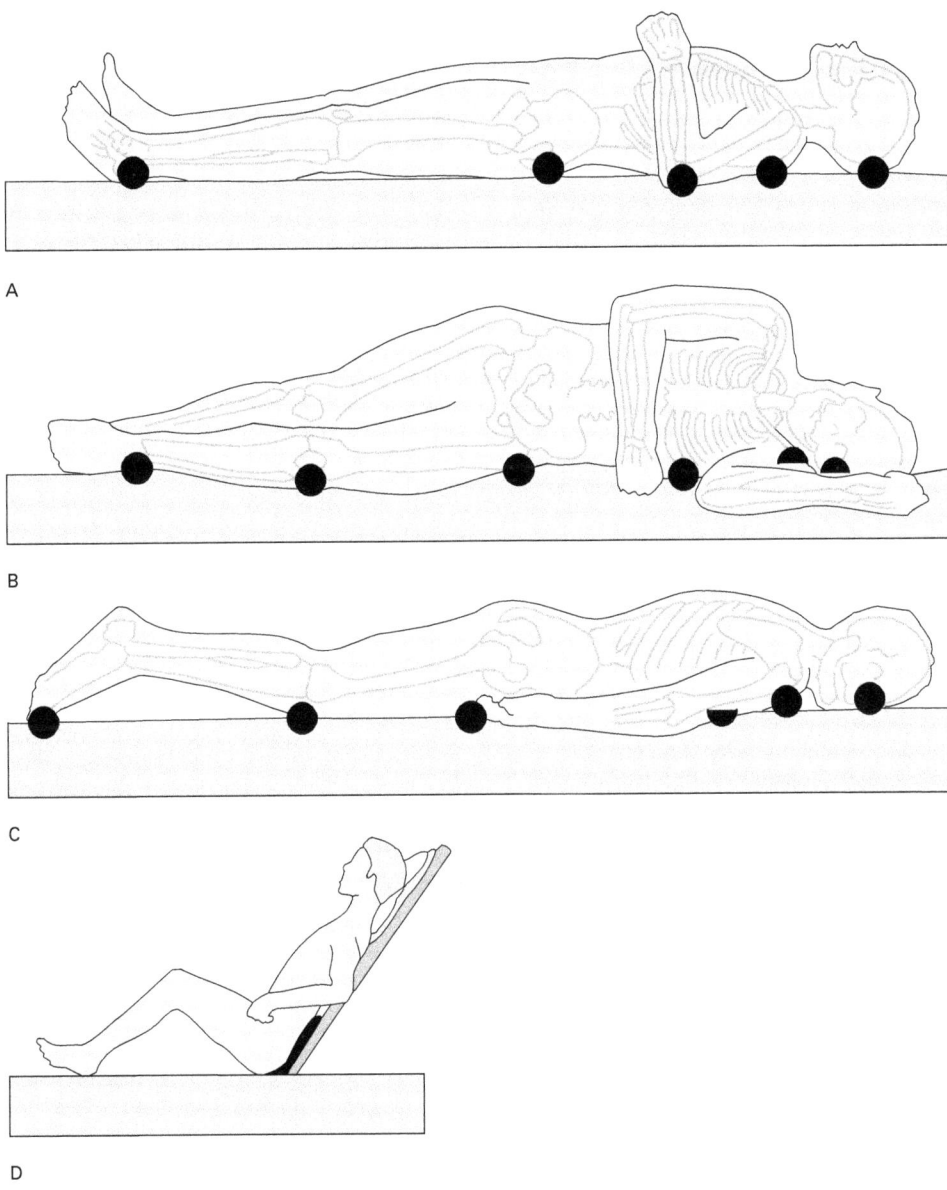

Afbeelding 8.21
Drukpunten bij liggen.
A op de rug
B op de zij
C op de buik
D in Fowler-houding.

8.3 Gezondheidsproblemen met betrekking tot de ademhaling

LEERDOELEN

Als je deze paragraaf hebt bestudeerd, heb je kennis van en inzicht in de volgende gezondheidsproblemen:
- de verschillende klachten van aandoeningen van de bovenste luchtwegen
- de verschillende klachten van aandoeningen van de luchtwegen, longen en pleurae
- de verschillende vormen van sputum
- verschillende afwijkingen in frequentie en diepte van de ademhaling
- de ziektebeelden CARA, ontstekingen van long en luchtwegen, het longcarcinoom en de pneumothorax.

De ademhalingsorganen verdelen we in de bovenste en onderste luchtwegen. Tot de bovenste luchtwegen behoren de neusholte (eventueel de mondholte), de neusbijholten en de keelholte. Tot de onderste luchtwegen worden gerekend het strottehoofd, de trachea, de grotere en kleinere luchtpijptakken en de longblaasjes (longen). In beide delen van de ademhalingsweg komen gezondheidsproblemen voor, die aanleiding tot klachten geven. Deze klachten worden onderscheiden in *algemene* verschijnselen, zoals malaise of koorts, en *specifieke* verschijnselen, die betrekking hebben op het deel van de ademhalingsweg dat ziek is.

8.3.1 Klachten door aandoeningen van de bovenste luchtwegen

Specifieke verschijnselen van ziekten van de bovenste luchtwegen zijn: loopneus, verstopte neus, niesbuien, vaak jeuk aan de neus. Jeukende en tranende ogen kunnen tegelijk met de neusklachten optreden. De meest voorkomende aandoening is rhinitis.

Rhinitis

Een rhinitis is een ontsteking van het neusslijmvlies. Daarvan kennen we verschillende vormen. De bekendste is de gewone neusverkoudheid. De oorzaak is in de regel een infectie met het rhino- of adenovirus. Het neusepitheel wordt door het virus beschadigd, waardoor ontstekingsverschijnselen optreden. Hierdoor ontstaat zwelling (verstopte neus). Het gaat om een slijmvliesontsteking, dus worden de aanwezige slijmproducerende klieren, waarschijnlijk door de versterkte bloeddoorstroming, aangezet tot het maken van veel vocht, waardoor een loopneus ontstaat. Prikkeling, onder andere van het aanwezige extra vocht, veroorzaakt niezen. Dit is een reflexbeweging waarbij, op dezelfde wijze als bij hoesten, in de thorax (borstkas) druk wordt opgebouwd. Er volgt nu een explosieve uitademing door de neus, waarbij stoffen die er niet thuishoren naar buiten worden geblazen. Na een dag zijn de verschijnselen al sterk afgenomen; de neusuitvloed wordt minder vochtig en kan een gelige kleur krijgen. Dit komt door een secundaire bacteriële infectie, die gemakkelijk kan ontstaan doordat het trilhaarepitheel door het virus is beschadigd.

Sommige mensen zijn heel vaak verkouden; dan gaat het niet meer om een gewone verkoudheid, maar is een te sterke gevoeligheid van het neusslijmvlies de oorzaak van de klachten. Allerlei prikkels van allergische en niet-allergische aard kunnen nu een ontstekingsreactie uitlokken en aanleiding geven tot bovengenoemde klachten. Deze hyperreactiviteit van het neusslijmvlies is aangeboren; een eventuele allergie die aanleiding geeft tot de neusklachten is overgeërfd.

Een voorbeeld van een allergische rhinitis is hooikoorts. Een allergische rhinitis gaat vaak gepaard met niesbuien en jeuk aan de neus. Je ziet dit laatste, doordat de persoon in kwestie vaak aan zijn neuspunt wrijft. Bij kinderen zie je, doordat ze steeds de neus 'afvegen' door met hun hand van onder naar boven erlangs te gaan, een dwarse plooi op de neusrug ontstaan. In één oogopslag is daaraan een 'allergische neus' te herkennen. Volwassenen snuiten netjes hun neus en hebben geen dwarse plooi meer. Met name een allergische rhinitis gaat vergezeld van jeukende, tranende ogen: de conjunctivae zijn ook ontstoken.

Bij elke vorm van rhinitis geven slijmvlieslinkende neusdruppels of sprays verlichting; een gevaar van langdurig gebruik is dat het slijmvlies beschadigd raakt. Een virale rhinitis moet uitzieken. Bij een allergische rhinitis kan worden uitgetest waarvoor men allergisch is, waardoor mogelijk het contact met het allergeen is te vermijden. Anti-allergische geneesmiddelen bieden soms uitkomst.

Sinusitis

Neusklachten kunnen, vooral als ze langer aanwezig zijn, worden gecompliceerd door een neusbijholte-ontsteking of sinusitis. Door het gezwollen neusslijmvlies wordt de uitvoergang van de neusbijholte naar de neusholte afgesloten, waarna ontsteking van de neusbijholte volgt.
Het is duidelijk dat personen met een allergische rhinitis vaak te kampen hebben met een sinusitis, die bij hen zelfs chronische vormen kan aannemen. Verschijnselen bij een sinusitis zijn:
– pijn in het aangezicht waar de aangedane neusbijholte zich bevindt; de pijn neemt toe bij bukken en persen
– plotseling een vieze neusuitvloed
– koorts.

De klachten zijn het meest uitgesproken bij een acute vorm. De behandeling bestaat uit neusdruppels, die het slijmvlies doen slinken waardoor de uitgang weer opengaat. Eventueel worden antibiotica gegeven.

8.3.2 Klachten bij aandoeningen van de luchtwegen, longen en pleurae

Specifieke verschijnselen bij ziekten van de luchtwegen, longen en pleurae zijn: hoesten, opgeven van sputum, dyspnoe, pijn en piepende en brommende geluiden bij de ademhaling, afwijkingen in ademfrequentie en diepte van de ademhaling.

Hoesten

Hoesten is een explosief verlopende, heftige uitademing. De lucht verplaatst zich met grote snelheid naar buiten. Het doel van hoesten is prikkelende stoffen, schadelijke voorwerpen en ook overtollig slijm en ontstekingsproducten en andere door ziekteprocessen veroorzaakte producten uit de luchtweg te verwijderen. In dat geval spreken we van een *productieve hoest*. Er kan ook een *prikkelhoest* zijn, waarbij de luchtwegen gevoeliger zijn dan gewoonlijk en bijvoorbeeld het inademen van lucht al tot hoesten kan leiden, meestal zonder sputum. Zo'n prikkelhoest is nogal eens aanwezig als virussen het trilhaarepitheel hebben beschadigd. De luchtpijp is dan extra gevoelig.
Hoesten gebeurt bijna altijd buiten onze wil om. Niet alleen prikkeling van de luchtwegen en de longen, maar ook van de keel, het borstvlies en de ruimte tussen beide longen kan tot hoesten leiden.

Opgeven van sputum

Sputum is alles wat iemand na een hoeststoot in de mond krijgt en dan uitspuugt of doorslikt. Het gaat voornamelijk om slijm uit de luchtwegen, vermengd met een meer of minder grote hoeveelheid stofdeeltjes, bacteriën, enzovoort. Sputum opgeven is nooit normaal. De oorzaak is een geprikkelde luchtweg, waardoor extra slijm wordt gemaakt, of een niet goed functionerend trilhaarepitheel, waardoor zich slijm ophoopt dat later wordt opgehoest. Ook ziekteprocessen kunnen hun producten (etter, bloed) in de luchtwegen deponeren, van waaruit deze vervolgens worden opgehoest.
Het aspect van sputum wisselt nogal. De kleur varieert van lichtgrijs tot geelgroenig. Bij de laatste is er sprake van een ontsteking in longen of luchtwegen. Er kan ook een sliertje bloed in het sputum zitten, dat is altijd abnormaal. Er moet worden uitgezocht welke oorzaak dat heeft. Het kan op longkanker duiden. Wanneer het sputum bruinig gekleurd is ten gevolge van oude erytrocyten, kan dit wijzen op een vorm van longontsteking. Roze, schuimend sputum komt voor bij longoedeem. De hoeveelheid sputum die per dag wordt geproduceerd, wisselt ook sterk, afhankelijk van de oorzaak van de sputumvorming. Er zijn ziekten waarbij één tot twee kopjes sputum per dag worden opgegeven; meestal is het gelukkig veel minder. Soms wordt sputum moeilijk opgehoest, omdat het taai is. We kennen deze situatie bij cystic fibrosis (taaislijmziekte). Na astma-aanvallen kan ook heel taai sputum worden opgehoest. Meestal is sputum slijmig; hoe dunner het is, hoe makkelijker het wordt opgehoest.

Dyspnoe

Dyspnoe (kortademigheid) komt veel voor en is het beste te beschrijven als een onlustgevoel dat door de zorgvrager in verband wordt gebracht met de ademhaling. Het is een subjectief verschijnsel (in dit opzicht te vergelijken met misselijkheid of pijn). Een sluitende verklaring voor dyspnoe is er niet, maar prikkeling van receptoren in de longen en de borstwand kan er iets mee te maken hebben.

Piepende en brommende geluiden

Zorgvragers met ziekten aan de ademhalingsorganen maken vaak geluid tijdens het ademen. Deze geluiden zijn eigenlijk altijd afkomstig van de luchtwegen. Als er een vernauwing is, dan moet de lucht door een nauwe opening worden gezogen of geperst, waardoor bijgeluiden ontstaan. Zulke geluiden komen vooral tijdens de inademing voor of juist vooral tijdens de uitademing. We spreken dan van respectievelijk *inspiratoire* en *expiratoire stridor* (stridor is hoorbare ademhaling).

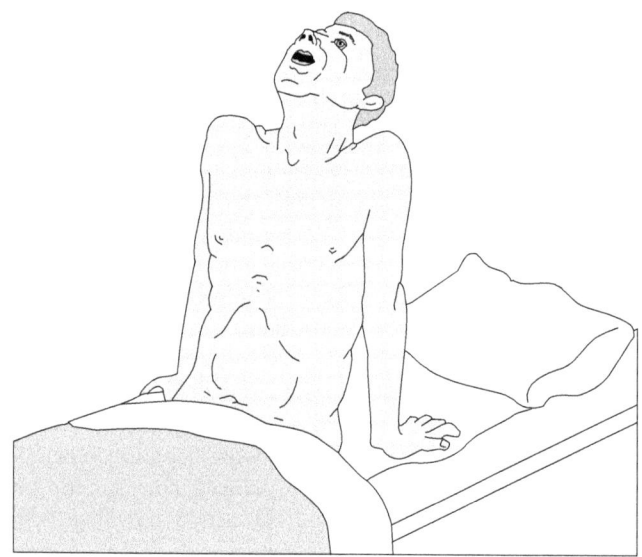

Afbeelding 8.22
Typische houding van de astmapatiënt.

Pijn

Longweefsel is niet pijngevoelig. Toch kan men pijn in de borst hebben; in dat geval is het afkomstig van de bronchuswanden, de bloedvatwanden, het mediastinum en de pleurae. De pijn wordt op elk moment in de thorax ervaren. Pijn als gevolg van een ziekteproces aan de pleura (bijv. pleuritis = borstvliesontsteking) heeft als kenmerk vast te zitten aan de ademhaling, dat wil zeggen dat zij vooral optreedt tijdens de adembewegingen. Pleurabladen zijn pijngevoelig; als de pleura-oppervlakken door de ontsteking ruw zijn, is het over elkaar wrijven van de vliezen, wat tijdens het ademhalen gebeurt, heel pijnlijk. De pijn in de borst kan ook van andere in de thorax gelegen organen afkomstig zijn, zoals slokdarm en hart.

Afwijkingen in frequentie en diepte van de ademhaling

Het kan dat ziekten aan longen en luchtwegen vergezeld gaan van afwijkingen in frequentie en diepte van de ademhaling, maar oorzaken daarvan kunnen ook elders in het lichaam liggen.
De *frequentie* van de ademhaling is abnormaal bij een *bradypnoe* (te lage frequentie) of *tachypnoe* (te hoge frequentie). De ademhalings*diepte* is soms zichtbaar afwijkend: we kennen de *hyperpnoe* (ademhaling met een te grote luchtverplaatsing of een te diepe ademhaling) en de *hypopnoe* (oppervlakkig). Ook kennen we de *hyperventilatie* (een ademhaling die aanleiding geeft tot een lage arteriële koolzuurspanning) en een *hypoventilatie* (die leidt tot een hoge koolzuurspanning in het bloed).
Voorbeelden van afwijkende ademhalingstypen zijn:

Cheyne-Stokes-ademhaling
Een regelmatig voorkomend voorbeeld is de Cheyne-Stokes-ademhaling (afb. 8.23), een afwisseling van apnoe (geen ademhaling), via hypopnoe naar hyperpnoe en naar hypopnoe en naar apnoe, enzovoort. Een Cheyne-Stokes-ademhaling heeft verschillende oorzaken:
- Onrijp ademcentrum; pasgeborenen en zuigelingen kunnen een Cheyne-Stokes-ademhaling vertonen, die ongevaarlijk is.
- Onvoldoende bloedvoorziening van het ademcentrum;

situaties die daartoe aanleiding geven zijn atherosclerose van de hersenvaten en een slechte lichaamscirculatie. De atherosclerose leidt tot een verminderde hersendoorbloeding, waardoor een verminderde gevoeligheid van het ademcentrum ontstaat. Een stervende heeft vaak een slechte circulatie en bij hen ziet men vaak een Cheyne-Stokes-ademhaling.
- Vergiftiging door medicijnen; bijvoorbeeld slaapmiddelen, psychofarmaca en morfine.

Kussmaul-ademhaling
Dit ademhalingstype (afb. 8.24) kent een maximale ventilatie van de longen en doet zich voor in alle situaties waarbij van verzuring van het lichaam sprake is, zoals bij lever- en niervergiftiging, maar ook bij een ontregelde suikerziekte.

Hyperventilatiesyndroom
Onder hyperventilatiesyndroom (HVS) verstaan we een overdreven ademhaling, meestal door psychogene oorzaken. De persoon is angstig en heeft het gevoel onvoldoende lucht binnen te krijgen. Door deze hyperventilatie ontstaat een te lage koolzuurwaarde in het bloed en dreigt het lichaam een te hoge pH te krijgen, waardoor verslechtering in de weefselcirculatie en de uitwisseling van stoffen wordt veroorzaakt. Dan zijn de verschijnselen:
- duizeligheid
- tintelingen en een stijf gevoel rondom de mond
- dode vingers
- spierkrampen
- flauwvallen.

De behandeling bestaat uit het opnieuw laten inademen van de uitademingslucht (plastic zakje voor de mond houden). Psychofarmaca en/of psychotherapie kunnen soms helpen.

8.3.3 CARA

CARA is een verzamelnaam voor aandoeningen die we kennen als asthma bronchiale, chronische bronchitis, astmatische bronchitis en longemfyseem. Het is de meest voorkomende aandoening van de luchtwegen en vormt in Nederland een belangrijke oorzaak van ziekteverzuim. Van de Nederlandse bevolking bezoekt tien tot twintig procent regelmatig de huisarts (specialist) voor CARA-klachten. CARA is verantwoordelijk voor tien procent van de ziekenhuisopnamen en dertien procent van de sterfgevallen.

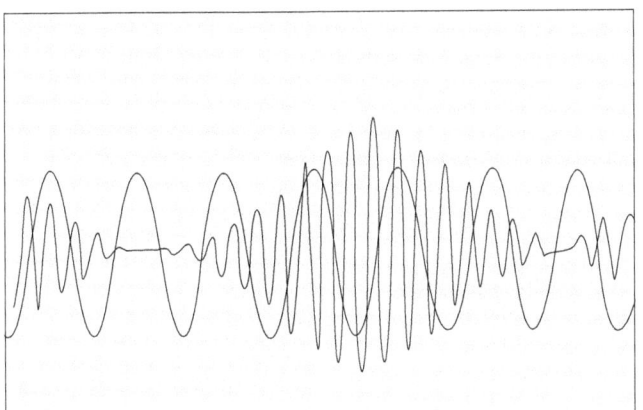

Afbeelding 8.23
Schematische weergave van de Cheyne-Stokes-ademhaling. De rode lijn is de normale ademhaling, de zwarte lijn geeft de afwijkende ademhaling weer.

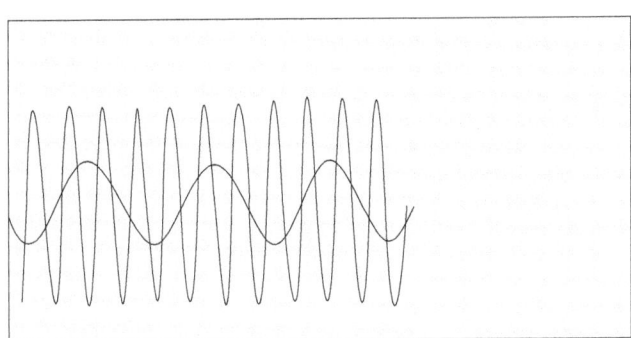

Afbeelding 8.24
Schematische weergave van de Kussmaul-ademhaling. De rode lijn is de normale ademhaling, de zwarte lijn geeft de afwijkende ademhaling weer.

Verschijnselen

Hyperreactiviteit

Bij CARA is sprake van overdreven gevoeligheid van de luchtwegen, ook hyperreactiviteit genoemd. Deze eigenschap is dominant erfelijk; CARA komt binnen een familie meestal bij verscheidene personen voor. Door de hyperreactiviteit wordt op allerlei prikkels door de luchtwegen gereageerd:
- samentrekking van gladde spiercellen
- zwelling van het slijmvlies door oedeemvorming en ontstekingsreacties
- aanmaken van extra slijm door de geprikkelde luchtwegen.

Hierdoor ontstaat vernauwing van de luchtwegen, waardoor verschijnselen optreden als kortademigheid en piepen op de borst. Hoesten is het gevolg van irritatie door te veel geproduceerd slijm.

Longfunctiestoornis

De luchtwegvernauwing zit vooral in de kleine luchtpijptakken, waardoor met name de uitademing wordt bemoeilijkt. Dit wordt vastgesteld met longfunctieonderzoek, waarbij de hoeveelheid lucht wordt gemeten die in één seconde met kracht wordt uitgeademd (*eensecondewaarde*). De gemeten waarde valt bij CARA-patiënten veel lager uit dan bij andere mensen. CARA kenmerkt zich dus primair door een *uitademingsstoornis*. Als de klachten langer bestaan, treden andere afwijkingen in de longfunctie op.

Uitlokkende prikkels

De prikkels waarop de bronchusboom reageert, worden in twee groepen ingedeeld:
- allergische prikkels
- aspecifieke prikkels (niet-allergische prikkels).

Allergische prikkels

Opvallend is dat vele CARA-patiënten allergisch zijn. De belangrijkste stoffen waarvoor zij een allergie ontwikkelen en waarbij gemakkelijk contact via inademen tot stand komt, zijn:

- huisstof (eigenlijk de fecale uitscheidingsproducten van de huisstofmijt)
- pollen
- haren/veren (eigenlijk huidschilfers)
- schimmels (oude, vochtige huizen).

Aspecifieke prikkels

Hieronder horen luchtverontreiniging, vochtigheid, mist, koude lucht en dergelijke, en roken. In het laboratorium wordt uitgetest of een allergie of juist een aspecifieke gevoeligheid verantwoordelijk is voor de klachten. Dit is belangrijk voor de erop af te stemmen behandeling. Veel CARA-patiënten hebben beide: soms staat de allergie, en op andere momenten staat de gevoeligheid voor aspecifieke prikkels op de voorgrond.

De ziektebeelden

Asthma bronchiale

Kenmerkend voor asthma bronchiale is het optreden van aanvallen van kortademigheid in rust, met piepen op de borst en veelal gebruik van hulpademhalingsspieren. Cyanose is meestal aanwezig. Tijdens de aanval krijgt de zorgvrager een steeds bollere thorax, omdat tijdens de moeizaam verlopende uitademing al weer het commando 'inademen' door het ademcentrum is gegeven. Daarbij neemt de zorgvrager vaak een typische houding aan. Droge prikkelhoest kondigt de aanvallen vaak aan (afb. 8.22). De duur van de astma-aanval wisselt sterk. Als de aanval ondanks therapeutische maatregelen aanhoudt, dan spreekt men van een status asthmaticus, die zeer ernstig kan zijn en tot overlijden kan leiden. Tussen de aanvallen heeft de zorgvrager helemaal geen klachten en is de longfunctie normaal.

Chronische bronchitis

Bij chronische bronchitis bestaat langdurig hoesten en het opgeven van (meestal grijs-grauwig) sputum. Dit gebeurt vooral 's morgens bij het opstaan en met name in de wintermaanden. Soms nemen de klachten toe, verandert de kleur van het sputum in geel-groenig en neemt de hoeveelheid ervan toe. We spreken dan van een 'sputuminfect'. Als ook koorts, kortademigheid bij inspanning en piepen verschijnen, dan is er een acute bronchitis. Bij chronische bronchitis op zichzelf is weinig bronchusobstructie aanwezig.

Astmatische bronchitis

Deze zorgvragers hebben een chronische bronchitis en geregeld kortademigheidsklachten, zowel in rust als bij inspanning. Vaak piept het op de borst. Vrijwel altijd kan men bij deze mensen een duidelijke bronchusobstructie vaststellen.

Longemfyseem

Longemfyseem is een ziekte, die meestal op oudere leeftijd voorkomt en is bijna altijd het gevolg van een langdurige CARA. De longen zijn groter, slapper en veel luchthoudender geworden, de 'rek' is er uit. De belangrijkste klacht is kortademigheid, vaak al bij geringe inspanning. Cyanose is nogal eens aanwezig. Bij longfunctie-onderzoek is steeds een bronchusobstructie vast te stellen en daarnaast is een scala van andere functie-afwijkingen aanwezig. De longen kunnen zo slecht functioneren dat de gasuitwisseling in gevaar komt.

Behandeling van CARA

Tegenwoordig kan CARA heel goed worden behandeld. Er wordt gekozen voor een therapie 'op maat', die afhankelijk is van de aard en de ernst van de CARA. Later wordt hierop uitgebreid ingegaan. In het kort:
- Het geven van medicijnen die luchtpijpverwijding tot stand brengen; het meest gebruikt wordt Ventolin®, dat meestal per inhalatie wordt genomen, maar er zijn nog veel meer mogelijkheden.
- Als een allergie duidelijk de klachten veroorzaakt, dan probeert men de allergenen uit de omgeving te verwijderen, al dan niet gecombineerd met anti-allergische medicijnen. Een voorbeeld hiervan is cromoglycaat (Lomudal®), dat dagelijks moet worden geïnhaleerd, verscheidene malen per dag. Het middel helpt niet achteraf.
- Bestrijding van luchtweginfecties door tijdig antibiotica te geven.
- Het geven van slijmverdunnende middelen; als sputum meer vloeibaar is, wordt het makkelijker opgehoest. Een voorbeeld is Fluimucil®.

- Vermijden van aspecifieke prikkels, zoals roken.
- Het geven van bijnierschorshormonen; kan per inhalatie worden ingenomen, bijvoorbeeld Becotide®.

8.3.4 Ontstekingen van de longen en de luchtwegen

Acute bronchitis

Acute bronchitis is een ontsteking van de luchtwegen die wordt veroorzaakt door micro-organismen, meestal een virus. Ook kan een bacteriële superinfectie ontstaan, omdat door de virusinfectie de afvoer verminderd is.
Vaak treedt een acute bronchitis op aansluitend op een infectie van de bovenste luchtwegen, die neus- en keelklachten hebben veroorzaakt. Hierdoor doen zich verschijnselen voor als hoesten en het opgeven van grijzig, soms wat pus bevattend sputum, met vaak pijn achter het borstbeen. De behandeling bestaat vaak uit het geven van slijmverdunnende middelen, zoals Bisolvon®, en eventueel een hoestdempend middel.

Longontsteking

Longontsteking (pneumonie) wordt veroorzaakt door micro-organismen, streptokokken, stafylokokken of andere bacteriën. Deze aandoening komt voor bij tevoren gezonde mensen met gezonde longen, maar op dat moment een verminderde afweer, en bij mensen die al een afwijking aan de longen hebben, zoals CARA-patiënten.
Een pneumonie gaat gepaard met de volgende verschijnselen:
- koorts, soms hoge koorts, voorafgegaan door een koude rilling
- hoesten dat diep wegkomt, vaak met pijn op de borst
- het opgeven van sputum met pus
- kortademigheid en soms pijn bij het ademen (de zogenoemde pleurapijn).

De diagnose wordt gesteld met een röntgenfoto, bloedonderzoek en sputumonderzoek. De behandeling bestaat uit het toedienen van antibiotica.

Pleuritis

Pleuritis is een ontsteking van de pleurae (longvliezen). Er bestaan twee vormen: de droge pleuritis en de natte pleuritis.

Bij de droge pleuritis er is geen vochtophoping in de pleuraholte, bij de natte pleuritis is er juist extra vocht in de pleuraholte. Pleuritis ontstaat door bacteriën of virussen, maar kan ook voorkomen als gevolg van tumorgroei, waarbij het vaak gaat om metastasen van tumoren elders in het lichaam.

Een klacht van een droge pleuritis is in het bijzonder pijn in de zij, vastzittend aan de ademhaling, veroorzaakt door het langs elkaar bewegen van de ruwe, ontstoken pleurabladen. Bij een natte pleuritis bestaat deze pijnlijke klacht juist niet, doordat er vocht aanwezig is; wel heeft de patiënt last van kortademigheid en vaak ook prikkelhoest.

8.3.5 Longcarcinoom

Als we het over longcarcinoom hebben, dan gaat het meestal om een carcinoom aan de luchtpijp. De belangrijkste oorzaak is roken. Doordat in het verleden mannen meer rookten dan vrouwen, komt longkanker meer bij mannen dan bij vrouwen voor. De verhouding is 9 : 1. Omdat vrouwen tegenwoordig net zo veel roken als mannen, gaat men ervan uit dat dit verschil in de toekomst zal wegvallen.

Andere oorzaken zijn luchtverontreiniging, beroepsfactoren (bijv. het werken met asbest) en andere longaandoeningen, zoals CARA (in combinatie met roken). De leeftijd waarop longkanker zich meestal manifesteert, ligt tussen de 55 en 65 jaar. Over het algemeen heeft longkanker een slechte prognose. De vijfjaarsoverleving is nul tot tien procent, afhankelijk van het type.

Symptomen

Bij longkanker zijn specifieke symptomen aanwezig, veroorzaakt door de tumorgroei. De belangrijkste verschijnselen zijn: prikkelhoest, ophoesten van bloed bij het sputum, heesheid, pijn en benauwdheid.

Diagnose

Verschillende onderzoeksmethoden kunnen leiden tot een diagnose, zoals thoraxfoto, planigrafie, bronchografie, echografie en bronchoscopie. Met deze onderzoeken wordt de plaats van de primaire tumoren en ook de metastasen bepaald. De uiteindelijke diagnose longkanker is alleen te stellen door cel- en weefselonderzoek.

Behandeling

Afhankelijk van het type kiest men voor een van de behandelingsmethoden: operatie, bestraling, chemotherapie, lasertherapie, immunotherapie of symptomatische therapie. Operatie is de enige behandeling die een (geringe) kans op genezing geeft. Er zijn verschillende vormen van operatie, zoals resectie (verwijdering) van een volledige long, een longkwab of een of meer segmenten. Bestraling ziet men meestal niet als een doeltreffende maatregel, maar gebruikt men als palliatieve maatregel, bijvoorbeeld als door de tumorgroei pijn of benauwdheid toenemen. De ervaringen met chemotherapie zijn teleurstellend. Soms is er primair een goede reactie, maar deze is zelden blijvend van aard. In combinatie met een andere vorm van behandeling wordt chemotherapie toch vaak toegepast. Een laserbehandeling is altijd palliatief, om bijvoorbeeld pijn te voorkomen. Over de immunotherapie is nog weinig te zeggen, omdat deze zich in het experimentele stadium bevindt. De verwachtingen zijn hooggespannen. Bij de symptomatische behandeling moet je vooral denken aan een adequate en afdoende pijnstilling.

8.3.6 Pneumothorax

Bij een pneumothorax is lucht aanwezig in de pleuraholte. Normaal is er geen holte tussen de pleurabladen, maar zitten deze dicht tegen elkaar met alleen een beetje vocht ertussen. Ook heerst in normale situaties in de pleuraholte een negatieve druk, waardoor de longen tegen de borstwand worden aangezogen. Als deze druk wegvalt, gaan de longen samenvallen en gaat de thoraxhelft bol staan. Een pneumothorax ontstaat spontaan, vooral bij jonge, lange, magere mannen, maar ook als complicatie van longaandoeningen.

De verschijnselen zijn een acute, stekende pijn in de aangedane thoraxhelft, kortademigheid en soms prikkelhoest. De behandeling is afhankelijk van de klachten. Bij weinig of geen klachten wordt afgewacht, want meestal sluit het gat in de longen spontaan en wordt de lucht door de thoraxwand geresorbeerd. Bij een grotere pneumothorax moet men vaak de lucht afzuigen. Als de long niet snel ontplooit, moet een drain worden ingebracht waarmee lucht wordt weggezogen. Met deze drainage moet men doorgaan tot minstens vierentwintig uur na de ontplooiing van de long (afb. 8.25).

8.3.7 Tracheotomie

Een tracheotomie is een snede in de luchtpijp. Deze ingreep wordt toegepast bij:
- een belemmerde passage van de bovenste luchtwegen door mechanische oorzaken
- belemmerde ademhaling door secreetophopingen in de lagere luchtwegen door verminderd of opgeheven hoest- en slikmechanisme
- chronische beademing
- als voorbereiding op een operatie.

Na de ingreep wordt een canule ingebracht.

8.4 Gezondheidsproblemen met betrekking tot de lichaamstemperatuur

LEERDOELEN

Als je deze paragraaf hebt bestudeerd, heb je kennis van en inzicht in de volgende gezondheidsproblemen:
- de normale temperatuurregulatie en het belang ervan
- de mogelijke stoornissen in de temperatuur van het lichaam
- de oorzaken, symptomen en behandeling van temperatuurverhoging
- de verschillende koortstypen
- de oorzaken, symptomen en behandeling van ondertemperatuur.

Om stoornissen in de temperatuurregulatie goed te kunnen begrijpen, moet men op de hoogte zijn van de gang van zaken bij de temperatuurregulatie onder normale omstandigheden.
Voor het optimaal functioneren van de fysiologie van de mens heeft het lichaam een temperatuur van 37°C nodig. De normale lichaamstemperatuur schommelt tussen 36,5 en 37,5°C, 's morgens lager dan 's middags. Het

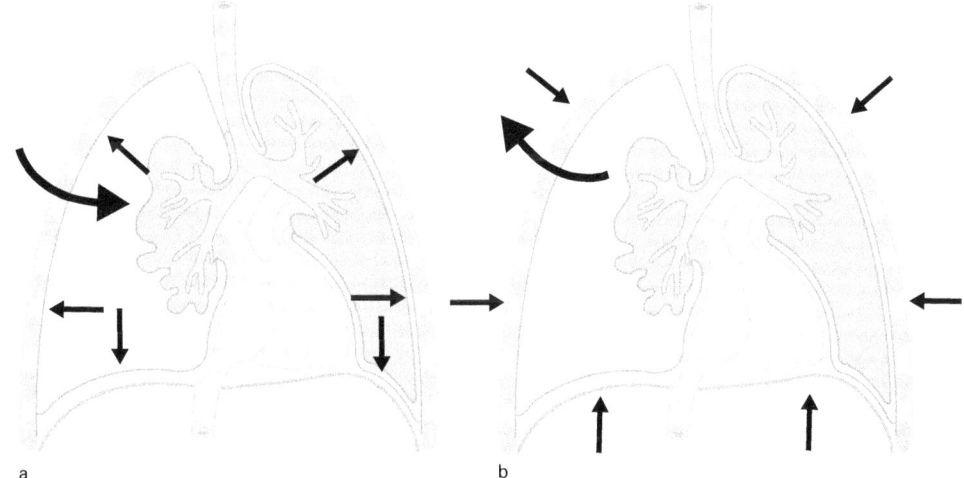

Afbeelding 8.25
Pneumothorax.
a *inspiratie*
b *expiratie; de dikke pijl geeft de richting van de luchtstroom aan.*

lichaam is in staat, door de warmteproductie en warmteafgifte met elkaar in evenwicht te houden, de temperatuur op zo'n 37°C te handhaven.

Het hele proces van de temperatuurregulatie wordt gecoördineerd door het temperatuurregulatiecentrum, dat in de hersenen ligt. Dit centrum werkt als een soort thermostaat van een verwarming. De bloedtemperatuur wordt voortdurend door de hersenen gemeten; bij afwijkingen gaan vanuit de 'thermostaat' seintjes uit die of tot warmteproductie of tot warmteafgifte aanzetten.

Stoornissen in de temperatuurregulatie (afb. 8.26) zijn met grote regelmaat aanwezig. Daardoor ontstaan een te hoge lichaamstemperatuur (subfebriele temperatuur, en koorts) of een te lage lichaamstemperatuur (ondertemperatuur). Als de lichaamstemperatuur (we bedoelen de bloedtemperatuur!) stijgt boven 38°C, dan spreken we van koorts. Komt de temperatuur boven 42°C, dan is dit in principe niet meer verenigbaar met leven, omdat de celstructuren kapotgaan. Soms is de temperatuur verhoogd, maar komt niet boven de 38°C uit, dus geen echte koorts. Dit noemen we een *subfebriele temperatuur*. We spreken van *ondertemperatuur* als de lichaamstemperatuur (lees bloedtemperatuur) daalt tot 36°C en lager. Komt de temperatuur onder 28°C, dan is er weinig hoop op herstel en volgt vrijwel altijd de dood.

8.4.1 Temperatuurverhoging

Oorzaken

De oorzaken van een te hoge lichaamstemperatuur kunnen vele zijn. Maar vaak is het temperatuurregulatiecentrum ontregeld, zodat dit ertoe overgaat maatregelen te nemen waardoor in het lichaam een hogere temperatuur ontstaat. De warmteproductie wordt opgevoerd door de stofwisseling te stimuleren en tot spierbewegingen aan te zetten. De huiddoorbloeding vermindert en de zweetsecretie stopt, waardoor de afgifte van warmte sterk afneemt. Oorzaken van een dergelijke ontregeling zijn:
- Inwerking van koortsverwekkende stoffen; voorbeelden zijn toxinen van bacteriën, sommige virussen, bepaalde geneesmiddelen, stoffen die vrijkomen bij weefselbeschadiging, producten gevormd en vrijgekomen uit witte bloedlichaampjes en bepaalde stofwisselingsproducten.
- Ziekten van de hersenen; doorbloedingsstoornissen, ontstekingen, tumorgroei kunnen alle het temperatuurregulatiecentrum ontregelen.

Een andere oorzaak van een temperatuurverhoging is *dehydratie* (uitdroging). Een tekort aan water in het lichaam heeft tot gevolg dat er te weinig vocht is om voldoende te kunnen transpireren, teneinde via verdamping van dit transpiratievocht warmte kwijt te raken. Een te hoge omgevingstemperatuur kan heel goed leiden tot ophoging van de lichaamstemperatuur. Hierop gaan we nader in bij het bespreken van de hitteberoerte.

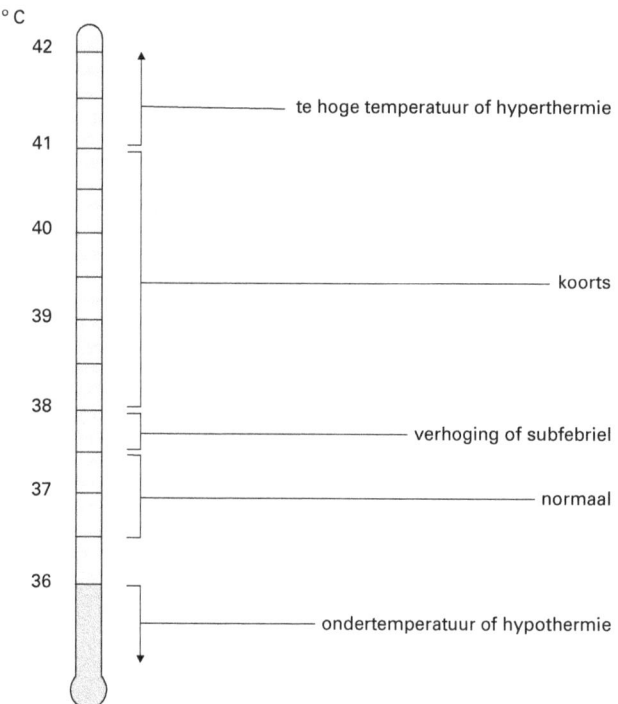

Afbeelding 8.26
Referentiewaarde en afwijkende temperaturen met bijbehorende namen.

Symptomen

Op het moment dat het temperatuurregulatiecentrum ontregeld wordt, neemt het lichaam maatregelen om warmte binnen te houden. De persoon zal, door een verminderde huiddoorbloeding, het koud hebben (de koudezintuigen in de huid raken geprikkeld) en er bleek uitzien. De huid voelt koud aan en is droog, omdat de zweetsecretie is afgenomen. Er onstaat kippenvel, men gaat rillen, klappertanden en bewegingen maken om het maar warm te krijgen. Men kruipt dicht tegen de verwarming aan, wil meer dekens hebben of trekt extra kleren aan. Hoe sneller de temperatuur in het lichaam stijgt, hoe uitgesprokener doen zich de verschijnselen voor; we spreken van een *koude rilling*.
Als de nieuwe insteltemperatuur (bijv. 39,5°C) is bereikt, dan voelt de huid (te) warm aan en is rood en vochtig. Er wordt nu in het lichaam meer warmte aangemaakt en er moet vanaf nu ook meer warmte worden afgegeven als dezelfde temperatuur (39,5°C) moet worden gehandhaafd. Is de ontregeling van het temperatuurregulatiecentrum hersteld, dan nemen roodheid en warmte van de huid toe, doordat de bloeddoorstroming nog meer toeneemt, en gaat de persoon in kwestie zichtbaar transpireren. De temperatuur in het lichaam wordt weer op een lager niveau ingesteld en het lichaam moet proberen de overtollige warmte kwijt te raken. Men heeft het warm en gooit de dekens af, mijdt warmtebronnen en draagt weinig kleren. Bij een snelle temperatuurdaling zijn de verschijnselen het duidelijkst waar te nemen.
Behalve stijging van de lichaamstemperatuur komen bij koorts nog andere verschijnselen voor. Men voelt zich over het algemeen niet lekker (malaise); vaak zijn hoofd- en spierpijn, soms rugpijn aanwezig. Bepaalde personen ervaren dit al bij een geringe temperatuurverhoging. De pols versnelt (per graad temperatuurstijging neemt de hartfrequentie met tien slagen toe), want er wordt een extra beroep op de circulatie gedaan. Ook de ademhaling versnelt, omdat de gasuitwisseling moet toenemen doordat de stofwisseling krachtiger is gaan werken. Een zorgvrager met koorts produceert minder, maar geconcentreerde urine en heeft dorst; beide verschijnselen zijn het gevolg van toegenomen transpiratie. Ook obstipatie kan daardoor ontstaan. Bij hoge koorts raakt vooral bij oudere mensen het zenuwstelsel geprikkeld, wat leidt tot ijlen (koortsdelier); kinderen kunnen koortsconvulsies (koortsstuipen) ontwikkelen.

Behandeling

Koorts bestrijdt men het beste door de oorzaak op te sporen en die te behandelen. Het kan wenselijk zijn de temperatuur niet te hoog te laten oplopen. Neem dan maatregelen waardoor afgifte van de warmte door de huid wordt bevorderd of geef geneesmiddelen die de koorts verminderen. De bekendste medicijnen zijn acetosal (Aspirine®) en paracetamol.

Temperatuurmeting en temperatuurregistratie

Tot nu toe geldt dat de lichaamstemperatuur bij voorkeur rectaal wordt gemeten. Deze methode geeft een zo goed mogelijke garantie dat de werkelijke bloedtemperatuur wordt gemeten, omdat het rectum een sterk doorbloed slijmvlies heeft in de kringspier. Het lijkt er echter op dat de temperatuurmeting met behulp van de oorthermometer de rectale meting zal gaan vervangen. Het gebruik van de oorthermometer heeft als voordelen de geringe belasting van de zorgvrager en de mogelijkheid om reeds na één seconde de temperatuur af te meten, die dezelfde zou zijn als het bloed dat door de hypothalamus stroomt. Alleen bepaalde omstandigheden en aandoeningen maken het gewenst van beide methoden af te wijken.
De gemeten lichaamstemperatuur wordt op temperatuurlijsten geregistreerd, zodat zij gemakkelijk is af te lezen en het *koortstype* kan worden vastgesteld. We kennen drie koortstypen:
- *intermitterende koorts*: het verschil tussen ochtend- en middagtemperatuur is meer dan 1°C, een van beide waarden is normaal
- *remitterende koorts*: het verschil tussen ochtend- en middagtemperatuur is meer dan 1°C, beide waarden zijn verhoogd
- *continue (aanhoudende) koorts*: het verschil tussen ochtend- en middagtemperatuur is minder dan 1°C, beide waarden zijn koortswaarden.

Is de lichaamstemperatuur binnen korte tijd sterk gestegen of gedaald, dan spreken we van een *kritische temperatuur-*

verandering. Is dit geleidelijk gegaan, dan heet het een *lytische temperatuurverandering*. De kritische verandering kent over het algemeen vele verschijnselen; bij een kritische stijging van de temperatuur bijvoorbeeld is de zorgvrager bleek, transpireert nauwelijks en ligt te rillen in bed. De lytische verandering van de temperatuur gaat nauwelijks met verschijnselen gepaard. Een enkele keer blijkt dat 's morgens een hogere temperatuur gemeten wordt dan 's middags.

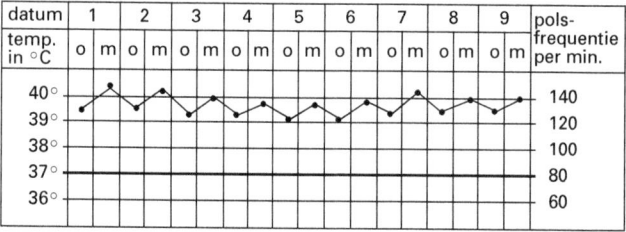

subfebriele temperatuur

continue koorts

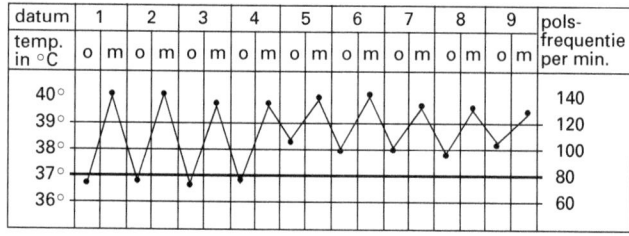

intermitterende (dag 1-4) en remitterende (dag 4-9) koorts

Afbeelding 8.27
Enkele vormen van een abnormaal beloop van de lichaamstemperatuur (o = ochtend, m = middag). Zie de tekst voor een verklaring van de figuren.

Hitteberoerte en hittekrampen

Een te hoge buitentemperatuur, vooral bij een hoge luchtvochtigheid, kan een hoge lichaamstemperatuur veroorzaken, bijvoorbeeld tijdens een hittegolf. Het lichaam raakt de warmte moeilijk via straling en verdamping kwijt. Dit gebeurt ook bij te dikke kleding of in een te warm bad. In alle gevallen treedt zogenoemde warmtestuwing op. De lichaamstemperatuur kan heel hoog oplopen, men voelt zich ziek, is duizelig en neigt tot flauwvallen; de circulatie schiet tekort. Soms volgen bewusteloosheid en overlijden. We spreken dan van een *hitteberoerte*. Als directe zonnestraling de oorzaak is geweest, wordt dit ook zonnesteek genoemd. In deze situaties moet in ieder geval direct gezorgd worden voor warmteafvoer; ook kunnen speciale medische maatregelen nodig zijn. Er kunnen ook *hittekrampen* ontstaan, ten gevolge van overdadig transpireren, waardoor het lichaam een zouttekort heeft. Deze kunnen zeker optreden als in de periode eraan voorafgaand veel water is gedronken. Voldoende zouttoevoer doet de krampen verdwijnen.

8.4.2 Ondertemperatuur

Oorzaken

Ondertemperatuur komt veel minder vaak voor dan koorts. Is er sprake van een ontregeling van het temperatuurregulatiecentrum, dan is het gevolg meestal temperatuurstijging. Toch zijn er situaties waarin zich een te lage lichaamstemperatuur ontwikkelt. De oorzaken zijn:
- Langdurige blootstelling aan koude; alcoholisten kan dit overkomen. De alcohol zorgt voor vaatverwijding (huid), waardoor men het niet koud heeft en gemakkelijk te lang buiten blijft, soms de roes uitslaapt. De vaatverwijding zorgt voor extra afkoeling. Te lang in koud water zijn, veroorzaakt ook extra daling in de lichaamstemperatuur. Bij langdurige blootstelling aan koude is de kans aanwezig dat niet alleen de lichaamsschil, maar ook de lichaamskern afkoelt. Die situatie is veel ernstiger en vergt extra medische zorg.
- Alle ziektebeelden waardoor het temperatuurregulatiecentrum te weinig aanvoer krijgt van voor het functio-

neren belangrijke stoffen, bijvoorbeeld bij een slechte hartwerking, slecht functionerende longen en te lage bloedglucosewaarden.
- Vergiftigingen met stoffen die de functie van het temperatuurregulatiecentrum vertragen, bijvoorbeeld bij intoxicatie met geneesmiddelen of drugs, niervergiftiging en ontregeling van suikerziekte.

Symptomen

Een zorgvrager met ondertemperatuur ziet er meestal bleekcyanotisch uit. Hij voelt koud aan, de pols is langzaam en de ademhaling traag en oppervlakkig. De pupillen zijn verwijd. Door het tekortschieten van de circulatie kunnen oedemen aanwezig zijn.

Behandeling

Ondertemperatuur heeft ernstige gevolgen; onmiddellijke medische maatregelen zijn vereist. Iemand met ondertemperatuur moet worden opgewarmd, bijvoorbeeld door warmteaanvoer van buitenaf. Dit kan zonder problemen gebeuren als alleen de schil en niet de kern is afgekoeld. Is de kern ook afgekoeld, dan moet geen uitwendige warmtebron worden gebruikt, omdat de circulatie al slecht is; daarmee bereik je alleen dat de weefsels plaatselijk worden verwarmd, de warmte wordt niet in het lichaam gebracht. De door de warmtebron ontstane plaatselijke vaatverwijding zorgt bovendien voor extra warmteafgifte. Trage opwarming bij kamertemperatuur is geboden. Soms warmt men het bloed buiten het lichaam op, waarna het wordt teruggegeven aan de zorgvrager.
Kinderen koelen sneller af dan volwassenen, omdat ze een relatief groter lichaamsoppervlak hebben. Anderzijds krijgen ze ook gemakkelijk koorts, wat men probeert te verklaren uit een nog wat labiele temperatuurregulatie. Ook bejaarde mensen koelen gemakkelijker af, mogelijk doordat het temperatuurregulatiecentrum net te weinig aanvoer van belangrijke stoffen krijgt om optimaal te kunnen functioneren. Zoiets doet zich voor bij atherosclerose van de hersenvaten of een slecht werkend hart (decompensatio cordis).

8.5 Gezondheidsproblemen met betrekking tot de spijsvertering

LEERDOELEN

Als je deze paragraaf hebt bestudeerd, heb je kennis van en inzicht in de volgende gezondheidsproblemen:
- de klachten en verschijnselen van aandoeningen aan het spijsverteringskanaal
- misselijkheid en braken
- ziekten van het maag-darmkanaal: aan de slokdarm, de lever, de maag, de galblaas en de dikke darm.

Het spijsverteringskanaal is een belangrijk en veelomvattend orgaansysteem. De belangrijkste functie ervan is het opnemen van voedsel om dat langs mechanische en chemische weg te bewerken, waardoor een afbraak van grote tot kleine moleculen plaatsvindt en opname via de darmwand volgt (resorptie). Het spijsverteringskanaal begint bij de mond en eindigt bij de anus. Ook organen die ermee in verbinding staan, zoals lever en alvleesklier, zijn sterk betrokken bij de verwerking van het voedsel.
Ziekten van het spijsverteringskanaal vormen een belangrijk onderdeel van de geneeskunde. De verschijnselen van deze ziekten kunnen we meestal goed verklaren uit duidelijk aan te wijzen ziekteprocessen die zich in het spijsverteringskanaal afspelen. We spreken dan van *organische klachten*. Het kan ook dat zich in het spijsverteringskanaal verschijnselen openbaren die door ziekteprocessen buiten het orgaansysteem worden veroorzaakt, zoals braken bij bijvoorbeeld een infectie elders in het lichaam.

8.5.1 Klachten en verschijnselen

De symptomen van maag-darmziekten zijn te onderscheiden in algemene en specifieke verschijnselen. Tot de algemene verschijnselen behoren malaise, koorts en dergelijke. De specifieke verschijnselen richten de aandacht op het zieke orgaan; bij het maag-darmkanaal zijn dat er vele.
Specifieke verschijnselen bij ziekten van het maag-darmkanaal zijn:

Gebrek aan eetlust (anorexie)

Als er ziekten aan het spijsverteringskanaal zijn, dan beïnvloeden die in de meeste gevallen de eetlust van de zorgvrager negatief: er ontstaat anorexie, gebrek aan eetlust. De eetlust kan echt verdwenen zijn of er kan zelfs afkeer van bepaald voedsel bestaan, zoals de afkeer van vlees bij maagkanker. Ook psychische factoren kunnen van invloed zijn, zoals bij anorexia nervosa.

Er zijn vele mensen overtuigd dat ze bepaalde voedingsmiddelen niet kunnen eten, omdat ze daarvan last krijgen, zoals maagklachten (na eten van bijv. spruitjes), misselijkheid en krampen (na bijv. het eten van uien). Tot nog toe is het niet gelukt dit verschijnsel afdoende te verklaren. We noemen het *voedselintolerantie*. Het heeft niets te maken met *voedselallergie*; dan is er een allergische reactie op iets wat men heeft opgegeten. De gevolgen manifesteren zich in het spijsverteringskanaal, zoals bij een overgevoeligheid voor bepaalde schaaldieren (kreeft, krab) of het tarwe-eiwit. Heel vaak zien we geen ingewandsklachten, maar huidverschijnselen ontstaan, zoals netelroos (huiduitslag met jeuk) na het eten van varkensvlees, eieren, aardbeien en dergelijke.

Vermagering

Bij bepaalde maag-darmziekten is vermagering een heel belangrijk specifiek verschijnsel. De oorzaak kan gebrek aan eetlust zijn, of een duidelijk afgenomen vertering en resorptie door het zieke ingewand. Een tekort aan voedingsbestanddelen leidt tot vermagering. Ook bij veel andere ziekten komt vermagering voor, zoals kanker, suikerziekte of anorexia nervosa.

Misselijkheid en braken

Omdat deze heel belangrijk zijn en de verschillende oorzaken niet alleen in het spijsverteringskanaal liggen, worden ze uitgebreid besproken in paragraaf 8.5.2.

Zuurbranden

Onder zuurbranden verstaan we een branderig gevoel achter het borstbeen, meestal opstijgend naar de keel en mond of naar de hals. Zuurbranden is doorgaans het gevolg van terugvloeien van maaginhoud (reflux) naar de slokdarm, waarbij het slokdarmslijmvlies geïrriteerd raakt.

Opboeren

Dit is vanuit de maag omhoogkomen van ingeslikte lucht. De lucht is daar met het doorslikken van voedsel, drank of speeksel terechtgekomen. Sommige mensen slikken ongemerkt veel lucht in die in de maag terechtkomt en soms in de slokdarm blijft hangen. Naderhand wordt deze opgeboerd. Het gebeurt onder invloed van spanning of door te haastig eten. Ook vele ziekten in de bovenbuik gaan vergezeld van opboeren, onder andere omdat door toegenomen speekselproductie vaker slikken nodig is. Elke keer verhuist dan wat lucht naar de maag.

Hik

Iedereen heeft de ervaring dat na te snel eten de hik optreedt, waarschijnlijk het gevolg van een prikkeling van het middenrif doordat grote brokken voedsel in de slokdarm passeren. Hik komt niet door aandoeningen aan het spijsverteringskanaal, maar kan wel worden veroorzaakt door ziekten buiten het maag-darmkanaal, zoals niervergiftiging.

Opgezette buik

De oorzaak van een opgezette buik kan de aanwezigheid van extra gas in de ingewanden zijn. Dat doet zich voor na het inslikken van lucht of na het eten van bepaald voedsel dat als het wordt verteerd extra gasvorming geeft (uien, bonen). Ook ziekten aan de ingewanden veroorzaken een opgezette buik. Darmgassen verdwijnen op den duur naar buiten. Dit afgaan van darmgassen of winderigheid heet *flatulentie*. Vaak is een opgezette buik geen gevolg van extra gasontwikkeling, maar een veranderde (verminderde) beweeglijkheid van de ingewanden, waardoor lokaal darmgas zich ophoopt. Lang zitten kan dat bijvoorbeeld veroorzaken.

Ingewandsgeluiden

Lawaaierige geluiden ontstaan door te sterke ingewandsbewegingen, vaak gecombineerd met een veranderde inhoud van de ingewanden, zoals te veel vocht en/of gas.

Diarree en obstipatie

Omdat deze een zeer specifiek karakter hebben, bespreken we ze apart in paragraaf 8.6.7.

Pijn

Van veel belang is buikpijn als alarmerend verschijnsel bij ziekten van de ingewanden. Zie hiervoor in hoofdstuk 4.

8.5.2 Misselijkheid en braken

Misselijkheid
Onder misselijkheid verstaan we een zeer onaangenaam gevoel dat vooral in de maag, maar soms in de keel wordt waargenomen, en een afkeer van voedsel. Men heeft een verminderde beweeglijkheid van maag, duodenum en het eerste deel van de dunne darm vastgesteld. Erge misselijkheid gaat vergezeld van vernauwing van de bloedvaten in de huid (bleekheid), toegenomen zweetsecretie, speekselvorming, veranderde polsfrequentie (bradycardie) en ook wel bloeddrukverlaging.

Braken
Braken kan het best worden beschreven als het met kracht naar buiten werken van de inhoud van de maag en soms het duodenum. Braken is een gecompliceerd gebeuren, waarvoor in de hersenstam (verlengde merg) een coördinatiecentrum is ingericht: het *braakcentrum*. In de regel is er voorafgaand aan braken een periode van misselijkheid, maar dit hoeft niet. Dit hangt vooral samen met de oorzaak van het braken.
Op het ogenblik van braken vindt onder leiding van het braakcentrum het volgende plaats (afb. 8.28):
– Het middenrif wordt tot samentrekking geprikkeld, waardoor diep wordt ingeademd; de buikinhoud wordt dan van bovenaf naar beneden gedrukt.
– Als het diafragma vaststaat, worden de buikwandspieren sterk aangespannen, de buikorganen worden naar binnen geduwd en de hele buikinhoud staat onder druk.
– Inmiddels is het strotteklepje gesloten en ook de achterste neusgaten (huig omhoog, zoals bij slikken).
– De maagmond en eventueel de pylorus (maagpoort) gaan openstaan, de maag en slokdarm verslappen, eventueel ook het duodenum. Niets staat het uitbraken van de inhoud van deze ingewandsdelen meer in de weg. De opgebouwde druk in de buik is daarbij de uitdrijvende kracht.
– Direct na het braken komt reflectoir een toegenomen speekselsecretie op gang met als doel het 'zure' weg te spoelen. Als het braken achter de rug is, voelt men zich vaak opgelucht.

Oorzaken van braken

Er zijn vele prikkels waarvoor het braakcentrum gevoelig is. Ze zijn onder te verdelen in:

Prikkels afkomstig van het spijsverteringskanaal
Ze kunnen verschillend van aard zijn, maar komen alle via aanvoerende banen in het braakcentrum. Voorbeelden zijn:
– acute en chronische ontstekingsreacties in de wand van de ingewanden
– ingewandsinfecties waarbij de darmwand door toxische stoffen wordt geprikkeld, bijvoorbeeld heel duidelijk bij voedselvergiftiging
– verminderde bloeddoorstroming van de ingewanden, zoals bij hypotensie (shock)
– het onder spanning staan van het leverkapsel, bijvoorbeeld bij decompensatio cordis of een leverontsteking
– maag-darmafsluitingen (zie paragraaf 8.5.4)
– prikkels vanuit het buikvlies (peritoneum).

Prikkels van buiten het spijsverteringskanaal
Voorbeelden zijn:
– Geneesmiddelen, vele kennen misselijkheid en braken als bijwerkingen.
– Infecties die zich afspelen buiten het maag-darmkanaal.
– Hormonen; door hormonale veranderingen treedt vaak in het begin van de zwangerschap braken op.

- Verhoogde hersendruk; het braakcentrum raakt geprikkeld door een verhoogde hersendruk, zoals bij een flinke hersenschudding of een hersentumor. Bij het eerste is oedeemvorming de reden van de drukverhoging, bij het tweede vooral de nieuwvorming van weefsel. Heel vaak is er geen misselijkheid vooraf en komt het braken heel plotseling en met kracht (*projectielbraken*).
NB Projectielbraken komt ook voor bij een vernauwing bij de uitgang van de maag. Het gaat vaak samen met retentiebraken (zie hierna).

- Psychogeen (emotioneel braken), gebeurt meestal tijdens of vlak na de maaltijd. Men is vaak niet misselijk. Een bekend voorbeeld is anorexia nervosa, waarbij het braken na het eten zelf als een ceremonie kan worden uitgevoerd.
- Migraine; hoewel deze zich afspeelt binnen de schedel, is niet echt duidelijk waardoor er wordt gebraakt. De toegenomen prikkelbaarheid van het zenuwstelsel kan een reden zijn.

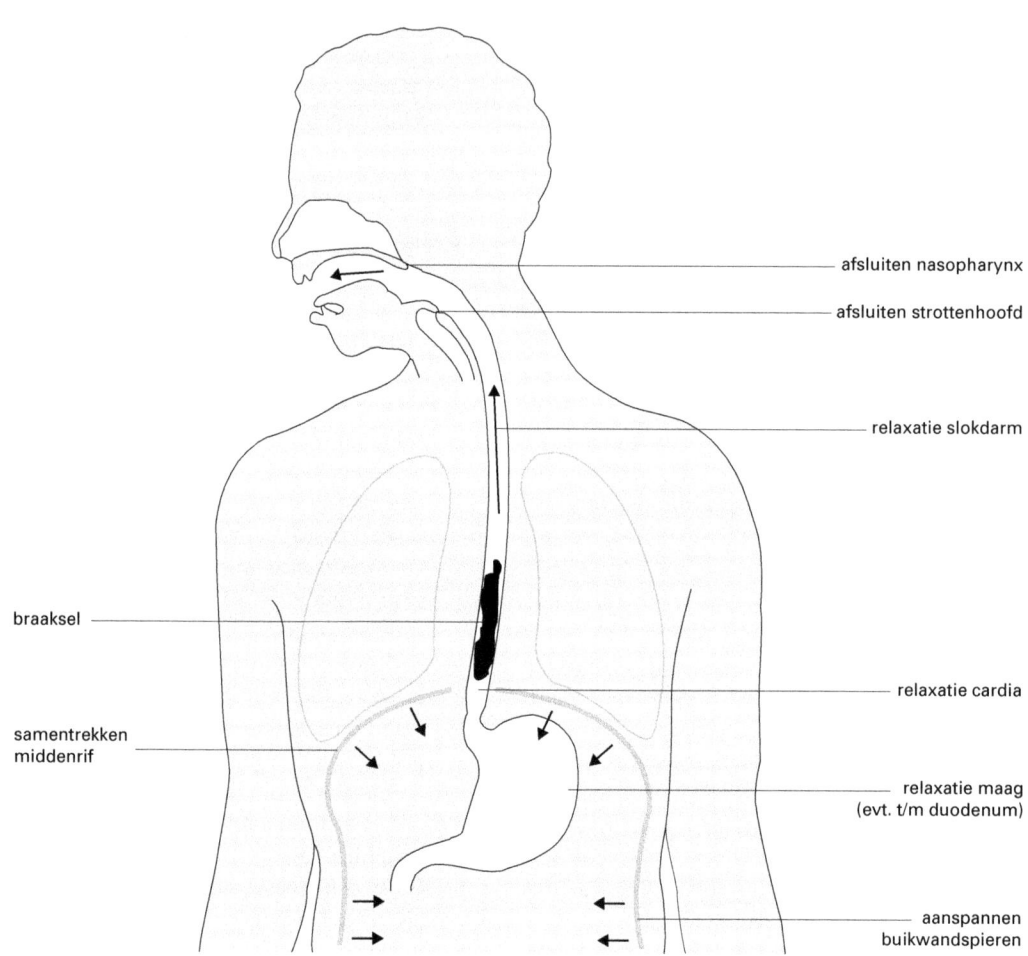

Afbeelding 8.28
Gebeurtenissen op het moment van braken.

Aspect van het braaksel

Het is van belang het braaksel nader te onderzoeken, hoe onaangenaam dit voor sommigen ook is. Bij de eerste keer braken komt maagsap en eventueel onlangs gegeten voedsel naar buiten, dat als zodanig ook duidelijk te herkennen is. De daaropvolgende keren komt er vooral waterig-slijmerig vocht naar buiten (waarin elektrolyten). Bij elke keer braken verdwijnt ook zoutzuur. Als het braken langer duurt, gaat de pylorus ook openstaan en verschijnt gal in het braaksel. Dat smaakt bitter en het braaksel heeft een groene kleur.

De *kleur van het braaksel* kan informatie geven over de directe oorzaak van het braken. Als het braaksel bloed bevat, is er een bloeding in de maag of slokdarm; bloedbraken heet haematemesis. Meestal is het bloed bruinig (koffiekleurig) verkleurd als gevolg van het inwerken van maagsap op hemoglobine. Als echter grote hoeveelheden bloed worden uitgebraakt, is de kleur van het braaksel rood. Dan is er niet genoeg zoutzuur aanwezig om te reageren op de overmaat van hemoglobine.

Ook de *geur van braaksel* geeft informatie over de oorzaak van het braken en geeft soms een aanwijzing voor welke ernstige ziekteverschijnselen te verwachten zijn. Bij een alcoholgeur weten we wat er aan de hand is en hoeven ons geen zorgen te maken, de persoon knapt wel weer op.

Soms heeft het braaksel een vieze geur. Bijvoorbeeld als het voedsel langer dan normaal in de maag blijft, doordat de uitgang van de maag is vernauwd. In dit geval worden grote hoeveelheden maaginhoud, waarin voedselbestanddelen aanwezig zijn die meer dan zes uur geleden zijn gegeten met kracht uitgebraakt (projectielbraken). We spreken dan van *retentiebraken*. Soms heeft het braaksel de geur van feces, we noemen dit *fecaloïd braken*. Het komt voor bij afsluitingen in de ingewanden, waardoor voedsel onmogelijk kan passeren. Het blijft dan hangen en wordt al verregaand verteerd.

Gevolgen van veel braken

Een keer braken is niet erg. Problemen treden op als iemand langere tijd achtereen moet braken. De zorgvrager klaagt over stroeve tanden (aantasting van het tandglazuur), een pijnlijk mondslijmvlies en een pijnlijke keel (beschadiging van het epitheel door het maagsap). Ook kan de buikwand pijnlijk zijn, doordat de buikwandspieren steeds intens zijn gebruikt bij het braken.

Gevolgen van ernstiger aard zijn:
- Scheurtjes in de maagmond en de slokdarm, waardoor bloed bij het braaksel kan komen. De scheurtjes zijn ontstaan door de krachten die bij de braakbewegingen aanwezig zijn, zoals het rukken van het middenrif aan de slokdarm.
- Uitdroging en elektrolytenverlies; ontwikkelt zich vooral bij aanhoudend braken.
- Oesophagitis; door het steeds passeren van de zure maaginhoud door de slokdarm (oesophagus) wordt deze beschadigd, waardoor een chemische ontsteking ontstaat.
- Aspiratie van maaginhoud; onder aspiratie verstaan we het instromen en/of inademen van maaginhoud in de onderste luchtwegen. Dit gebeurt alleen bij een verminderd bewustzijn en bewusteloosheid (subcoma en coma).

Behandeling van braken

Het beste is de oorzaak van het braken op te sporen en daaraan iets te doen. Is dit niet direct mogelijk en blijft het braken doorgaan, dan is het belangrijk maatregelen te nemen om het braken te verminderen en de eventueel reeds aanwezige gevolgen van het braken te behandelen. Vocht en elektrolyten moeten meestal via een infuus worden gegeven, omdat de zorgvrager niets binnenhoudt. Het braken zelf kan met medicijnen worden behandeld, zoals Primperan® en Stemetil®, die vaak in de vorm van een zetpil worden gegeven.

Reflux, regurgitatie en rumineren

Braken moet onderscheiden worden van andere processen waarin maaginhoud naar de slokdarm, keel of mond terugkeert. Zoals reflux, regurgitatie en rumineren. Voor de buitenstaander gebeuren reflux, regurgitatie en rumineren vrijwel altijd ongemerkt.

Reflux houdt in dat maaginhoud ongehinderd terugstroomt vanuit de maag naar de slokdarm. Dit is alleen mogelijk bij

een niet goed werkend maagmondmechanisme, waardoor er een slechte afsluiting van de maagingang is. Dit gaat altijd vergezeld van zuurbranden.
Regurgitatie is het mondjesmaat teruggeven van maaginhoud. Een veranderde beweeglijkheid van de slokdarm en maag kan hiervan de oorzaak zijn.
Is er duidelijk een psychogene reden aanwezig, dan spreekt men van *rumineren* (herkauwen). Maaginhoud wordt onbewust teruggewerkt tot in de mond; dat zou een lustgevoel met zich meebrengen. Bij baby's kan dit zo ernstig voorkomen ('ruminantjes') dat ziekenhuisopname nodig is. Ook onder volwassenen rumineren velen stiekem en vertellen daar niemand iets over, misschien doen zij dit onbewust.

8.5.3 Dyspepsie

Dyspepsie kan worden omschreven als een onaangenaam, vol gevoel in de bovenbuik, samenhangend met eten. De klachten zijn: misselijkheid, opgeblazenheid en verlies van eetlust (anorexie). Er wordt overmatig geboerd, er is zuurbranden en winderigheid aanwezig.
Dyspepsie is vaak tijdelijk aanwezig, de oorzaak is psychisch (o.a. stress), waardoor de beweeglijkheid van het spijsverteringskanaal is veranderd; vaak is deze verminderd of is er een ander bewegingspatroon. Cardia ('maagmond') en pylorus gaan op ongelegen momenten open, met als gevolg reflux. De veranderde beweeglijkheid is een gevolg van een veranderde controle door het autonome zenuwstelsel. Daardoor kan ook verandering (toename, afname) in de secretie van maag-darmsappen aanwezig zijn.
Het is niet onmogelijk dat, doordat tijdens een bepaalde periode dyspepsie is opgetreden, er in tweede instantie organische afwijkingen optreden, zoals maagontsteking en slokdarmontsteking als gevolg van reflux van respectievelijk gal en maagsap. Men moet er altijd op bedacht zijn dat de klachten ook kunnen wijzen op andere organische afwijkingen. Die moeten met zekerheid worden uitgesloten.

8.5.4 Ziekten van het maag-darmkanaal

Achtereenvolgens komen aan de orde: ziekten van de mondholte, de slokdarm, de maag, de lever, de galblaas, de darmen en het buikvlies.

De mondholte

Stomatitis
Stomatitis is een ontsteking van het mondslijmvlies, die verschillende oorzaken kan hebben: een virus, een schimmel of een bacterie. Medicijngebruik kan stomatitis veroorzaken, denk hierbij aan cytostatica. In het algemeen komt stomatitis voor bij mensen bij wie het natuurlijke biologische milieu in de mond is verstoord. We kunnen verschillende vormen onderscheiden:
– stomatitis ulcerosa
– spruw
– aften.

Stomatitis ulcerosa
Stomatitis ulcerosa is een ontsteking van het tandvlees, die zich soms uitbreidt naar het wangslijmvlies en/of de lippen, wat met versterf gepaard gaat. Bij microscopisch onderzoek blijken er talrijke bacillen aanwezig te zijn.

Spruw
Spruw is een ontsteking als gevolg van een infectie met een gist, de *Candida albicans*. Zij is zeer pijnlijk en heeft als kenmerk een wit beslag op de slijmvliezen. Deze vorm van stomatitis komt alleen voor bij zorgvragers die in het eindstadium van een slopende ziekte zijn, zoals colitis ulcerosa, carcinomen of bij diabetes mellitus.

Aften
Aften zijn kleine, oppervlakkige wondjes in het mondslijmvlies, meestal het wangslijmvlies of de binnenkant van de lippen. Ze zijn over het algemeen uitermate pijnlijk en genezen spontaan na verloop van enkele dagen. Soms is plaatselijke pijnstilling noodzakelijk.

Ziekten van de slokdarm

Oesophagitis
Een oesophagitis is een ontsteking van het slokdarmslijmvlies. De oorzaak is meestal het terugvloeien van maagzuur naar de slokdarm. Dit komt doordat het klepmechanisme van de overgang van de maag naar de slokdarm niet goed

functioneert, waardoor zweertjes ontstaan, die met litteken-vorming genezen.

Hernia hiatus oesophagei
De hiatus oesophagei is een van de openingen in het middenrif, waar de slokdarm het middenrif passeert alvorens uit te monden in de maag. Een hernia hiatus oesophagei is een verslapping van deze opening, waardoor een deel van de maag via deze opening in de borstholte wordt geperst (zie afb. 8.29). Meestal komt deze aandoening op oudere leeftijd voor, en zijn obstipatie en vetzucht de belangrijkste oorzaken. Verschijnselen die zich daarbij voordoen zijn:
- Een drukkend, beklemmend gevoel achter het borstbeen, soms met krampende pijn. Deze klachten nemen toe bij hoesten, persen, tillen van zware objecten en een horizontale houding.
- Oprispingen, zuurbranden en soms terugvloed van voedsel tot in de keel. Ook deze klachten worden sterk beïnvloed door de lichaamshouding. Maar ook bepaalde dranken als koffie, koolzuurhoudende dranken en alcohol doen de verschijnselen toenemen.

Behandeling
Ziekten van de slokdarm worden in eerste instantie conservatief behandeld. De behandeling bestaat uit:
- een vermageringsdieet bij zware zorgvragers
- snoerende kleding vermijden
- lichaamshouding aanpassen, met name in bed wordt een enigszins halfzittende houding geadviseerd
- bij klachten: koffie, chocolade, koolzuurhoudende dranken en alcohol vermijden
- eventueel medicijnen voorschrijven, zoals Primperan® of antacida (zuurbindende middelen).

Als de klachten hierna blijven aanhouden, dan moeten operatieve maatregelen worden overwogen.

Oesophaguscarcinoom
De eerste klacht bij een zorgvrager met een oesophaguscarcinoom is dat het voedsel als het ware blijft hangen in de slokdarm nadat het is doorgeslikt. Wanneer na deze klachten met onderzoeken een oesophaguscarcinoom in een vroeg stadium geconstateerd wordt, kan er nog genezing zijn, omdat dan hopelijk nog geen uitzaaiingen zijn ontstaan, want dit carcinoom metastaseert zeer snel.

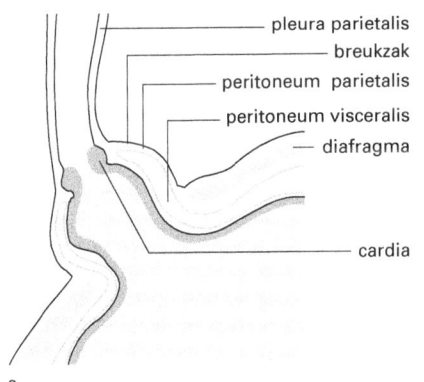 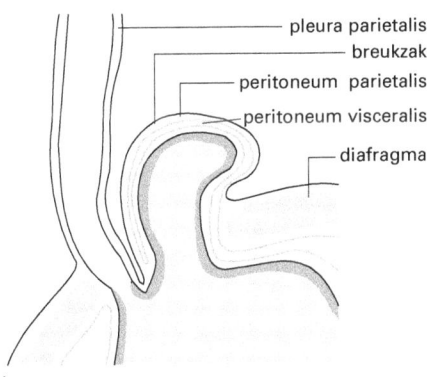 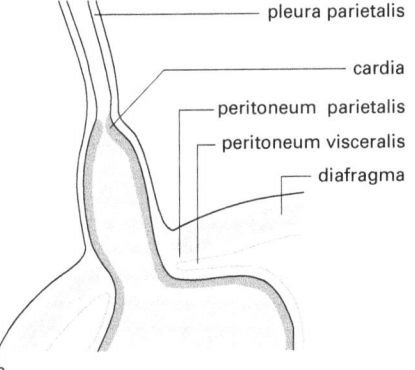

Afbeelding 8.29
Verschillende vormen van een hernia hiatus oesophagei.
a   axiale hernia
b   para-oesofageale hernia
c   korte slokdarm

Oesophaguscarcinoom ontstaat onder andere door irritatie van hete spijzen, overmatig gebruik van alcohol en invloed van tabak. Verschijnselen die zich ook nog voordoen zijn vermagering, anemie en pijn achter het borstbeen. Röntgenonderzoek geeft een vernauwing van de holte van de slokdarm aan. De prognose is over het algemeen slecht. Radicale verwijdering van het carcinoom is vrijwel niet mogelijk, meestal moet palliatief behandeld worden door bestraling.

Ziekten van de maag

Gastritis
Deze ontsteking van het maagslijmvlies komt in acute en chronische vorm voor.
Oorzaken van gastritis zijn:
- medicijnen, zoals aspirine
- allergieën
- virale en bacteriële infecties
- alcohol.

Over het algemeen heeft de zorgvrager geen erge pijn, maar soms treden bovenbuikspijnen op. De zorgvrager klaagt over een vol, opgeblazen gevoel, verlies van eetlust, misselijkheid en braken, opboeren en een brandend gevoel in de maagstreek.

Behandeling
De behandeling van gastritis bestaat hoofdzakelijk uit een zacht dieet en geneesmiddelen, die een beschermende invloed op het maagslijmvlies hebben.

Ulcus pepticum
Dit is een goedaardige zweer van de maag of de twaalfvingerige darm. De oorzaak is niet bekend, wel is er een aantal factoren die van invloed zijn op het ontstaan van een ulcus pepticum, zoals:
- Het gebruik van medicijnen, vooral de aspirineachtige pijnstillers.
- Fysieke en psychische stress. Door zware lichamelijke en geestelijke belasting kunnen acuut zweren in het maagdarmkanaal ontstaan. De oorzaak bij lichamelijke stress (bijv. shock) is eenvoudig te verklaren. Shock leidt tot een verminderde doorbloeding van de maag, waardoor de slijmvliessecretie en defensieve werking afnemen. Voor de factor geestelijke stress is niet direct een verklaring te vinden.
- Erfelijke/constitutionele factoren; bij bepaalde families komt vaak een ulcus voor, vooral aan de twaalfvingerige darm. De typische lijder aan een ulcus duodeni wordt beschreven als lang, mager en asthenisch ('slap') gebouwd.

Ulcus ventriculi
Dit ulcus, de maagzweer, is een van de twee vormen van het ulcus pepticum. Het verschijnsel is: pijn in de bovenbuik iets links van het midden, vooral tijdens of kort na de maaltijd, waarschijnlijk omdat de hoge zuursecretie in die periode de bodem van het ulcus prikkelt. Soms klaagt de zorgvrager in plaats van pijn over een wee gevoel in de bovenbuik.

Ulcus duodeni
Dit ulcus zit in het eerste deel van de twaalfvingerige darm, en is de andere vorm van het ulcus pepticum. Ook hier is pijn in de bovenbuik, maar nu rechts van het midden en pas enkele uren na de maaltijd. Men noemt dit wel de hongerpijn, omdat de pijn optreedt bij een lege maag en ophoudt door iets te eten of te drinken, bijvoorbeeld melk.
De pijnklachten doen zich niet altijd voor: de zorgvrager heeft enkele dagen tot weken last van het ulcus en dan maanden niet.

Behandeling van het ulcus pepticum
Rust is voor het genezingsproces van groot belang; vaak wordt voor een bepaalde periode bedrust voorgeschreven. Daarnaast krijgt de zorgvrager voedingsadviezen, zoals:
- vaker op een dag kleine maaltijden nuttigen
- tijd nemen voor de maaltijd en goed kauwen
- alcohol en koolzuurhoudende dranken vermijden.

Als medicijnen worden zuurremmende middelen voorgeschreven.

Maagbloeding
Een maagbloeding kan als complicatie van een ulcus pepticum optreden. De verschijnselen zijn: bloedbraken (haema-

temesis), zwarte dunne ontlasting (melaena) en bij een ernstige bloeding symptomen van shock.

Behandeling
De behandeling bestaat uit bedrust, het geven van een infuus, een maagsonde, bijhouden van een vochtbalans en eventueel medicijnen. Soms stopt de bloeding spontaan en bestaat de behandeling verder uit een dieet en medicijnen. Als er echter een levensbedreigende situatie is, dan moet met spoed geopereerd worden. Deze operatie is een eenvoudige overhechting van het bloedende ulcus of een gedeeltelijke maagresectie.

Maagcarcinoom
Het maagcarcinoom was tot voor kort een vorm van kanker die vaak voorkwam. De laatste tijd komt het minder frequent voor; de oorzaak daarvan is niet bekend (afb. 8.30). Inmiddels is gebleken dat voedsel met veel zout of zetmeel en gerookte vlees- en vissoorten het ontwikkelen van een maagcarcinoom bevorderen; vers fruit zou een beschermende invloed hebben. De voornaamste verschijnselen zijn: een vol gevoel na de maaltijd, verlies van eetlust (vooral afkeer van vlees), gewichtsverlies en zuurbranden. Ze treden pas duidelijk op als het maagcarcinoom al in een vergevorderd stadium is en een curatieve behandeling niet meer mogelijk is. Vaak wordt een maagcarcinoom palliatief behandeld.

Ziekten van de lever en de galblaas

Ook aan de lever en de galblaas ontstaan ontstekingen. Bij de lever heet die hepatitis, bij de galblaas cholecystitis.

Hepatitis
Dit ziektebeeld wordt onderscheiden in hepatitis A en hepatitis B.

Hepatitis A
Hepatitis A (Hepatitis infectiosa) ontstaat door een virusinfectie. Na een incubatietijd van twee tot zes weken treden de eerste verschijnselen op: een gevoel van algehele malaise en een sterke afkeer van voedsel. Vervolgens doen zich de volgende symptomen voor:
– misselijkheid en braken
– pijn rechtsboven in de buik
– donkere urine
– ontlasting lichter van kleur dan normaal
– vaak ontstaat een icterus met meestal vrij ernstige jeuk.

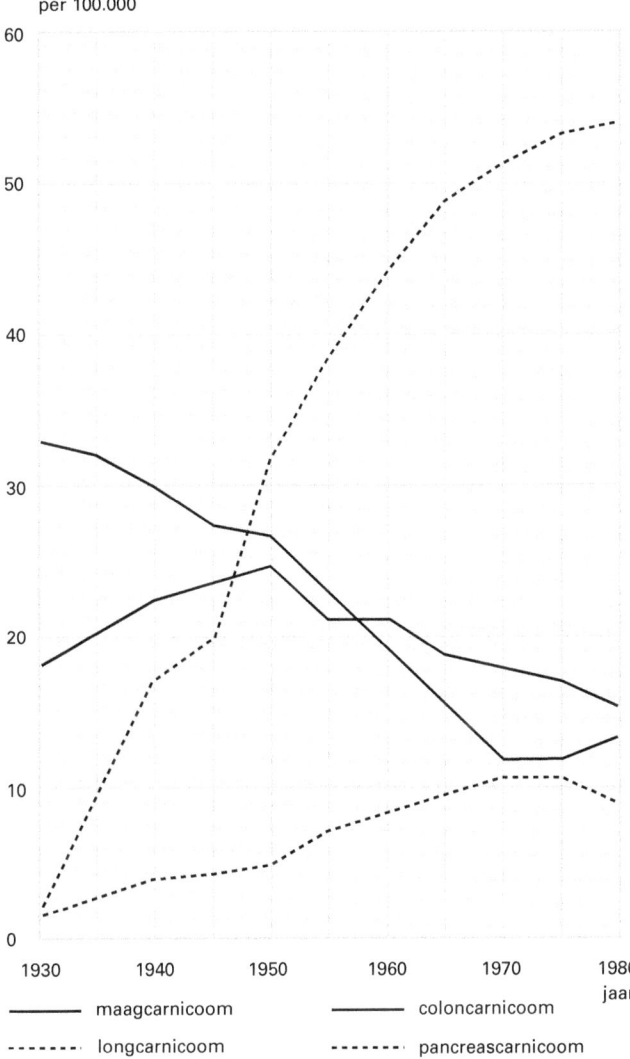

Afbeelding 8.30
Het voorkomen van het maagcarcinoom uitgezet ten opzichte van een aantal andere vormen van kanker.

Icterus is een situatie, waarin het gehalte van galkleurstof in het bloed en de weefsels te hoog is. Dit veroorzaakt in lichte gevallen een gele verkleuring van alleen het oogwit, in ernstige gevallen krijgt de hele huid een gele kleur.
Een andere naam voor icterus is geelzucht. Het komt niet alleen bij hepatitis voor, maar ook als symptoom van andere stoornissen. Hepatitis kan drie maanden duren. Geleidelijk nemen de verschijnselen af en worden de leverfuncties weer normaal. De ziekte komt voornamelijk voor bij kinderen. De behandeling bestaat uit bedrust in de acute fase en een vetarm, licht verteerbaar, eiwitrijk dieet.

Hepatitis B
Ook deze leverontsteking wordt veroorzaakt door een virus. De incubatietijd varieert van twee tot zes maanden. De verschijnselen bij dit ziektebeeld zijn:
– geringe temperatuurverhoging
– gewrichtsklachten
– geelzucht.

Hepatitis B heeft verder ongeveer dezelfde verschijnselen als hepatitis A, maar de klachten houden langer aan. Het gevaar bestaat dat de ziekte ontaardt in chronische hepatitis, die moeilijk te genezen is, en levercirrose (zie hierna). De behandeling is dezelfde als bij hepatitis A, maar met meer kans op complicaties.

Cholecystitis
Cholecystitis is een ontsteking van de galblaas en wordt vrijwel altijd veroorzaakt door een afsluiting van de galblaashals of de afvoerbuis van de galblaas. Aan een galblaasontsteking gaat meestal een galsteenkoliek vooraf. De ontsteking veroorzaakt een voortdurende en stekende pijn; ook treden misselijkheid en braken op.

Behandeling
Pijnstillende middelen en antibiotica worden bij een galblaasontsteking toegediend. Bij het vermoeden van een recidief wordt een galblaasoperatie overwogen.

Levercirrose
Dit is een verbindweefseling van de lever. Een belangrijke oorzaak van levercirrose is alcoholmisbruik. Pas laat wordt het ziektebeeld ontdekt als verschijnselen als icterus, oedemen, versterkte bloedingsneiging en aantasting van de hersenen zich voordoen.

Behandeling
Levercirrose is niet te genezen. De behandeling is voornamelijk gericht op preventie en bestrijding van de verschijnselen:
– bedrust in de acute fase
– calorie- en eiwitrijk dieet ter bestrijding van oedemen; alcohol is absoluut verboden
– medicijnen ter bestrijding van de oedemen
– punctie om het vocht in de buik (ascites) te verwijderen.

Galstenen
Galstenen in de galblaas komen vaak voor, vooral in bepaalde families, maar vooral bij enigszins gezette vrouwen in de vruchtbare leeftijd. Als een vrouw voldoet aan de criteria van de vier f's (fat, forty, female en fertile) dan behoort zij tot de risicogroep. Galstenen bestaan voornamelijk uit cholesterol. Als iemand galstenen heeft, betekent dit niet automatisch dat hij klachten heeft, die komen maar in

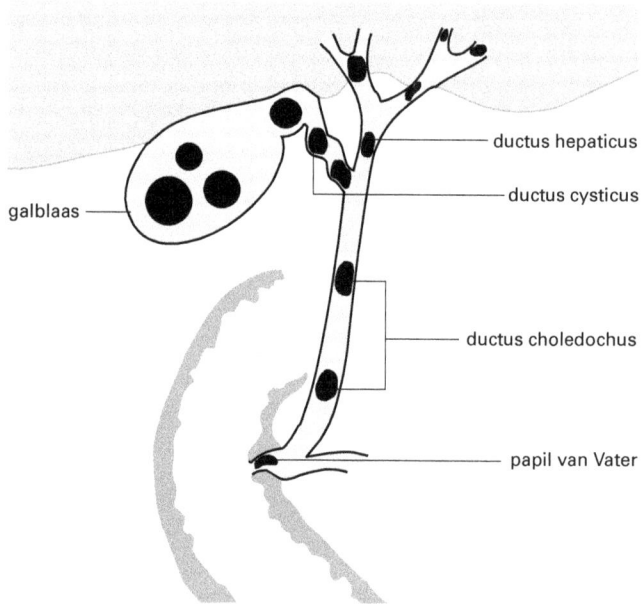

Afbeelding 8.31
Plaatsen waar vaak galstenen voorkomen.

twintig procent van de gevallen voor. De zorgvrager heeft dan hevige koliekpijnen, doordat de galsteen obstructie veroorzaakt (afb. 8.31). Deze aanval gaat vaak gepaard met misselijkheid en braken. Ook kan de zorgvrager geel gaan zien en verschijnselen van jeuk hebben, wat wordt veroorzaakt door de galkleurstoffen die via de bloedvaten van de lever in de huid terechtkomen. De urine wordt daardoor donker van kleur en de ontlasting door de afwezigheid van galkleurstoffen bleek.

Behandeling
Bij een koliekaanval worden pijnbestrijdende middelen gegeven en spasmolytica, die spierverslappend werken. Bij geringe klachten wordt de behandeling beperkt tot een vetarm dieet met het advies kleine hoeveelheden te eten. In bepaalde gevallen moet worden overgegaan tot een operatie, een galblaasverwijdering.

Ziekten van de dikke darm

Colitis ulcerosa
Een ontsteking van het colonslijmvlies, gepaard met zweervorming. De oorzaak is niet bekend. Een aantal factoren kan van invloed zijn: psychogene factoren en allergie voor bepaalde voedselbestanddelen. Het is een chronische ziekte met vaak een sluipend begin, waarna verschijnselen als diarree gemengd met bloed, slijm en pus optreden. De zorgvrager heeft buikklachten en voortdurend pijnlijke, krampende aandranggevoelens. Soms treden koorts en bloedarmoede op.

Behandeling
Om het colon de gelegenheid te geven zich te herstellen, mag de zorgvrager niets door de mond (per os) innemen. Er wordt een infuus gegeven met eventueel parenterale voeding. Ook wordt bedrust voorgeschreven. Als medicijnen krijgt de zorgvrager antibiotica; soms worden corticosteroïden gegeven. Indien van toepassing krijgt hij ook psychotherapie, ter verlichting van problemen in de emotionele sfeer. Als deze conservatieve therapie niet voldoende resultaat heeft, overweegt men een operatie.

Coloncarcinoom
Een colontumor kan goedaardig of kwaadaardig zijn.
De goedaardige vorm komt vaker op oudere leeftijd voor. Er vormen zich poliepen in de darm, die over het algemeen geen klachten geven. Als de poliepen groeien worden ze meestal operatief verwijderd, om de kans op maligniteit te voorkomen.
Kwaadaardige tumoren van het colon komen vaker voor. De oorzaken kunnen velerlei zijn, zoals de maligne ontaarding van de colitis ulcerosa. De verschijnselen zijn afhankelijk van de plaats waar de tumor zich bevindt. Er kan een wisselend defecatiepatroon optreden, maar ook diarree. Daarnaast zien we vaak vermagering en bloedarmoede door bloedverlies in de ontlasting.

Behandeling
Operatie is de enige curatieve behandeling en bestaat uit verwijdering van de tumor en de regionale lymfeklieren. Soms moet ook een groot deel van het colon worden verwijderd, waardoor het aanleggen van een anus praeternaturalis (kunstmatige uitgang) noodzakelijk is.

Peritonitis

Het buikvlies (peritoneum) bekleedt de vrije buikholte en vrijwel alle organen die erin liggen. Een ontsteking van het buikvlies heet peritonitis. Een peritonitis heeft vele oorzaken en manifesteert zich op een bepaalde plek (lokale peritonitis) of behelst het hele buikvlies (algehele peritonitis). Meestal begint een ontsteking plaatselijk, maar ze kan zich zo uitbreiden dat op den duur het hele buikvlies is ontstoken. Een lokale peritonitis geeft verschijnselen die nog niet tot ernstig ziek-zijn leiden, een algehele peritonitis geeft een ernstig ziektebeeld met hoge koorts. Afhankelijk van de weerstand van de zorgvrager en uiteraard de kracht van aanwezige bacteriën, zal het niet altijd lukken de ontsteking in te dammen. Dan breidt de peritonitis zich over het hele buikvlies uit, ontwikkelt zich uiteindelijk een algehele peritonitis en wordt men steeds zieker. De verschijnselen hiervan vormen samen het syndroom: de acute buik.

Acute buik

Een acute buik kenmerkt zich door de volgende verschijnselen:
- scherpe stekende pijn die continu van karakter is
- défense musculaire
- stilliggen van de darmen.

Scherpe, stekende pijn die continu van karakter is
Vaak weet de zorgvrager aan te geven waar de pijn het eerst aanwezig was en waar dus waarschijnlijk het veroorzakende ziekteproces ligt, maar dit is niet altijd het geval en dan is het primair aanwezige ziekteproces heel moeilijk te lokaliseren. De pijn ontstaat geleidelijk en verergert naarmate de peritonitis zich uitbreidt. Soms begint de pijn acuut. Dit hangt samen met de oorzaak: een maagperforatie kan peritonitispijn geven.
Kenmerkend voor deze pijn is de druk- en loslaatpijn. Deze wordt veroorzaakt door druk op het zieke weefsel en bij het loslaten door het bewegen van het buikvlies (buikvlies is uitermate pijngevoelig). Ook hoesten, lachen, bewegen en, als de ontsteking boven in de buik zit, de ademhalingsbewegingen doen pijn. Vervoer in de ambulance (vervoerspijn), onzorgvuldig rijden met de brancard of stoten tegen het bed van de zorgvrager worden als zeer pijnlijk in de buik ervaren. De zorgvrager blijft dan ook zo stil mogelijk liggen.

Défense musculaire
Défense musculaire betekent letterlijk het terugvechten (verdedigen) via spieraanspanning. Bij peritonitis zien we een défense musculaire ontstaan, die moet voorkomen dat het peritoneum bewogen wordt (pijn!). Aangezien de zorgvrager al de ervaring heeft dat aanraken van de buik pijn betekent, spant hij zonder erbij na te denken de buikwandspieren aan: een passief spierverzet. Met het begrip défense musculaire wordt dus bedoeld het onwillekeurig (reflexmatig) aanspannen van de buikwandspieren na prikkeling van het buikvlies. Door het aanspannen wordt bewegen van het buikvlies voorkomen. De intensiteit van de défense musculaire hangt af van de ernst van de peritonitis. Bij ernstige peritonitis wordt de buik *plankhard*. Défense musculaire is een belangrijk symptoom, maar kan bij oudere mensen en kinderen ontbreken.

Stilliggen van de darmen
Als reactie op de peritonitis gaan de darmen stilliggen (darmparalyse), immers elke beweging doet pijn. De passage van darminhoud komt ook stil te liggen, we spreken dan van een ileus. Omdat verlamming van de darmen de oorzaak van de ileus is, wordt dit een paralytische ileus genoemd (zie verder hierna). Bij auscultatie zijn geen darmgeluiden te horen.

Verloop

Vooral bij een algehele peritonitis is er grote kans dat het geproduceerde ontstekingsvocht in de vrije buikholte wegstroomt naar de laagst gelegen delen. Bij een liggende zorgvrager zijn dat de ruimte onder het middenrif (subfrenische holte) en de holte van Douglas (afb. 8.32). Het komt daar vrij gemakkelijk terecht door de wijze waarop ophangbanden van darmdelen (mesenteria) geplaatst zijn en adembewegingen (het middenrif gaat op en neer en zuigt vocht mee). Daar kunnen zich abcessen ontwikkelen. Het subfrenisch abces (onder het middenrif) is door zijn ligging moeilijk te diagnosticeren en te behandelen. Het abces in de holte van Douglas kan met rectaal toucher worden vastgesteld, daarna geopend en gedraineerd.

Oorzaken

Peritonitis heeft vele oorzaken, zoals:
- *Besmetting* van het peritoneum met bacteriën (primaire peritonitis) *via het bloed*. Deze oorzaak komt in verhou-

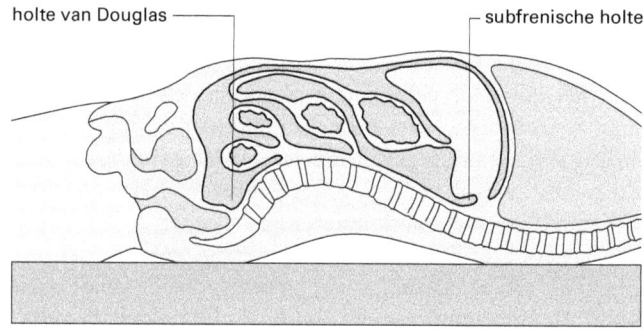

Afbeelding 8.32
In liggende positie vormen de holte van Douglas en de subfrenische holte de twee diepste punten in de buikholte.

ding tot andere oorzaken weinig voor, eigenlijk alleen bij een sterk verminderde weerstand.
- *Ontstekingen in organen die grenzen aan het peritoneum.* Heel bekend is de blindedarmontsteking (appendicitis), maar ook bij een galblaasontsteking, ontsteking van de dikke darm en dergelijke kan in tweede instantie peritonitis optreden.
- *Perforatie van holle organen die aan de vrije buikholte grenzen.* De inhoud van het orgaan stroomt leeg in de peritoneale holte (maagperforatie, darmperforatie).
- *Ischemie* (verminderde bloedtoevoer) door afsluiting van een darmvat. Bij een geblokkeerde bloedvoorziening wordt de darmwand necrotisch (het weefsel sterft af) en doorlaatbaar voor bacteriën, die in de peritoneale holte terechtkomen en peritonitis geven. Ook gaat er veel vocht naar de vrije buikholte.
- *Bloeding* in de peritoneale holte (milt/leverruptuur, buitenbaarmoederlijke zwangerschap).

Behandeling

De behandeling van een buikvliesontsteking omvat verschillende maatregelen:
- Bij aanwezigheid van shock moet hieraan direct aandacht worden gegeven, want shock is levensbedreigend. Het vocht- en elektrolytentekort moet per infuus worden aangevuld. Men probeert het uittreden van het vele vocht in het zieke gebied enigszins te voorkomen door een infuus met een plasmavervangend middel te geven, waardoor vocht beter in de bloedbaan wordt vastgehouden.
- Infecties moeten met antibiotica worden bestreden.
- Een enkele maal is het nodig de buikholte te spoelen, bijvoorbeeld als zich daar maaginhoud, gal, bloed of dergelijke in bevindt.
- De aandoening waardoor de peritonitis is ontstaan, moet behandeld worden. Een ernstige peritonitispatiënt vraagt zoveel begeleiding, dat verpleging op de afdeling Intensive Care plaatsvindt.

Ileus

Onder ileus verstaan we een stoornis in de darmpassage, niet te verwarren met obstipatie. Ileus is het gevolg van een volledige darmafsluiting waardoor niets meer kan passeren, van een verlamming van de darmen zoals bij een peritonitis of van een overmatig aanspanning van de darmspieren. Is er een afsluiting dan spreekt men van een *mechanische ileus*; is de oorzaak het niet goed bewegen van de darm, dan heet dit *dynamische of functionele ileus*. Een ileus is een ernstige situatie die, als zij lang voortbestaat, irreversibel wordt en tot de dood leidt.

Mechanische ileus

Oorzaken van een mechanische ileus zijn:
- Ruimte-innemende ziekteprocessen in de darmwand; zoals ontstekingen en darmkanker, waardoor de hele holte van de darm wordt gevuld en daarmee afgesloten.
- Ziekteprocessen buiten de darm; als deze zo fors op de darm drukken dat hij wordt dichtgedrukt of afgesnoerd (afb. 8.33), ontstaat een ileus.

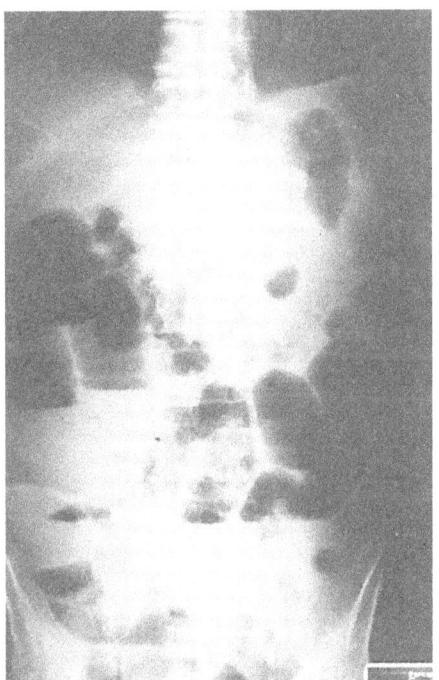

Afbeelding 8.33
Buikoverzichtsfoto van een patiënt met een ileus. Duidelijk zichtbaar zijn de grote gasbellen (diepzwart) en de spiegels (horizontale grijze vlakken).

- Beklemde breuk; een darmlis is door een breukpoort naar buiten geschoten en klem komen te zitten mede doordat bloedvaten zijn afgeknepen en het darmdeel opzwelt. Er kan dus geen darminhoud door dit deel passeren.
- Dingen in de holte van de darm, zoals grote galstenen (afb. 8.34), een kluwen wormen, een hoeveelheid opgezwollen vezels die (omdat het zo gezond is vezels in de voeding te gebruiken) in een te grote hoeveelheid zijn gegeten en dergelijke leiden tot een belemmering van de darm en dus een ileus.

Verschijnselen bij een mechanische ileus

Een mechanische ileus onderscheidt men in een hoge en een lage ileus. Een hoge ileus betreft een afsluiting in het eerste deel van de dunne darm, een lage ileus zit onder in de dikke darm. Van de verschijnselen waaraan we een mechanische ileus herkennen zijn sommige meer uitgesproken aanwezig bij een hoge ileus, andere bij een lage ileus. Bij de verschijnselen wordt dit, als er sprake van is, aangegeven. De verschijnselen bij een ileus zijn:
- Het uitblijven van defecatie en flatulatie; aanvankelijk wordt hetgeen in de darmen zit onder het niveau van de afsluiting naar buiten geloosd, daarna stopt dit onherroepelijk, de darminhoud kan het rectum niet meer bereiken.
- Pijn; typische koliekpijnen, vooral aanwezig als de afsluiting hoog in de ingewanden zit.
- Hyperperistaltiek; de darm is overdreven actief om te proberen de afsluiting op te heffen. Soms is de peristaltiek voelbaar en door de buikwand te zien.
- Darmgeluiden; de darmen maken extra lawaai door de combinatie hyperperistaltiek en het overvuld zijn met vocht en darmgassen. Soms zijn gootsteengeluiden te horen als vocht zich verplaatst.
- Opgezette buik; bij een hoge ileus is de buik rond de navel opgezet, bij een lage ileus meer aan de zijkanten (flanken). Het middenrif wordt soms omhooggeduwd door het toenemen van de darminhoud, waardoor de zorgvrager oppervlakkig ademt.
- Uitdroging; treedt vooral op bij een hoge ileus; het vele vocht dat dagelijks de ingewanden passeert kan verderop in de dunne darm niet worden teruggeresorbeerd, omdat dit boven de afsluiting blijft hangen.
- Misselijkheid en braken; vooral aanwezig bij een hoge ileus, onder andere door de sterkere uitzetting van de darmen door het vele vocht dat erin verblijft. Veel braken bevordert uitdroging. Bij zowel een hoge als een lage ileus kan op den duur dunne-darminhoud worden gebraakt.

Behandeling

De maatregelen bij een zorgvrager met een mechanische ileus zijn:
- Maagsonde; voortdurend moet door de sonde de inhoud van de maag en eventueel het duodenum worden weggezogen, waardoor uitzetting van het darmdeel vermindert en de misselijkheid en het braken afnemen
- Infuus; er mag niets door de mond worden gebruikt; vocht en elektrolyten moeten parenteraal worden aangevuld
- Vochtbalans bijhouden
- De oorzaak van de ileus opheffen; dit gebeurt vaak operatief. De zorgvrager doorstaat de operatie het beste als zijn conditie zo goed mogelijk is, waartoe de eerder genoemde maatregelen bijdragen.

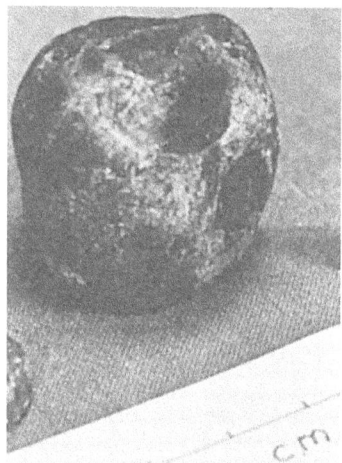

Afbeelding 8.34
Opname van een galsteen die de oorzaak zou kunnen zijn van de in afbeelding 8.33 getoonde ileus.

Dynamische of functionele ileus
Oorzaken van een dynamische of functionele ileus zijn:
- Verlamming (paralyse) van de darmen, een paralytische ileus. De oorzaak is meestal een peritonitis, maar kan ook een buikoperatie zijn. Als reactie op de manipulatie van de darmen en een eventueel aanwezige peritonitis blijven de darmen enkele dagen stilliggen.
- Overmatige aanspanning van de darmen, een spastische ileus genoemd, waardoor de darminhoud net als bij een verlamming van de darmen niet wordt voortgestuwd.

Verschijnselen en behandeling
Bij een paralytische ileus wordt het beeld beheerst door de ook aanwezige peritonitis met het beeld van de acute buik. De paralytische ileus verdwijnt als de peritonitis is behandeld. Na een buikoperatie komt de peristaltiek na enkele dagen weer op gang, vaak het eerst te merken aan flatulentie.

8.6 Gezondheidsproblemen met betrekking tot de uitscheiding

LEERDOELEN

Als je deze paragraaf hebt bestudeerd, heb je kennis van en inzicht in de volgende gezondheidsproblemen:
- de normale urineproductie en de regulering daarvan
- stoornissen en klachten bij de urineproductie
- stoornissen in de hoeveelheid geproduceerde urine
- stoornissen in de samenstelling van de urine
- het urineonderzoek
- urineweginfecties
- nierstenen
- de normale defecatie en feces
- de verschillende vormen van diarree
- de oorzaken, gevolgen en behandeling van acute en chronische diarree
- de oorzaken, gevolgen en behandeling van obstipatie.

Dagelijks moeten vele stoffen uit het lichaam worden verwijderd. Ze hebben geen nut meer. Sterker nog, als de concentratie ervan toeneemt of als ze langer in het lichaam verblijven, leidt dat tot ziekte. Afhankelijk van de aard van de stoffen en de plaats waar zij zich op dat moment bevinden, zijn er verschillende manieren om afvalstoffen uit het lichaam te verwijderen: via de darmen, via de urinewegen, maar ook via de longen (CO_2 en andere vluchtige stoffen) en de huid (zout en zure producten), zelfs via traanvocht. De belangrijkste mogelijkheden voor uitscheiding zijn defecatie (via de darmen) en mictie (via de urinewegen). Het is belangrijk veranderingen/afwijkingen in de uitscheiding te herkennen en de waarde ervan in te schatten. Hierna bespreken we de veranderingen/afwijkingen van defecatie en mictie.

8.6.1 Urineproductie

De nieren vormen per etmaal zo'n 1,5 l urine, waarin zich vele afvalstoffen bevinden, in de meeste gevallen afbraakproducten van de stofwisseling. Deze afbraakproducten worden, omdat ze in water oplosbaar zijn, in de urine uitgescheiden. Vaak komen ook stoffen in de urine terecht die wel nodig zijn voor het lichaam, maar waarvan op dat moment een teveel aanwezig is, zoals een teveel aan zout. Als er in het lichaam een teveel aan water is, wordt dit ook door de nier uitgescheiden en de urine is dan veel minder sterk geconcentreerd. Bij een tekort aan zout en water houdt de nier beide stoffen juist vast en de urine die dan wordt geproduceerd, is geconcentreerd. Het op peil houden van water en zout in het lichaam geschiedt door twee hormonen, ADH en aldosteron, die beide in de nieren werken. Andere waardevolle stoffen waarvan een teveel in het lichaam is, worden uitgescheiden: glucose, aminozuren, vitaminen en dergelijke.

8.6.2 Stoornissen in het mictiepatroon en hoeveelheden geproduceerde urine

Het lozen van urine (mictie) gebeurt in de regel vier- tot vijfmaal per dag. Er zijn echter individuele variaties. 's Nachts plast men in de regel niet, men drinkt ook niet tijdens de slaap. De nieren maken de urine dan in kleinere hoeveelheden aan, maar sterk geconcentreerd, want 's nachts gaat het verwijderen van afvalstoffen uit het bloed gewoon door. De totale hoeveelheid gevormde urine overschrijdt echter niet de voor de mictiedrang vereiste hoeveelheid urine in de blaas.

Stoornissen en klachten bij mictie

Soms plast iemand veel vaker dan normaal, maar meestal steeds kleine beetjes urine. Dit noemen we *pollakisurie*. Dit gebeurt als de blaaswand geprikkeld is, waardoor hij eerder tot mictie aanzet. Als iemand pijn ervaart bij het plassen, spreken we van *strangurie*. De pijn is onder in de buik aanwezig of er is sprake van een branderige straal.
We kennen situaties waarin 's nachts wel mictie optreedt, in tegenstelling tot wat hiervoor is gezegd, zoals decompensatio cordis, een vergrote prostaat of een zwangerschap. We spreken dan van *nycturie*. Eigenlijk houdt nycturie in dat 's nachts *meer* urine wordt geloosd dan overdag. Deze term wordt gehanteerd voor elke vorm van nachtelijk plassen. Bij decompensatio cordis is er echte nycturie, bij een grote prostaat niet (de hoeveelheid die 's nachts wordt uitgeplast is kleiner dan die van overdag), maar het wordt wel zo genoemd.
Als iemand niet in staat is de urine in de blaas te houden, spreekt men van *incontinentie*. Op gezette tijden raakt men urine kwijt zonder dat men dit wil, in hoeveelheden van 100 tot 200 ml. Voor incontinentie zijn vele oorzaken, onder andere neurologische afwijkingen, waardoor de kringspier niet goed mictieregulerend werkt. Behalve de 'gewone' incontinentie kennen we *stress-incontinentie en urge-incontinentie*. Stressincontinentie houdt in dat iemand tegen zijn wil urine verliest bij hoesten, niezen, tillen en dergelijke. Dit komt voor bij een niet goed functioneren van het blaassluitmechanisme, zoals bij een verzakking van de baarmoeder. Bij urge-incontinentie kan iemand de urine niet ophouden. Op het moment van de mictiedrang moet men zo snel mogelijk op het toilet zijn. Zo'n incontinentie komt voor bij een overprikkelde blaas.
Ook is het mogelijk dat residuvorming in de blaas optreedt door urineretentie. De blaas raakt langzaam maar zeker vol, waarna steeds kleine beetjes overlopen. We noemen dit een *overloopblaas*. Urineretentie ontstaat als de afvloeiing via de urethra op de een of andere wijze wordt belemmerd, zoals door een strictuur (vernauwing door verlittekening) of een grote prostaat (vernauwt de urethra), maar ook aansluitend aan een narcose of epiduraal anesthesie. Een overloopblaas is ook het gevolg van een verminderde blaaswandtonus, zoals door neuropathie bij suikerziekte. Mannen met een vergrote prostaat hebben ook duidelijk moeite met de mictie. In het begin wordt de urinestraal minder krachtig en is er nadruppelen na de mictie, op den duur komt steeds minder urine naar buiten en ontstaat de overloop.
Bij kinderen komt *enuresis nocturna* voor, het 's nachts urine laten lopen (bedwateren). Meestal is er geen lichamelijke oorzaak, bij het ouder worden verdwijnt het vanzelf.

Stoornissen in de hoeveelheid geproduceerde urine

Het komt voor dat meer dan 2 l urine per dag wordt geloosd, we spreken dan van *polyurie*. Als polyurie aanwezig is, komt het uiteraard sneller tot nycturie. Als oorzaken van polyurie kennen we:
- Veel drinken; meer vocht in de bloedbaan betekent dat er minder ADH wordt geproduceerd.
- Alcoholgebruik; alcohol gaat het effect van ADH op de nieren tegen, er komt meer water in de urine terecht.
- Drinken van veel koffie; caffeïne versterkt de diurese (afscheiding van urine).
- Suikerziekte; er is een osmotische diurese, water met een stof, hier glucose, wordt mee naar buiten genomen.
- Afwezigheid van ADH in het lichaam, waardoor de nier niet meer in staat is water vast te houden; er kunnen liters worden uitgeplast.

We kennen ook de mogelijkheid dat veel minder urine dan normaal wordt geproduceerd. Als de hoeveelheid per 24 uur minder is dan 400 ml, spreken we van *oligurie*. Wordt hoogstens 100 ml per 24 uur geloosd, dan heet dit *anurie*. Oorzaken voor oligurie en anurie zijn:
- Uitdroging; er is in het lichaam een groot tekort aan vocht. Het vocht dat er nog is, wordt zoveel mogelijk vastgehouden, alleen het hoogst noodzakelijke vocht om afvalstoffen uit te scheiden, komt in de urine terecht.
- Shock (zie paragraaf 8.2.2).
- Uitvallen van de nierfunctie (nierinsufficiëntie). Bij nier-

ziekten vallen nefronen uit waardoor steeds minder urine wordt gevormd, wat in het ergste geval leidt tot niervergiftiging (uremie).

8.6.3 Stoornissen in de samenstelling van de urine

De normale urine is helder (doorzichtig) en lichtgeel van kleur door de urobiline die erin voorkomt. Is de urine geconcentreerd, dan is de kleur oranje-geel. Zowel voedingsbestanddelen als medicijnen kunnen de urine een andere kleur geven. Iedereen kent de rode kleur na het eten van bietjes. Rifampicine® (een antibioticum) veroorzaakt ook een rode kleur, Furadantine® (een medicijn tegen urineweginfecties) geeft een donkere kleur aan de urine. Een mahoniehoutkleurige urine komt voor bij een hemolytische icterus. De urine is donker (bruin) als er bilirubine in zit, schuimt heel gemakkelijk door de ook aanwezige galzouten en ziet er dan uit als 'bokbier'.

Bloed in de urine noemt men *hematurie*. Bloed kleurt de urine rood. Is de rode kleur diffuus, dan is het bloed er waarschijnlijk hoog in de urinewegen ingekomen, het kon zich goed met de urine mengen. Komt het bloed uit blaas of urethra, dan ziet men vaak slierten ervan in de urine. Belangrijke oorzaken van bloed in de urine zijn nierstenen en blaasontstekingen (zie verderop). Men moet erop bedacht zijn dat bij vrouwen menstruatiebloed in de urine terecht kan komen, wat een foutieve interpretatie kan veroorzaken. Is alleen bloed aanwezig aan het begin en aan het eind van de mictie, dan ligt de oorzaak in de urethra of de prostaat.

Is de urine witachtig-troebel, dan kunnen er witte bloedcellen in zitten: *leukocyturie*, eventueel pyurie (pus in de urine). De urine kan ook troebel zijn van de aanwezige kristallen (neergeslagen urinebestanddelen), wat geen kwaad kan.

Stoffen die niet in de urine thuishoren, maar er toch in voorkomen, zijn glucose en eiwit. We noemen dit respectievelijk *glucosurie* en *proteïnurie*.

Glucose komt in de urine terecht als de nierdrempel voor glucose wordt overschreden, zoals bij suikerziekte. Er kan ook een verlaagde nierdrempel voor glucose bestaan, zodat vrij snel tot uitscheiding wordt overgegaan (renale glucosurie). Renale glucosurie kan van suikerziekte worden onder-

scheiden door een bloedglucosebepaling, die bij de eerste laag en bij de tweede hoog uitvalt. Glucose komt ook in de urine voor na veel snoepen ('Sinterklaasavond'-glucosurie of alimentaire glucosurie), vooral na een periode van lang vasten.

Er zit altijd een beetje eiwit in de urine, maar niet meer dan 150 mg/dag. Is het meer, dan spreekt men van een proteïnurie. De oorzaken ervan liggen vaak in de nieren, die door een ziekteproces verhoogd doorlaatbaar voor eiwitten zijn geworden. Een aandoening waarbij de glomerulus heel veel eiwitten kan doorlaten, is het nefrotisch syndroom. Er worden zoveel eiwitten uitgeplast, dat in het bloed een tekort ontstaat (hypo-albuminemie) en zich oedemen gaan ontwikkelen. Bij koorts en soms na extra inspanning kan er wat eiwit in de urine terechtkomen. Dan spreekt men van een functionele proteïnurie, die weer verdwijnt.

Ook moet men erop bedacht zijn dat aanwezige cellen in de urine, zoals witte bloedcellen bij een ontsteking, bloed of fluor vaginalis (uitvloed uit de vagina) de oorzaak van het vinden van eiwit kunnen zijn.

8.6.4 Urineonderzoek

Urineondezoek wordt voornamelijk uitgevoerd om te weten of afwijkingen aan nieren of urinewegen voorkomen. Een routineonderzoek van de urine geeft hierover al informatie. Je moet dit zien als een eerste screening, die door uitgebreider onderzoek wordt gevolgd als er afwijkingen zijn gevonden. Bij het routineonderzoek van de urine worden de volgende bepalingen uitgevoerd.

– *Soortelijk gewicht (soortelijke massa)*. Dit is een test met een densimeter (hydrometer) om het concentrerend vermogen van de nier na te gaan. Een liter zuiver water is 1000 g; het soortelijk gewicht is 1000. Als er in het water stoffen worden opgelost, dan neemt het gewicht ervan toe. Urine is een waterige oplossing van stoffen. Het normale soortelijk gewicht van urine ligt omstreeks 1020. Dit soortelijk gewicht neemt toe als er meer stoffen in zijn opgelost, zoals bij glucosurie en proteïnurie, of doordat veel zout wordt uitgescheiden of veel ureum. Extra zout wordt uitgescheiden bij een gebrek aan aldosteron (ziekte van Addison). Extra ureum verschijnt in de urine na bijvoorbeeld een grote maag-darmbloe-

ding. Veel bloed wordt namelijk in de darmen verteerd, waarbij veel aminozuren ontstaan die weer tot ureum worden omgevormd.
- *Eiwitgehalte (proteïnurie).* Eiwit wordt in de urine vastgesteld met een stick die is geïmpregneerd met een indicator voor eiwit (Albustix®). Het gaat om een grove screening; niet ieder eiwit wordt met de Albustix® aangetoond. Omdat daardoor een foutieve diagnose kan worden gesteld, geven velen er de voorkeur aan urine in het laboratorium te laten onderzoeken met een zowel kwalitatief (aantonen van eiwitten) als kwantitatief (hoeveel eiwitten zitten erin) betere methode.
- *Glucosegehalte (glucosurie).* Ook glucose in de urine wordt met een stick (Clinistix®) aangetoond, maar omdat de aanwezigheid van glucose altijd iets achterloopt bij de glucose in het bloed, geeft men er tegenwoordig de voorkeur aan een bloedglucosebepaling te doen als men een verhoogde bloedsuiker (en dus ook een glucosurie) vermoedt, zoals bij suikerpatiënten.
- *Aanwezigheid van bloed in de urine.* Dit wordt ook met een teststrip aangetoond, maar het is beter het urinesedimentsonderzoek (zie hierna) te gebruiken om erytrocyten vast te stellen; dat is nauwkeuriger.
- *Aanwezigheid van bacteriën.* Als er klachten zijn die wijzen op een urineweginfectie, dan wordt met een nitrietstick vastgesteld of voldoende bacteriën aanwezig zijn om van een infectie te spreken. Is de uitslag negatief en zijn er toch klachten, dan wordt voor alle zekerheid een sedimentsonderzoek gedaan. Bij een urineweginfectie worden in het sediment behalve bacteriën ook veel leukocyten gezien. Het vinden van leukocyten is voor de diagnose urineweginfectie veel belangrijker dan de bacteriën. Vele bacteriën in het sediment en geen enkele leukocyt leidt tot de conclusie dat of met het opvangen van de urine of met het bewaren ervan iets fout is gegaan. Normaliter is de urine die de blaas verlaat steriel. Op weg naar buiten komen er bacteriën bij uit het laatste deel van de urethra en eventueel de uitwendige geslachtsdelen. Opgevangen urine is niet meer steriel. Als men haar bij een wat hogere temperatuur laat staan, vermeerderen de bacteriën zich snel. De urine moet dus direct op bacteriën worden onderzocht of anders in de koelkast worden bewaard tot onderzoek plaatsvindt.

Het is het beste 'gewassen' plas in te leveren als men op bacteriën wil onderzoeken.
- *Sedimentsonderzoek.* Voor dit onderzoek wordt verse urine drie minuten gecentrifugeerd bij 1500 omwentelingen per minuut. De vaste bestanddelen (het sediment) komen tijdens het centrifugeren op de bodem van het buisje terecht. De vloeistof erboven wordt afgegoten, iets van het sediment gaat op een objectglaasje en wordt na toevoeging van een beetje kleurstof onder de microscoop bekeken. Normaal gesproken komt in het onder de microscoop bestudeerde sediment per gezichtsveld voor:
■ sporadisch een erytrocyt
■ twee tot drie leukocyten
■ een enkele epitheelcel
■ kristallen
■ enkele bacteriën.

Het spreekt voor zichzelf dat men bij hematurie te veel erytrocyten vindt en bij leukocyturie te veel leukocyten. Beide wijzen op een ziekte in nieren of urinewegen.

8.6.5 De meest voorkomende ziekten

Van de aandoeningen aan nieren en urinewegen hebben we de twee meest voorkomende gekozen om hier te bespreken: urineweginfecties en nierstenen.

Urineweginfecties

Urineweginfecties komen zeer veel voor. Hoog in de urinewegen heet het nierbekkenontsteking, een infectie laag in de urinewegen noemen we blaasontsteking. Blaasontsteking komt veel vaker bij vrouwen voor dan bij mannen, wellicht omdat de urethra van de vrouw korter is; ook de kolonisatie van de huidflora aan de vulva zou een rol spelen. Heel vaak verloopt een ontsteking aan de blaas zonder symptomen. Zo nu en dan treedt verergering op en verschijnen duidelijke klachten.
Verschijnselen van een *blaasontsteking* zijn:
- pijn in de onderbuik tijdens de mictie
- pollakisurie en strangurie
- productie van troebele, soms bloederige, vies ruikende urine.

Bij urine-onderzoek worden bacteriën vastgesteld en bevinden zich in het sediment vele leukocyten en ook vaak erytrocyten.

Een *nierbekkenontsteking* kenmerkt zich door:
- ononderbroken pijn in de flank aan de aangedane zijde
- troebele en bloederige urine
- vaak koorts en malaise.

De resultaten van het urine-onderzoek zijn dezelfde als bij een blaasontsteking. Bij nierbekkenontsteking wordt de urine vaak gekweekt om adequaat te kunnen behandelen. Voor de behandeling worden vooral antibiotica gebruikt.

Nierstenen

Als nierstenen aanwezig zijn, merken we dat vooral door koliekpijnen als gevolg van het blijven vastzitten (afb. 8.35) van de steen in de ureter (urineleider). Deze koIieken van de ureter blijven in principe doorgaan totdat de steen verdwenen is; het gebeurt vaak dat de steen naderhand wordt uitgeplast. Lichaamsbeweging bevordert het verplaatsen van de niersteen naar de blaas. Ook wordt de zorgvrager aangeraden veel te drinken, omdat de stenen dan minder kans krijgen zich te ontwikkelen (de urine is minder geconcentreerd) en makkelijker 'wegspoelen'. Nierstenen geven aanleiding tot hematurie. De behandeling gebeurt tegenwoordig vooral met een niersteenvergruizer, een apparaat dat de nierstenen vergruist tot zeer kleine elementen die vervolgens worden uitgeplast.

8.6.6 Normale defecatie en feces

Voordat we ingaan op diarree en obstipatie moeten we weten hoe normale feces worden gevormd, hoe het aspect daarvan is en hoe vaak feces worden geloosd. Behalve een hoeveelheid vast voedsel, passeert bij een volwassene dagelijks ongeveer 9 l vocht de ingewanden. Een deel ervan (ongeveer 1,5 l) is opgedronken, de rest is speeksel, maagsap, pancreassap, darmsap en dergelijke. Het meeste vocht wordt er in het eerste deel van de dunne darm uitgehaald en ook alle waardevolle voedingsstoffen worden daar geresorbeerd. Als de darminhoud uiteindelijk het colon bereikt, is er iets meer dan 1 l vocht in aanwezig en weinig aan voedingswaarde over. In de dikke darm wordt nog zeker 1 l vocht opgenomen. Uiteindelijk ontstaan maximaal 200 g feces, die voor zestig tot tachtig procent uit water bestaan. De consistentie van feces is vast, het model worstvormig. De kleur is bruinrood als veel vlees is gegeten, donkerbruin bij vezelrijke voeding of als genoeg bladgroen is gebruikt. De

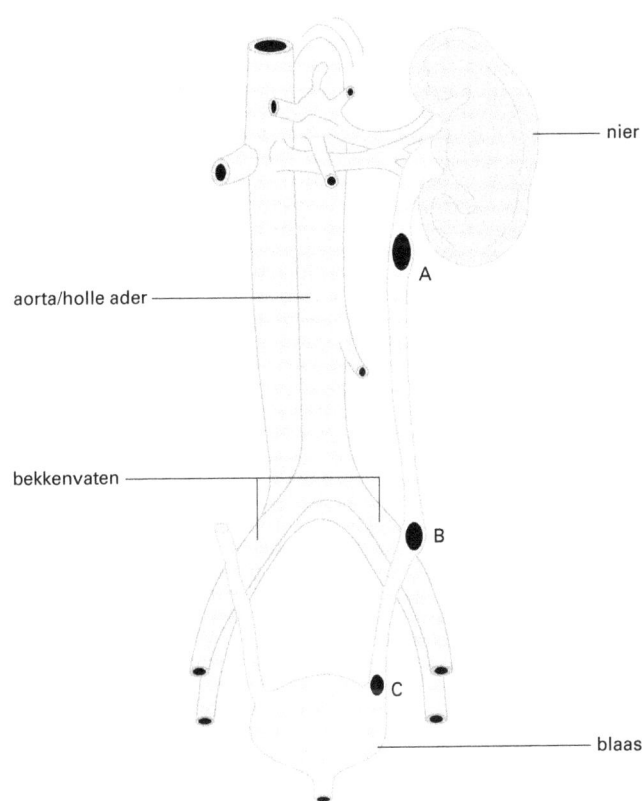

Afbeelding 8.35
Voorkeursplaatsen waar nierstenen 'vastlopen'.
a overgang nierbekken naar ureter
b passage van de bekkenvaten
c ingang van de blaas

kleur is lichtbruin door gebrek aan voedingsvezels in het dagelijkse menu en lichtgeel bij baby's die alleen melk drinken. Het eten van bietjes levert een rode bijkleuring van de ontlasting op, het eten van spinazie een donkergroene. Bij veel eten is de dagelijkse hoeveelheid groter dan bij weinig eten. Als er niet wordt gegeten, worden toch feces geproduceerd, want slechts voor een deel bestaan feces uit voedingsresten! Er wordt dagelijks gedefeceerd, maar eenmaal in de twee dagen is zeker niet afwijkend. Sommige personen defeceren slechts tweemaal per week, wat ook nog tot normaal wordt gerekend. Kortom de frequentie alleen, zonder dat we iets weten van de voorgeschiedenis en het vroegere ontlastingspatroon van de zorgvrager, zegt niets over het wel of niet bestaan van een normaal ontlastingspatroon, diarree of obstipatie.

8.6.7 Abnormale defecatie en feces

Het observeren van feces levert belangrijke informatie op. Als afwijkingen van het normale voorkomen, dan moeten ze worden opgemerkt en verklaard. Vaak worden ze in verband gebracht met ziekelijke veranderingen aan het maag-darmkanaal. Soms zijn feces zwart van kleur, zoals bij ijzerpreparaten tegen bloedarmoede of Norit® tegen een ingewandstoornis. Ook *melaena* (bloedontlasting) is zwart van kleur; de oorzaak is veel minder onschuldig, er is dan een bloeding in het maag-darmkanaal. De zwarte kleur is ontstaan na contact tussen bloed en maagzuur en er moet een bloeding hebben plaatsgevonden in dat deel van het maag-darmkanaal waar dit contact mogelijk was, zoals in de slokdarm, de maag en de twaalfvingerige darm. Bij kleine bloedingen wordt de feces behalve heel donker ook heel vast, bij grote bloedingen juist een volumineuze hoeveelheid met een weeïge geur. De feces raken al donker gekleurd als 70 ml bloed ergens boven in de ingewanden is terechtgekomen. Wordt *rood bloed* bij de ontlasting gezien, dan is dit eraan toegevoegd in het laatste deel van het colon, de endeldarm of de anus (bijv. bij een laagzittende darmtumor of aambeien). Anders was het immers al gemengd met de feces en zou het niet meer te herkennen zijn als bloed. (We noemen dit occult bloed: het wordt met de haemoccultest in het laboratorium vastgesteld.)
Feces zijn rood bij massaal bloedverlies hoog in het maag-darmkanaal, maar alleen als het om een grote bloeding gaat en de darmpassage zo snel verloopt, dat vermenging met feces onvoldoende plaatsvindt en omzettingsproducten moeilijk ontstaan.

Ontkleurde feces (grauwwit van kleur) zijn aanwezig bij een afvloedbelemmering van de gal naar de darmen en soms kortdurend bij leverontsteking. Deze feces lijken op stopverf en worden daarom ook wel *stopverffeces* genoemd.

Soms is de feces grijzig-brijachtig-volumineus en vettig, dit heet vetontlasting of *steatorroe* en komt voor bij verteringsstoornissen in de ingewanden, doordat de alvleesklier of de darmen ziek zijn. Ook bij de afwezigheid van gal ontwikkelt zich steatorroe, omdat de emulgerende werking op vetten ontbreekt.

Vetdiarree heeft de typische geur van vluchtige, korte vetzuren. Bij zeer ernstige diarree zijn feces soms moeilijk als zodanig te herkennen. Een schoolvoorbeeld is cholera, waarbij per etmaal soms 20 l (!) feces worden geproduceerd die er uitzien als *rijstewater*.

Bij tyfus zien de feces er uit als *erwtensoep*. *Slijm* verschijnt bij overactiviteit van de slijmklieren, zoals bij ziekteprocessen (colitis), maar ook bij het zogenoemde 'irritable bowel'-syndroom, een functionele stoornis van de dikke darm. Als er *etter* wordt gevonden, dan komt die vrijwel altijd van een ziekteproces in het laatste deel van het maag-darmkanaal.

Soms treedt gisting of rotting op, waardoor meestal dunne of brijige feces ontstaan. Bij *gisting* is de geur zurig en zie je, als de feces een poosje heeft gestaan, kleine belletjes verschijnen. Bij *rotting* is de geur van rotte eieren aanwezig. Oorzaken van gistings- en rottingsdiarrees zijn in de meeste gevallen verteringsstoornissen, gecombineerd met een daardoor toegenomen aantal bepaalde bacteriën in de ingewanden.

Diarree

Van diarree spreekt men als iemand verscheidene malen per dag weke, brij-achtige (chronische diarree) of waterige ontlasting (infectueuze diarree) produceert. De wijze waarop de diarree tot stand komt (pathogenese) hangt direct samen met de oorzaak ervan. We kunnen te maken hebben met diarree als gevolg van aanwezige grootmoleculaire stoffen in de ingewanden, die moeilijk verteerd worden. Deze stoffen veroorzaken een hypertoon (met verhoogde druk gepaard gaand) darmvocht, waardoor water uit de darmwand wordt aangetrokken. Het grotere watervolume veroorzaakt de diarree. Het darmslijmvlies is hierbij onbeschadigd.

Er is ook een vorm waarbij de afscheiding van mineralen en vocht naar de inhoud van de darm gestimuleerd wordt. Ook hier blijft het darmslijmvlies intact.

Diarree kan ook ontstaan door een ontstekingsreactie in de darmwand, waaruit ontstekingsvocht wordt afgescheiden.

Een veranderde anatomie en fysiologie, bijvoorbeeld als grote darmdelen weggehaald zijn, levert diarree op om de eenvoudige reden dat het darmoppervlak te gering is geworden, maar ook doordat bacteriële overgroei kan ontstaan (zie verderop). Beide hebben gevolgen voor vertering en resorptie.

Ook een te sterke beweeglijkheid van de darmen, waardoor er een te gering contact van de inhoud met de darmwand is, heeft dezelfde consequenties.

Vaak bestaat er een mengvorm. We delen op grond van de verschijnselen de diarrees in in acute en chronische diarrees. De oorzaken van een acute diarree zijn vaak andere dan die van een chronische diarree. Ook de gevolgen voor de zorgvrager en de behandeling verschillen.

Acute diarree

Een acute diarree begint onverwacht bij een meestal gezond persoon en kan zeer heftig verlopen. De oorzaak is in de meeste gevallen een microbiële infectie. De feces zijn dun, soms met bloed of slijm erbij. Er zijn darmkrampen (kolieken) en vaak is de zorgvrager misselijk en braakt. Hoofdpijn, koorts en malaise begeleiden het beeld. Na enkele dagen is men weer een stuk opgeknapt. Oorzaken van een acute diarree zijn:
- *Virale darminfecties*; virussen tasten het darmepitheel aan, waardoor het slechter functioneert. De infecties duren één tot drie dagen en verlopen goedaardig. Bij kinderen en bejaarden komt het wel tot complicaties, omdat ze sneller uitdrogingsverschijnselen (dehydratie) vertonen.
- *Bacteriële darminfecties*; infecties die vergezeld gaan van invasie van het darmslijmvlies met als gevolg een ontstekingsreactie. Dunne feces gaan soms gepaard met bloed- en slijmbijmenging. Bacteriën die zulke darminfecties veroorzaken zijn: Salmonella, Shigella en sommige colistammen.
- *Bacteriële infecties van de ingewanden met beschadiging van het slijmvlies*; de toxinen van aanwezige bacteriën veroorzaken de diarree. Zowel de cholerabacil als de stafylokok is in staat binnen enkele uren een ernstige diarree te geven. Ook sommige colistammen kunnen dit. De zogenoemde reizigersdiarree is eigenlijk altijd het gevolg van voor ons vreemde colistammen.
- *Geneesmiddelen*; sommige hebben als bijwerking het ontstaan van diarree. Hier gaan we niet verder op in.
- *Niet-bacteriële darmontstekingen*; ontstekingen op vooral immunologische basis, zoals de ziekte van Crohn (dunne darm) en colitis ulcerosa (dikke darm). Tijdens de ziekte kunnen zich perioden van verergering voordoen met acute diarree.
- *Acute stress*; vlak voor een ingrijpende gebeurtenis loopt men heen en weer naar de wc. Door de stress zorgt het autonome zenuwstelsel voor een hyperperistaltiek van de darmen, waardoor een acute diarree optreedt.

Gevolgen

Als een acute diarree aanhoudt, moet men bedacht zijn op de volgende complicaties; wij noemen de belangrijkste:
- uitdroging; het gevolg van te veel vochtverlies via de ingewanden
- tekort aan elektrolyten; deze verdwijnen met het vocht ook naar buiten.

Behandeling

Het belangrijkste is, de uitdroging te bestrijden door toediening van vocht en het elektrolytenverlies door aanvulling daarvan. In ernstige gevallen moet dit per infuus gebeuren, in minder ernstige gevallen zijn orale rehydratiezouten (oral rehydration salts = ORS) even effectief. Ze bestaan uit elektrolyten en glucose in bepaalde concentraties. Er is gebleken dat elektrolyten gemakkelijker worden geresorbeerd als glucose in de buurt is. ORS zijn bij apotheek en drogist te koop. Zonodig wordt een antidiarreemiddel gebruikt, zoals Imodium®. Antibiotica worden zelden gebruikt. Meestal zorgen de darmbewegingen, die bij diarree geïntensiveerd zijn, ervoor dat de veroorzakende micro-organismen mee naar buiten verdwijnen. De natuur zorgt zo voor een goede afloop. Volledige voedselonthouding voor korte tijd wordt vaak geadviseerd en draagt zeker bij tot herstel. Er moet voldoende vochtaanvoer zijn (water, thee zonder suiker).

Chronische diarree

Een chronische diarree is langer aanwezig. Meestal is de ontlasting niet erg dun, maar eerder brij-achtig. Men heeft vaak buikpijn. Bij chronische diarree krijgt de feces, afhankelijk van de oorzaak, bepaalde aspecten, zoals steatorroe, gistingsdiarree en dergelijke. Er kan bijmenging van slijm, bloed en pus zijn. Oorzaken van chronische diarree zijn:
- *Malabsorptie*; hieronder verstaan we verterings- en resorptiestoornissen doordat de darmwand is beschadigd of de alvleesklier (belangrijke producent van spijsverteringsenzymen!) niet goed functioneert. Een bekend voorbeeld van chronische darmwandbeschadiging is spruw, een ziekte aan de darmen waarbij het darmslijmvlies atrofisch wordt (darmvlokken verdwijnen zelfs) door een overgevoeligheid voor tarwe-eiwit (gluten). Malabsorptie ontstaat ook door afwijkende darmbewegingen, of door veranderingen aan de darmflora na een operatie, waardoor bacteriële overgroei is ontstaan. Dat beïnvloedt de vertering en resorptie in de darmen.
- *Misbruik van laxantia*; dat diarree ontstaat, volgt uit de werking van laxerende middelen.
- *Hyperthyreoïdie*; een verhoogde werking van de schildklier versterkt het bewegen van de darm en is de belangrijkste reden voor het ontstaan van de diarree.

Gevolgen
Niet zozeer uitdroging, als wel tekorten aan voedingsstoffen en vitaminen bepalen het ziektebeeld. Vermagering is het gevolg, echter alleen als het slijmvlies echt is beschadigd. Doordat het beeld veel minder acuut is, vindt het lichaam tijd om het vocht- en elektrolytentekort tijdig aan te vullen.

Behandeling
De beste behandeling is, de oorzaak op te sporen en deze te verhelpen. Soms zijn voedingsvoorschriften noodzakelijk, zoals bij spruw; dan wordt er zorgvuldig voor gezorgd dat het tarwe-eiwit niet in de voeding voorkomt. Als de zorgvrager weer overgaat op gewoon eten, keren de klachten onherroepelijk terug. De diëtist adviseert over de dieetsamenstelling.

Obstipatie

Obstipatie is een veel voorkomende klacht, vooral bij volwassenen, van wie zeker vijftien procent er last van heeft. Onder obstipatie verstaan we verschillende dingen: de een bedoelt een moeilijke of pijnlijke defecatie, de ander een weinig frequente defecatie; eenmaal in de twee dagen wordt al als obstipatie opgevat. Het is belangrijk om, als een zorgvrager over obstipatie klaagt, na te vragen wat deze precies bedoelt.

Is er 'echte' obstipatie, dan moet men de oorzaak achterhalen en proberen deze te verhelpen. Obstipatie kenmerkt zich door een minder frequente productie van feces dan gewoonlijk, bijvoorbeeld eenmaal per drie dagen of minder. Er worden harde, droge feces gevormd in de vorm van kleine harde balletjes. Oorzaken van obstipatie zijn velerlei. Ze worden grofweg ingedeeld in verworven en aangeboren oorzaken.

Een voorbeeld van een aangeboren oorzaak van obstipatie is de ziekte van Hirschsprung, die zich bij zuigelingen openbaart. Een klein deel van de dikke darm blijkt geen zenuwvoorziening te hebben, het colon is sterk verwijd en vol met feces. Die komen, door de zich langzaam maar zeker ontwikkelende overdruk, eenmaal in bijvoorbeeld de tien dagen naar buiten. Aangeboren oorzaken van obstipatie komen zelden voor. De meeste oorzaken zijn verworven, zoals:
- *Verkeerde defecatiegewoonten*; sommige mensen hebben de gewoonte het signaal tot defeceren te negeren en toiletbezoek uit te stellen, waardoor obstipatie wordt ingeleid.
- *Verkeerde eetgewoonten*; hoewel eigenlijk iedereen weet hoe hij gezond moet eten, blijkt dat men het nog steeds belangrijker vindt om lekker te eten. Het gebeurt nogal eens dat het dagelijkse menu te weinig voedingsvezels bevat.
- *Gebrek aan lichaamsbeweging (immobiliteit)*; lichaamsbeweging bevordert de darmperistaltiek en daarmee de stoelgang. Gebrek aan mogelijkheden tot bewegen door stoornissen in het bewegingsapparaat of andere ziekten, remmen de stoelgang.
- *Gestoorde darmpassage*; het transport door de ingewan-

den vindt door ziekelijke oorzaken niet plaats. Deze situatie heet ileus en is besproken in paragraaf 8.5.4.
- *Geneesmiddelen*; sommige staan erom bekend als bijwerking obstipatie te geven, zoals valium, de huidige slaapmiddelen, ijzertabletten, morfine en vele andere.
- *Hypothyreoïdie* (zie paragraaf 8.8.2); een verminderde schildklierwerking gaat vergezeld van obstipatie, doordat de peristaltiek vertraagd verloopt.
- *Neurologische afwijkingen*; beschadiging van zenuwen of zenuwbanen brengt obstipatie met zich, die behoorlijk ernstig kan zijn, zoals bij een dwarslaesie, maar ook bij de neuropathie die door suikerziekte kan ontstaan. Een ziekte van het zenuwstelsel die gepaard gaat met obstipatie, is de ziekte van Parkinson.
- *Psychogene oorzaken*; personen die aan een depressie lijden, hebben vaak last van obstipatie. Ook anorexia nervosa gaat vergezeld van obstipatie.
- *Ouderdom*; bij oudere mensen komt obstipatie veel voor. De dikke darm is vaak wijder, zodat obstipatie gemakkelijker optreedt. De oorzaken zijn bij bejaarden velerlei.

Complicaties
Als complicaties bij obstipatie kennen we de ontwikkeling van aambeien (hemorroïden) en soms spleetvormige defecten in de anus (fissura ani).

Behandeling
Obstipatie wordt het best behandeld door de oorzaak op te sporen en daaraan iets te doen. In vele gevallen moeten leefregels worden aangepast: meer lichaamsbeweging, beter samengestelde voeding met voldoende voedingsvezels. Ook wordt aangeraden meer te drinken, waardoor de ontlasting minder vast wordt. Veel mensen blijken voor het defeceren onvoldoende tijd te nemen, het komt op dat moment niet uit, het moet vlug achter de rug zijn. Deze methode werkt zonder meer obstipatie in de hand. Laxeermiddelen worden in Nederland zeer veel verkocht, waaruit blijkt dat men zich druk maakt over een goede stoelgang. Toch is het beter pas tot laxeermiddelen over te gaan als andere maatregelen niet helpen. Het gevaar is aanwezig dat men te veel went aan het medicijn.

8.7 Gezondheidsproblemen met betrekking tot het zenuwstelsel

LEERDOELEN

Als je deze paragraaf hebt bestudeerd, heb je kennis van en inzicht in de volgende gezondheidsproblemen:
- de uitvalsverschijnselen die optreden bij ziekten van de zenuwcellen: parese, paralyse, ataxie, apraxie, afasie, agnosie en amnesie
- de prikkelingsverschijnselen die optreden bij ziekten van de zenuwcellen: convulsies, paresthesieën en pijn
- de belangrijkste neurologische aandoeningen: epilepsie, CVA, ziekte van Parkinson, commotio en contusio cerebri, HNP, multipele sclerose, dwarslaesie
- stoornissen in het bewustzijn.

Neurologie is de leer van ziekten van het zenuwstelsel. Omdat deze aandoeningen zeker niet zeldzaam zijn, is het zinvol iets te weten over de verschijnselen erbij en van sommige het ontstaan ervan. Over de belangrijkste neurologische ziektebeelden wordt wat meer verteld.
De symptomen die optreden als gevolg van ziekten van het centrale zenuwstelsel (neurologische symptomen), worden grofweg onderverdeeld in uitvals- en prikkelingsverschijnselen.

8.7.1 Uitvalsverschijnselen

Uitvalsverschijnselen treden op als door ziekte zenuwcellen (neuronen) aftakelen en afsterven. Er treedt dan geen prikkelvorming meer op en geen prikkelgeleiding: de functie van het neuron valt weg. De verschijnselen die bij uitval van neuronen optreden zijn:
- paralyse/parese
- ataxie
- apraxie
- afasie
- agnosie
- amnesie.

Paralyse/parese

Een voorbeeld van een uitvalsverschijnsel is een verlamming (paralyse). Ook een krachtsvermindering (parese, ook omschreven als een gedeeltelijke verlamming) wordt tot de uitvalsverschijnselen gerekend. De oorzaak van een verlamming is een niet aangekomen motorische prikkel; óf door beschadiging van de hersenschors is de prikkel niet gemaakt, óf er is ergens een stoornis in de lange weg die de prikkel vanaf de hersenschors tot zijn eindbestemming gaat: de spier (afb. 8.36). De motorische prikkels worden afgegeven door het motorische centrum in de grote hersenschors. De zenuwcellen die samen dit centrum vormen, heten de piramidecellen. Hun neurieten maken een bundel die piramidebaan wordt genoemd. De prikkel loopt langs de piramidebaan naar de motorische (voorhoorn)cellen in hersenstam en ruggenmerg. Op die cellen wordt de prikkel overgedragen en via de neurieten van deze cellen getransporteerd naar de te bewegen spieren, waardoor deze samentrekken.

Als er een stoornis in de piramidecel is, hetzij in de grote hersenschors, hetzij in de neuriet die ergens beschadigd is, volgt direct na het ontstaan ervan een parese met spastische kenmerken (spasme = kramp). Dit komt doordat de motorische voorhoorncel behalve van de piramidebaanvezels nog van veel andere neuronen informatie krijgt. Dit heeft dan tot resultaat een stijging in de spanning van de spieren, waardoor de spasticiteit ontstaat. Zo'n situatie doet zich voor bij een hersenbloeding, waardoor een halfzijdige verlamming optreedt. Bij een bloeding in de rechter hersenhelft treedt de verlamming in de linker lichaamshelft op (door de piramidebaankruising ter hoogte van het achterhoofdsgat). Aan het gezicht zien we de verschijnselen aan de rechterzijde. Een halfzijdige parese (eerst paralyse)

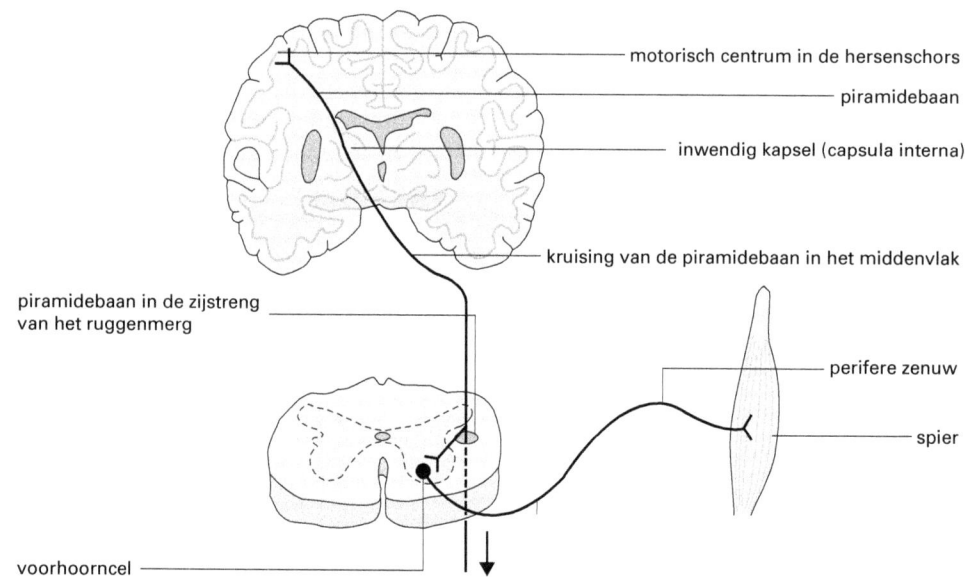

Afbeelding 8.36
De weg van de motorische prikkel.

wordt een hemiparese of hemiplegi genoemd (afb. 8.37). Als er iets is met de motorische voorhoorncel zelf – de overdracht naar de spier is gestoord of de spier zelf is ziek – dan verschijnt er een slappe verlamming (paralyse). De spanning in de spiercel is verlaagd of geheel opgeheven.

Ataxie

Dit verschijnsel wordt het beste aangeduid met 'dronkemansgang'. Het treedt inderdaad op als iemand te veel alcohol heeft gebruikt, want dan zijn de cellen van de kleine hersenen 'beneveld', waardoor de samenwerking tussen spieren die bij bepaalde bewegingen betrokken zijn, niet goed is. Ataxie is aanwezig bij onder andere aandoeningen aan de kleine hersenen. Er is een slechte coördinatie van bewegingen en het valt de zorgvrager moeilijk goed te articuleren. Dat laatste noemen we dysartrie.

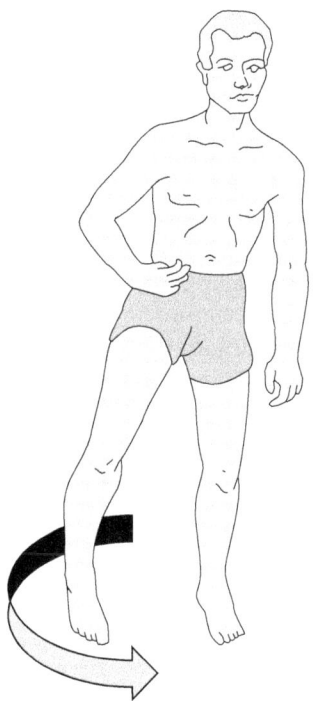

Afbeelding 8.37
Spastische hemiparese rechts. Vleugelvormig afstaan van de arm en circumductie van het been.

Apraxie

Als er een onvermogen bestaat doelbewuste handelingen te verrichten, noemt men dit apraxie. De kracht in de spieren is goed, maar het doelgericht functioneren lukt niet. Het komt voor als de linker hemisfeer is beschadigd, zoals bij een afasiepatiënt.

Afasie

Als het spraakcentrum en/of de directe omgeving uitvalt, bestaat er een gestoord taalgebruik en taalbegrip: afasie. Dit spraakcentrum bevindt zich in de linker hersenhelft. We onderscheiden een motorische en een sensorische afasie. Bij een motorische afasie is het taalbegrip intact, maar de zorgvrager kan onvoldoende of helemaal niet zijn gedachten in woorden overbrengen. Bij sensorische afasie is het taalbegrip gestoord, de zorgvrager begrijpt niet wat er tegen hem wordt gezegd. Afasie komt voor als gevolg van aandoeningen zoals een hersentrombose, waarbij de verzorgende slagader (een eindarterie!) afgesloten raakt. Vaak ziet men bij zo'n persoon ook een onvermogen tot lezen.

Agnosie

Dit is het niet kunnen herkennen en begrijpen van wat men waarneemt. Iemand herkent bijvoorbeeld bekende voorwerpen niet op de tast, of als hij een stoel ziet, dan herkent hij die niet als een stoel.

Amnesie

Een heel bekend uitvalsverschijnsel is amnesie, dat het beste kan worden omschreven als het onvermogen zich iets te kunnen herinneren, bijvoorbeeld na een schedeltrauma. Na een korte bewusteloosheid is de persoon bij kennis, maar blijkt geen herinnering aan het voorval of de periode ervoor te hebben. Dit wordt retrograde amnesie genoemd.

8.7.2 Prikkelingsverschijnselen

Prikkelingsverschijnselen ontstaan als door ziekelijke veranderingen neuronen te veel prikkels vormen of te sterk door

andere neuronen of prikkels van buitenaf worden gestimuleerd. Voorbeelden van prikkelingsverschijnselen zijn:
- convulsies
- paresthesieën
- pijn.

Convulsies

Onder convulsies verstaan we het aanvalsgewijs optreden van voornamelijk schokkende bewegingen van een lichaamsdeel of het hele lichaam, die worden veroorzaakt door een ziekelijke productie van zenuwprikkels door de hersencellen. Het bewustzijn gaat erbij verloren. De bekendste ziekte waarbij convulsies optreden, is epilepsie. Hoe de convulsies bij epilepsie voorkomen, beschrijven we in paragraaf 8.7.3.

Paresthesieën

Paresthesieën zijn prikkelingen of tintelingen, die in een huidgebied worden ervaren, zoals een 'slapend been', dat berust op druk op de zenuw door een verkeerde houding. Daardoor raakt die zenuw op een abnormale wijze geprikkeld.

Pijn

Ook pijn is een prikkelingsverschijnsel. Zie daarvoor hoofdstuk 4.

8.7.3 Enkele neurologische aandoeningen

Van een aantal neurologische ziekten beschrijven we de verschijnselen en leggen we, voorzover bekend, uit hoe ze ontstaan en welke behandeling mogelijk is. Je kunt de ziekte dan in de praktijk herkennen.

Epilepsie

Bij epilepsie komt aanvalsgewijs een stijging in de elektrische activiteit in de hersenen voor, waardoor spieren tot samentrekking worden geprikkeld. We onderscheiden focale en gegeneraliseerde epilepsie. Bij focale epilepsie blijven de elektrische veranderingen beperkt tot één hersendeel, bij een gegeneraliseerde breiden de veranderingen zich over alle hersendelen uit.

Voorbeelden van *focale epilepsie* zijn:
- *Psychomotore of temporale epilepsie*; soms is de zorgvrager geheel, soms gedeeltelijk bij bewustzijn bij een psychomotore epilepsieaanval. De aanval gaat vergezeld van bepaalde gebaren, eenvoudige routinehandelingen die overigens niet geheel kloppen, smakken en dergelijke. De aanval kan een kwartier duren en soms langer. Een enkele maal gaat die over in een gegeneraliseerde-epilepsieaanval.
- *Jackson-aanvallen*; ze beginnen in een bepaald deel van het lichaam en breiden zich naar de omgeving uit. Naderhand kan het lichaamsdeel tijdelijk paretisch zijn. Er is geen bewustzijnsverlies.

Bij een *gegeneraliseerde-epilepsieaanval* (insult) worden verschillende vormen onderscheiden:
- *Tonisch-clonische aanvallen (grand mal)*; de zorgvrager raakt bewusteloos en ongeveer tien tot dertig seconden treedt een kramptoestand van de spieren op, waarna er ongeveer een minuut trekkingen zijn, die sterker en groter worden. Tijdens de aanval wordt het gezicht eerst rood (door het persen) en daarna blauw door de gestoorde ademhaling die ontstaat. De ogen zijn open en de oogbollen staan naar boven gedraaid. De pupillen zijn wijd en reageren niet op licht. De speekselafscheiding is toegenomen, waardoor het schuim op de mond staat. Als de zorgvrager op zijn tong heeft gebeten, is dit schuim rood gekleurd door het bloed. Incontinentie voor urine komt regelmatig voor. Na de aanval is er een korte periode van bewusteloosheid, waarna een diepe slaap volgt. Na het ontwaken is de zorgvrager vaak nog verward. Vóór de aanval ervaart de zorgvrager vaak een vreemd gevoel van onwel-zijn, dat in het lichaam omhoog trekt en met allerlei zintuiglijke ervaringen gepaard gaat (aura).

De eerste hulp bestaat uit het beschermen van de zorgvrager tegen verwondingen. De zorgvrager moet de ruimte hebben, wat inhoudt dat meubilair en dergelijke verplaatst moet worden. Een tongbeet kun je proberen te voorkomen door iets stevigs (niet te hard dat is te

beschadigend) tussen de tanden te steken. Pas op je eigen vingers, de zorgvrager bijt door! Als de aanval voorbij is en de zorgvrager bewusteloos, dan moet gezorgd worden voor een vrije ademweg (stabiele zijligging).
- *Absences (petit mal)*; kortdurende epilepsieaanvallen zonder trekkingen, die meestal bij jongeren voorkomen. Er is een bewustzijnsdaling, de patiënt stopt met de normale bezigheden, de blik wordt wazig en er kunnen kleine schokjes aan het gezicht voorkomen. Al met al duurt zo'n aanval hoogstens dertig seconden. De zorgvrager vervolgt daarna gewoon waarmee hij bezig was, alsof er niets is gebeurd.

Oorzaken van epilepsie
Focale epilepsie wordt meestal veroorzaakt door anatomische afwijkingen in de hersenen, zoals een litteken of een tumor. Bij gegeneraliseerde epilepsie is de oorzaak vaak niet bekend, wel kunnen beschadigingen, die zijn opgelopen voor en tijdens de geboorte en in de vroege kinderjaren, een rol spelen.

Cerebrovasculair accident (CVA)

Onder een CVA wordt verstaan de situatie waarin door vaatstoornissen acute neurologische verschijnselen zijn ontstaan, die al dan niet blijvend zijn of tot de dood leiden. Een CVA wordt ook beroerte of hersenbloeding genoemd. De CVA's zijn in te delen in niet-bloedige en bloedige infarcten.

Niet-bloedige infarcten
De belangrijkste zijn:
- *Transient ischemic attack (TIA)*; er is een tijdelijke, plaatselijke bloedeloosheid, waardoor verschijnselen ontstaan die binnen 24 uur verdwenen zijn.
- *Compleet CVA*; het hersenvat is afgesloten en er is een herseninfarct ontstaan. De verschijnselen die volgen hangen af van welk vat is afgesloten, maar zijn blijvend. Meestal zijn aan een compleet CVA verscheidene TIA's voorafgegaan, die als voorboden zijn te beschouwen. Verschijnselen die zich voordoen zijn:
  - verlammingsverschijnselen links door een herseninfarct rechts (gekruist), tijdelijke blindheid aan het rechter oog (ongekruist)
  - afasie, slikstoornissen en functiestoornissen van blaas en rectum.

Behandeling
De behandeling van het CVA in acuut stadium bestaat uit:
- voorkomen van uitbreiding met een infuus
- onderzoek naar de oorzaak
- de bloeddruk onder controle houden (zowel een te hoge als een te lage bloeddruk is ongunstig)
- voorkomen van infecties, met name longontstekingen en blaasinfecties
- voorkomen van verstijving van gewrichten
- voorkomen van decubitus en andere complicaties.

Na het acute stadium bestaat de behandeling uit:
- zo snel mogelijk reactiveren
- antistollingsmiddelen
- risicoverhogende factoren voorkomen en/of bestrijden, zoals: hypertensie, overgewicht, roken.

Bloedige infarcten
De twee vormen zijn:
- in de hersenen: apoplexie
- buiten de hersenen onder andere: subduraal hematoom.

Apoplexie
De verschijnselen zijn:
- snel opkomende, zeer hevige hoofdpijn, meestal samengaand met braken
- bewusteloosheid binnen een uur
- een blauw-paarse gelaatskleur
- een blazende ademhaling
- halfzijdige verlamming.

Vaak overlijdt de patiënt binnen 12 tot 48 uur. Indien mogelijk is een operatie noodzakelijk.

Subduraal hematoom
Een bloeding tussen het spinnewebvlies en het harde hersenvlies, die acuut maar ook geleidelijk kan optreden. De verschijnselen komen meestal geleidelijk: vermindering van initiatief en interesse, daling van het bewustzijn en verlam-

mingsverschijnselen. De behandeling bestaat uit het operatief ontlasten van het hematoom.

Ziekte van Parkinson

Deze ziekte is bij personen boven de vijftig jaar de meest voorkomende chronische aandoening van het centrale zenuwstelsel. De oorzaak is niet geheel duidelijk, men houdt het op een stofwisselingsstoornis in de hersenen.
Een zorgvrager met de ziekte van Parkinson vertoont een bewegingsarmoede, de armen en benen bewegen als het ware vertraagd. Later komt daar een overmatige gespannenheid van de spieren bij. Een vroeg verschijnsel is dat de te schrijven letters steeds kleiner worden. Als de patiënt loopt, doet hij dat met schuifelende pasjes in een wat gebogen houding (afb. 8.38). Het lopen kan moeilijk worden gestopt en men gaat steeds harder lopen. De gelaatsuitdrukking is star (maskergelaat), er is dysartrie. Speeksel dat bij deze ziekte extra wordt gevormd, kan met moeite worden binnengehouden. Aan de handen vallen tremoren op (geldtelbewegingen) die soms wel (in rust, bij emoties of als er aandacht aan wordt besteed) en soms niet ('s nachts) aanwezig zijn.

Behandeling
Volledige genezing is niet mogelijk, de behandeling bestaat uit medicijnen, zoals atropine en disipal, en oefentherapie om contractuurvorming te voorkomen.

Commotio cerebri en contusio cerebri

Commotio cerebri is een hersenschudding, contusio cerebri is een hersenkneuzing. Beide worden veroorzaakt door een trauma. Bij een contusio cerebri is het tot een bloeding in de hersenen gekomen, het geweld is iets meer beschadigend geweest. Er zijn bij een contusio cerebri meer verschijnselen dan bij een commotio cerebri.
Afhankelijk van de ernst van de verschijnselen, wordt er rust voorgeschreven.

Hernia nuclei pulposi

Een hernia nuclei pulposi (HNP) is een uitstulping van de kern van een tussenwervelschijf in het wervelkanaal, waardoor een of meer uittredende ruggemergszenuwen beklemd raken. Meestal zit de hernia tussen de vierde en vijfde lendewervel. De klachten zijn:
- lage rugpijn, uitstralend naar de buitenkant van boven- en onderbeen tot in de kleine teen; de pijn neemt toe bij hoesten en persen
- paresthesieën
- bij ernstige gevallen optreden van verlammingen in het been.

Behandeling
Er zijn drie vormen van behandeling:
- conservatief: een paar weken bedrust
- operatief: indien een conservatieve behandeling niet tot verbetering leidt of verschijnselen als krachtsvermindering en gestoorde blaas- en/of rectumfunctie optreden, dan wordt tot operatie overgegaan

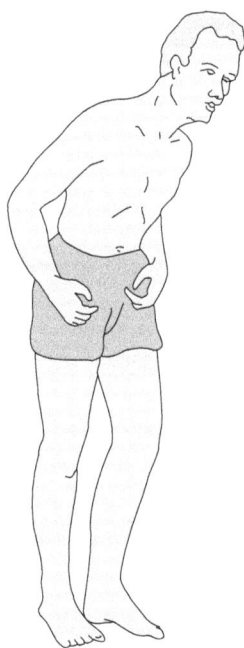

Afbeelding 8.38
Verschijnselen van de ziekte van Parkinson: stramme, gebogen houding, armen voor het lichaam en kleine passen.

– inspuiting: als de hernia klein is en de zorgvrager nog relatief jong, dan wordt de voorkeur gegeven aan inspuiting in de tussenwervelschijf, waardoor het wateraantrekkende vermogen van de kern wordt verminderd, het volume van de kern afneemt en daardoor de druk op de zenuwen afneemt.

Multipele sclerose (MS)

Bij deze aandoening gaat de mergschede van zenuwen te gronde, gevolgd door een woekering van steuncellen in het zenuwstelsel, waardoor stoornissen in het zien optreden en er paresthesieën zijn en dove plekken. Later treden dubbelzien, ataxie, spastische paresen van de benen, zelfs paralyses en mictieproblemen op. Multipele sclerose is een langdurige chronische ziekte, die tijdelijk kan verbeteren maar daarna weer verergert. Vooral in het begin kunnen de verschijnselen weer verdwijnen; dat gebeurt later niet meer. De eerste verschijnselen uiten zich tussen het twintigste en veertigste levensjaar. De ziekte leidt vroeg of laat tot invaliditeit.

Dwarslaesie

Een dwarslaesie is een beschadiging van het ruggenmerg op een bepaalde hoogte, waardoor alle passerende banen geblokkeerd zijn. Er passeren dus geen prikkels naar boven of naar beneden. Deze beschadiging wordt veroorzaakt door een ongeval (duiken in ondiep water), een ontsteking van het ruggenmerg of een gezwel dat op het ruggenmerg drukt. Er kan een totale of een gedeeltelijke dwarslaesie zijn. De dwarslaesie kan hoog zijn, maar ook laag.
De verschijnselen zijn:
– Gevoelsstoornissen met uitvalsverschijnselen; afhankelijk van de hoogte van de laesie is een deel van het gevoel uitgeschakeld.
– Verlammingen onder het niveau van het letsel. De motorische zenuwen, die de spieren van prikkels voorzien, zijn onder het niveau van de laesie beschadigd. Deze aanvankelijk slappe verlammingen kunnen overgaan in spastische verlammingen.
– Uitval van reflexen in het acute stadium.
– Uitval van blaas- en rectumfunctie. De blaas- en rectumspieren zijn verlamd en er treden blaasretentie en ileus op. In het chronische stadium verbeteren de functies en is door training vrijwel altijd een automatische controle van de functies te herkrijgen.
– Erectie van de penis. Bij een hoge dwarslaesie treedt soms in het acute stadium een continue, gedeeltelijke en vaak pijnlijke erectie van de penis op.

Behandeling
De belangrijkste behandeling in het acute stadium is tractie van de wervelkolom met een speciale klem. Als de verschijnselen zich geleidelijk uitbreiden, wordt een operatie overwogen, bijvoorbeeld een laminectomie, de verwijdering van een of meer wervelbogen. Hoe de functies zich na het acute stadium uiteindelijk herstellen, is afhankelijk van de ernst van het letsel.

8.7.4 Stoornissen in het bewustzijn

Onder bewustzijn verstaan we het weet hebben van en reageren op de omgeving. Bij bewustzijn onderscheiden we de bewustzijnsgraad en de bewustzijnsinhoud. Om de bewustzijnsgraad te testen, letten we op helder zijn, 'erbij' zijn, meedoen en adequaat reageren. Bij bewustzijnsinhoud letten we erop dat wat wordt gezegd van toepassing is op de huidige situatie, of dat de zorgvrager in een afstandelijke wereld leeft (bijv. hallucinaties). Als het bewustzijn verminderd aanwezig is, spreken we van een bewustzijnsverlaging. Daarin zijn verschillende gradaties:
– Somnolentie; voortdurend in slaap vallen, men kan er gemakkelijk uit worden gewekt.
– Sopor; er zijn overdreven veel prikkels voor nodig om de zorgvrager te wekken.
– Coma; de zorgvrager is niet te wekken, zelfs niet na toediening van pijnprikkels. Als de zorgvrager nog iets reageert, wordt van subcoma gesproken (tabel 8.1).

Oorzaken van een coma zijn onder andere:
– onvoldoende glucoseaanbod aan de hersenen
– onvoldoende zuurstofaanbod aan de hersenen
– stofwisselingsstoornissen, zoals een lever- of een niervergiftiging
– hersenbeschadigingen door traumata of andere hersenziekten.

Tabel 8.1 De Glasgow-comaschaal (EMV-schaal).

E ± actief openen van de ogen (E = eye)	1	bij geen enkele prikkel
	2	bij pijnlijke prikkels
	3	bij aanspreken
	4	spontaan
M ± beste motorische reactie van de armen (M = movement)	1	geen reactie
	2	extensie na pijnprikkels
	3	abnormale flexie na pijnprikkels
	4	terugtrekreactie na pijnprikkels
	5	lokaliseert pijnprikkels
	6	voert opdrachten uit
V ± beste verbale reactie (V = verbal)	1	geen geluid
	2	onverstaanbare klanken
	3	inadequate woorden
	4	verwarde taal
	5	georiënteerde taal

8.8 Gezondheidsproblemen met betrekking tot het hormoonstelsel

LEERDOELEN

Als je deze paragraaf hebt bestudeerd, heb je kennis van en inzicht in de volgende gezondheidsproblemen:
- diabetes mellitus: oorzaken, belangrijkste stoornissen en symptomen, onderzoek, behandeling, complicaties en late complicaties van het ziektebeeld zelf
- schildklierafwijkingen: vorm- en functieveranderingen en behandeling.

We bespreken twee van de meest voorkomende stoornissen in de hormoonhuishouding: suikerziekte (diabetes mellitus) en een gestoorde schildklierwerking. Suikerziekte komt verreweg het meest voor en omdat zich daarbij situaties voordoen waarin de verplegende/verzorgende snel moet handelen en duidelijk betrokken moet zijn bij het omgaan van de zorgvrager met zijn ziekte, is het nodig te begrijpen waar het bij deze ziekte om gaat.

8.8.1 Diabetes mellitus

Diabetes mellitus (letterlijk: zoete doorloop, de urine smaakt zoet door de grote hoeveelheid glucose die erin voorkomt) is een stoornis in de stofwisseling als gevolg van een absoluut of relatief tekort aan insuline. Hierdoor ondergaan niet alleen de koolhydraatstofwisseling, maar ook de vet- en eiwitstofwisseling belangrijke veranderingen. Suikerziekte komt voor bij één tot twee procent van de westerse bevolking, bij bejaarden is dit percentage zelfs hoger dan 25! Van alle diabetespatiënten moet dertig procent dagelijks insuline spuiten. Bij hen is een insulineafhankelijke diabetes aanwezig, ook wel type I diabetes mellitus genoemd. De overige suikerpatiënten hebben een dieet of een dieet en tabletten. Bij hen gaat het om een insulineonafhankelijke vorm, ook wel type II diabetes mellitus genoemd.

Oorzaken

Over het ontstaan van diabetes mellitus is zeker niet alles bekend. Een aantal factoren speelt echter een rol, zoals erfelijkheid, auto-immuniteit en alvleesklierbeschadiging. Ook lokken bepaalde situaties de diabetes vervroegd uit, bijvoorbeeld vetzucht en zwangerschap. Onder normale omstandigheden ligt de bloedglucoseconcentratie tussen 4 tot 8 mmol/l. Al hebben we overvloedig gegeten, toch overschrijdt de waarde de 8 mmol/l zelden, omdat insuline ervoor zorgt dat glucose uit het bloed verdwijnt. Insuline bewerkstelligt dat door:
- de celmembraan voor glucose doorgankelijk te maken (spier- en vetcel)
- het bevorderen van opbouw van vet vanuit glucose (vetcel)
- het bevorderen van glycogeenvorming (lever- en spiercel).

Verder worden de processen die glucoseophoging in het bloed tot gevolg zouden hebben door insuline afgeremd. Als insuline afwezig is, ontstaat een hyperglykemie (te hoog bloedglucosegehalte). Lichaamsvetten worden afgebroken, wat leidt tot een overmaat aan vetzuren die door de lever worden omgezet in ketonlichamen. Ketonlichamen zijn nogal zuur en ze geven dan ook aanleiding tot acidose (verzuring); ze worden in de urine uitgescheiden. Uit de ketonlichamen kan een vluchtig aceton worden gevormd dat via de ademlucht het lichaam verlaat (acetongeur).

Symptomen bij een zich ontwikkelende suikerziekte

De hyperglykemie heeft *polyurie* tot gevolg, waardoor de zorgvrager veel gaat drinken. Verder is een bekend feit dat diabeten een verhoogde kans op infecties hebben. Urineweginfecties, jeuk aan de vulva (uitwendig geslachtsorgaan bij de vrouw) en ontsteking van het uiteinde van de penis komen het meest voor. Er treedt vermagering op en de zorgvrager is moe en lusteloos. Door de hyperglykemie kunnen (tijdelijk) visusstoornissen optreden. Deze verschijnselen komen ook voor bij een zorgvrager die al tegen suikerziekte wordt behandeld, maar die door welke oorzaak ook is ontregeld.

Diagnose

Voor het stellen van de diagnose diabetes mellitus gebruikt men de bloedglucosewaarde. Als deze nuchter bepaald herhaalde malen boven 7 mmol/l en niet nuchter boven 11 mmol/l uitkomt, dan heeft de persoon diabetes mellitus. In sommige gevallen wordt de glucosetolerantietest (GTT) gedaan, een onderzoek waarin onder bepaalde voorwaarden na het drinken van glucosewater om het half uur de bloedglucosewaarde wordt bepaald (in totaal vijf keer, waarvan eenmaal nuchter); blijft de bloedglucosewaarde te hoog, dan is diabetes aanwezig.

Behandeling en complicaties

Behandeling

Het doel van de behandeling is de diabeet zo gezond en zo lang mogelijk te laten leven en optredende complicaties bij suikerziekte te voorkomen. Om dit te bereiken is het belangrijk naar een normaal glucosegehalte te streven (tussen 4 tot 8 mmol/l). Een dieet en medicijnen zijn daarbij belangrijk.

Dieet
De diabeet kan alles eten, maar moet alleen heel bewust omgaan met koolhydraten. Van belang is te weten welke koolhydraten een snelle glucosestijging geven en welke niet, en in combinatie met welke voedingsmiddelen koolhydraten het best kunnen worden gegeten. Ook moet duidelijk zijn hoeveel koolhydraten per dag kunnen worden gebruikt, het liefst gelijkmatig over de dag verdeeld. Sommige diabeten kunnen volstaan met een dieet alleen.

Medicijnen
Blijft de bloedglucosewaarde hoger dan 8 mmol/l, dan moeten er medicijnen bij worden gebruikt, zoals orale bloedglucoseverlagende middelen (bijv. Rastinon®-tabletten) of insuline (per injectie). We kunnen daarbij kiezen uit kort-, middellang-, en langwerkende preparaten, al naar gelang de behoeften van de zorgvrager. Meestal begint men met naast het dieet orale bloedglucoseverlagende middelen voor te schrijven. Bij onvoldoende resultaat wordt overgegaan op insuline.

Om te bekijken of het doel van de behandeling wordt bereikt, is geregelde bloedglucosecontrole nodig. Er wordt gestreefd naar een bloedglucosewaarde tussen 4 tot 10 mmol/l, voor de maaltijd het laagst, erna het hoogst. Het is ook zinvol om bijvoorbeeld eenmaal in de veertien dagen een glucosedagcurve te bepalen. Bij zo'n curve worden bloedglucosewaarden over de dag verspreid uitgevoerd, te beginnen met de nuchtere waarde 's morgens. De zorgvrager moet daarbij gewoon actief bezig zijn.

Complicaties van de behandeling

Als de medicijnen een te sterk effect hebben, treedt een hypoglykemie (te laag glucosegehalte) op. Deze komt met name voor bij insulinegebruik, hoewel een hypoglykemie ook bij overdosering met orale glucoseverlagende middelen wordt gezien. Het is essentieel dat de symptomen van hypoglykemie snel worden herkend, omdat er direct moet worden gehandeld om bewusteloosheid door glucosetekort in de hersenen te voorkomen.

De symptomen zijn:
- tachycardie
- zweten
- tremoren
- onrust
- dubbel zien
- dysartrie
- hoofdpijn
- 'krachtverlies' in de ledematen
- verwardheid
- ongecontroleerd gedrag (bijv. agressie)
- sufheid, insulten en coma.

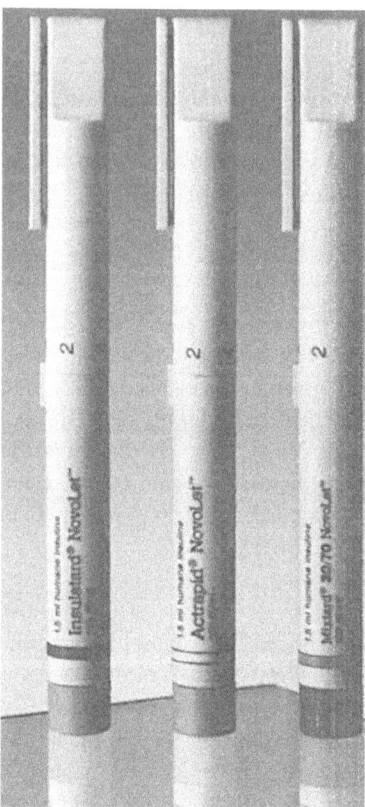

Afbeelding 8.39
Een nieuwe vorm van insulinetoediening is de voorgevulde insuline(wegwerp)pen.

Een deel van de verschijnselen wordt verklaard uit een glucosetekort in de hersenen, de andere verschijnselen ontstaan doordat de lage bloedglucosewaarde het bijniermergadrenaline loslaat in het bloed. Als zich zulke symptomen voordoen, dan moet glucose worden gegeven. Is de zorgvrager goed in staat te eten en te drinken, dan een beker yoghurt met suiker (of Dextropur®) gebruiken. Is er bewusteloosheid, dan moet intraveneus 50 tot 100 ml glucose 50% worden gegeven. De zorgvrager komt dan weer 'aan de spuit' tot bewustzijn. Thuis kan bijvoorbeeld de partner subcutaan of intramusculair glucagon geven. Glucagon is een geneesmiddel dat de werking van insuline tegengaat; het wordt in ons lichaam, net als insuline, door de pancreas gemaakt.

Late complicaties van diabetes mellitus

Bij iedere diabeet treden in principe de volgende zogenoemde late complicaties op:
- *Atherosclerose*; slagaderverkalking komt bij suikerpatiënten vervroegd en uitgebreider voor dan bij niet-diabeten; 75 procent van de diabeten overlijdt aan complicaties van atherosclerose (hartinfarct, hersenbloeding en dergelijke).
- *Angiopathie*; een aandoening van de kleinste bloedva-

ten, waardoor bijvoorbeeld blindheid (retinopathie) en nierfunctiestoornissen (nefropathie) ontstaan.
- *Zenuwaandoeningen*; gevoelsstoornissen en soms motorische uitval zijn hiervan het gevolg. De zorgvrager heeft het gevoel op vilt te lopen; verwondingen worden niet opgemerkt en daarom niet goed verzorgd. In combinatie met het vaak aanwezige vaatlijden leidt dit tot gangreenvorming. Bij aantasting van het autonome zenuwstelsel is bijvoorbeeld incontinentie het gevolg.

8.8.2 Schildklierafwijkingen

De schildklier bevindt zich aan de voorzijde van de hals en zit aan de onder-voorzijde tegen het strottehoofd. Je kunt hem gemakkelijk van buitenaf betasten. Veranderingen in de vorm en grootte van de schildklier vallen snel op. De schildklier is de bekendste endocriene (naar binnen afscheidende) klier die we hebben. De functie van de schildklier is vrij ingewikkeld; hiervoor verwijzen we naar het boek *Het lichamelijk functioneren*. In het kort sommen we het belangrijkste over de schildklierhormonen en hun werking op: De schildklier maakt in ieder geval twee hormonen die in de fysiologie van belang zijn: thyroxine (T4) en tri-jood-thyroxine (T3). Er wordt zo'n vijftien keer meer T4 geproduceerd dan T3; de werking van T3 is echter tienmaal sterker dan de werking van T4. De schildklierhormonen regelen de stofwisselingsthermostaat door de enzymactiviteit in de mitochondriën te verhogen. Daardoor neemt de verbranding toe en komt voor de cel meer energie in bruikbare vorm beschikbaar. Verder bevorderen schildklierhormonen de eiwitsynthese in de cel.

Vormveranderingen van de schildklier

Er kunnen vormveranderingen in de schildklier optreden. Meestal gaat het om een vergroting, een struma genoemd, zo'n struma is diffuus (de schildklier is gelijkmatig vergroot) of nodulair (een of meer knobbels). Een struma geeft aanleiding tot mechanische bezwaren, waardoor de trachea wordt verdrongen of vernauwd. Ook kunnen door continu-druk de kraakbeenringen worden aangetast of kan heesheid ontstaan als de stembandzenuw, die door de schildklier loopt, wordt aangetast.

Functieveranderingen van de schildklier

Een struma is hyperthyreoïd, euthyreoïd of hypothyreoïd; dit betekent: hij kan respectievelijk een versterkte, normale of verminderde schildklieractiviteit hebben. Veranderingen hierin moet je aan de optredende verschijnselen herkennen. Bij een versterkte schildklieractiviteit (hyperthyreoïdie) zijn de verschijnselen:
- hartkloppingen en ritmestoornissen
- gejaagdheid en nervositeit
- beven
- diarree
- transpireren
- vermagering
- goede eetlust
- toegenomen warmtegevoel
- warme huid.

Alle verschijnselen zijn terug te voeren op een verhoogde stofwisselingsactiviteit of zijn een direct gevolg van aanpassingen van het lichaam hieraan. De lichaamstemperatuur is bij hyperthyreoïdie nauwelijks of niet verhoogd, de extra warmte wordt dus afgevoerd (transpireren, warme huid); warme omgevingen worden zoveel mogelijk gemeden.

Bij een verminderde schildklieractiviteit zijn de verschijnselen:
- myxoedeem, zorgt voor een wat pafferig uiterlijk met dikke lippen, opgezet gelaat, een wat dikke tong en dikke huid
- langzamere hartactie
- traagheid
- obstipatie
- toegenomen koudegevoel
- moeheid, lusteloosheid
- haaruitval
- lage stem
- droge, koud aanvoelende huid.

De verschijnselen zijn hier terug te voeren op een verlaagde stofwisselingsactiviteit. Alleen het ontstaan van myxoedeem is niet goed te verklaren; de bindweefselgrondsubstantie is anders samengesteld, zodat deze gelatineachtig is.

Behandeling

Hyperthyreoïdie behandelt men met middelen die de productie van het schildklierhormoon afremmen of de biologische werking ervan verminderen, thyreostatica genoemd. Ook probeert men door het geven van radioactief jodium een deel van het schildklierweefsel weg te stralen. Soms wordt de voorkeur gegeven aan een operatie waarbij zoveel schildklierweefsel wordt weggehaald dat de normale werking van de schildklier wordt bereikt. Hypothyreoïdie wordt behandeld met een schildklierhormoon (Thyrax®).

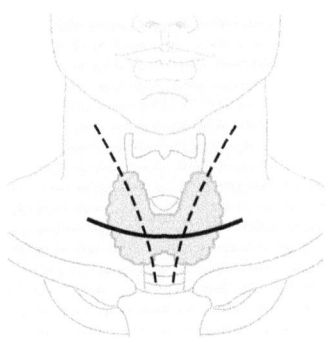

Afbeelding 8.40
Plaats van de huidincisie bij een schildklieroperatie.

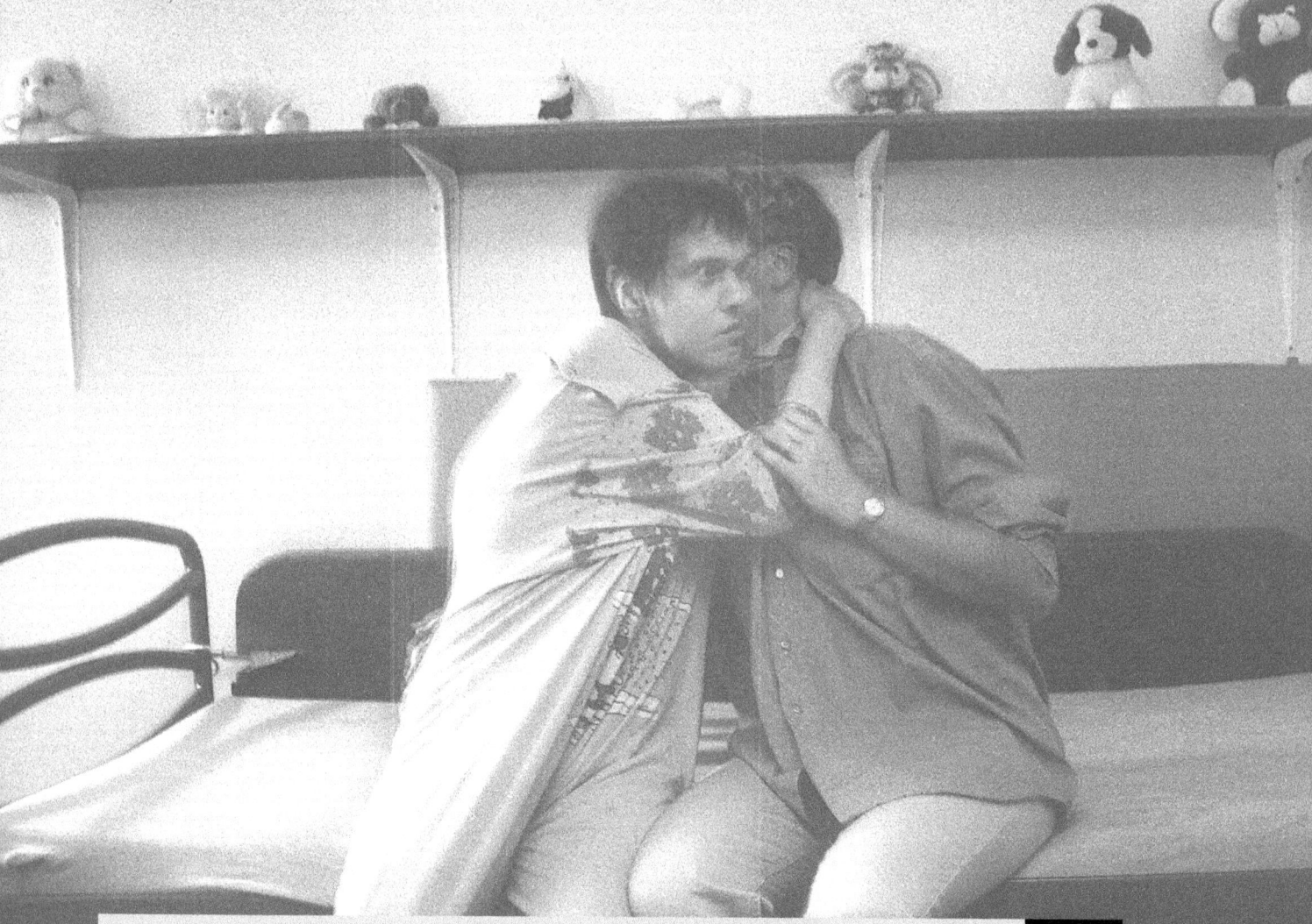

HOOFDSTUK 9

De verstandelijk gehandicapte zorgvrager

LEERDOELEN

Na bestudering van dit hoofdstuk heb je kennis van en inzicht in:
- het begrip verstandelijk gehandicapt
- de lichte verstandelijke handicap
- de matige verstandelijke handicap
- de ernstige verstandelijke handicap.

Voor het begrip verstandelijk gehandicapt werd tot voor kort de term zwakzinnigheid gehanteerd. Men is overgegaan tot deze begripsverandering omdat steeds meer mensen zich bleken te storen aan de term zwakzinnig. De term zwakzinnigheid had met de jaren een ongewenste bijklank gekregen. Enerzijds hebben mensen die er zelf aan gegeven door het begrip zwakzinnig te pas en te onpas te gebruiken, anderzijds ligt het ook aan het woord zelf: het geeft iets negatiefs aan. Nu gebruikt men dan de term verstandelijk gehandicapt. Ook deze term heeft weer nadelen: de nadruk komt met het gebruiken van deze term te veel op het verstandelijk tekort te liggen, terwijl het verschijnsel verstandelijk gehandicapt meer omvat, zoals beperkingen in het sociaal functioneren.

Een verstandelijke handicap is te omschrijven als een aangeboren of in de prille jeugd verworven beperktheid van de geestelijke functies en/of de verdere ontwikkelingsmogelijkheid daarvan. Hierbij is het verstandelijk tekort het meest opvallend, terwijl daarnaast de sociale aanpassing bemoeilijkt of onmogelijk is.

Bij een verstandelijke handicap hebben we dus te maken met gebreken in het intellectuele en sociale functioneren en met stoornissen in het rijpings- en ontwikkelingsproces van een pasgeborene tot een volgroeid wezen. Verstandelijk gehandicapten maken een langzamere psychische ontwikkeling door, waardoor ze een bepaalde beperking ondervinden in hun uiteindelijke functioneren. Deze beperking is per individu verschillend. Daarnaast komt het nogal eens voor dat verstandelijk gehandicapten nog andere handicaps hebben, bijvoorbeeld slechtziendheid, doofheid of epilepsie. Men spreekt dan van meervoudig gehandicapten.

9.1 INDELING GROEPEN VERSTANDELIJK GEHANDICAPTEN IN EEN CLASSIFICATIESYSTEEM

Hierboven hebben wij een definitie en een beschrijving gegeven van het begrip verstandelijk gehandicapt. Omdat er verschillen zijn in aard en ernst van de verstandelijke handicap is er een classificatiesysteem ontwikkeld: het Amerikaanse Association on Mental Deficiency, het AAMD-systeem. Dit systeem geeft een onderverdeling aan in niveaus van ernst van de verstandelijke handicap.

Niveau van ernst van verstandelijke handicap	*IQ-niveau*
Lichte verstandelijke handicap	50-55 tot 70
Matige verstandelijke handicap	35-40 tot 50-55
Ernstige verstandelijke handicap	20-25 tot 35-40
Diepe verstandelijke handicap	lager dan 20-25

Voor het bepalen van het niveau van functioneren wordt gebruik gemaakt van een IQ-test. Een IQ-test gaat altijd uit van een normale ontwikkeling.

We spreken van een verstandelijke handicap als iemand duidelijk onder het gemiddelde functioneert en een IQ heeft van 70 of minder.

Daarnaast zijn er tekortkomingen in aanpassingsgedrag. Aanpassingsgedrag wordt gedefinieerd als de mate waarin het individu in staat is te voldoen aan de verwachtingen met betrekking tot persoonlijke onafhankelijkheid en sociaal verantwoordelijkheidsgevoel. Met andere woorden, of de betrokkene erin slaagt te voldoen aan de normen die horen bij de leeftijd binnen zijn of haar culturele achtergrond, zoals sociale vaardigheden en verantwoordelijkheden, communicatie, ADL-niveau, onafhankelijkheid en zelfredzaamheid.

Het laatste criterium dat men bij de omschrijving van verstandelijke handicap hanteert, is dat deze voor het achttiende levensjaar moet zijn begonnen.

Samenvattend kunnen wij de verstandelijke handicap als volgt omschrijven:

- Verstandelijk duidelijk onder het gemiddelde functioneren: een IQ van 70 of minder bij een individueel toegepaste IQ-test (bij zeer jonge kinderen is een klinische beoordeling nodig over een eventueel onder het gemiddelde functioneren, daar de beschikbare intelligentietests het IQ niet in cijfers kunnen uitdrukken).
- Gelijktijdig tekortkomingen in aanpassingsgedrag, d.w.z. de betrokkene slaagt er niet in te voldoen aan de normen die horen bij de leeftijd binnen zijn/haar culturele achtergrond, zoals sociale vaardigheden en verantwoordelijkheden, communicatie, ADL-niveau, onafhankelijkheid en zelfredzaamheid.
- Begin voor het achttiende jaar.

9.2 Verschijnselen bij de onderscheiden groepen verstandelijk gehandicapten

In deze paragraaf behandelen wij de verschillende groepen verstandelijk gehandicapten, zoals ze zijn onderverdeeld volgens het hiervoor beschreven classificatiesysteem, met uitzondering van de diep verstandelijk gehandicapte. Hierbij moeten we van te voren wel de opmerking maken dat er per individu verschillen zijn, zowel geestelijk als lichamelijk. We zullen dan ook een beschrijving geven van de meest voorkomende verschijnselen.

9.2.1 De ernstig verstandelijk gehandicapte

De groep ernstig verstandelijk gehandicapten maakt ongeveer vijf procent uit van de totale groep verstandelijk gehandicapten. Bij een ernstig geestelijk gehandicapte komen vaak grote geestelijke en lichamelijke beperkingen en verstoringen voor. Dit kan verschillende oorzaken hebben. Soms is er sprake van een aangeboren afwijking, zoals bij een kind met een waterhoofd. Een ander voorbeeld is een bij de geboorte opgelopen ernstige hersenbeschadiging door zuurstoftekort.
In het laatstgenoemde geval is er bij de geboorte van een kind nog niets te zien: het kan er volkomen normaal uitzien. In andere gevallen is er direct bij de geboorte al te zien dat er sprake is van een ernstige lichamelijke handicap.

Verschijnselen die zich direct bij de geboorte of later voordoen zijn:
- De eerste glimlach komt te laat of helemaal niet.
- Het kind lijkt niet of nauwelijks geïnteresseerd in de directe omgeving.
- De motorische ontwikkeling, zoals het grijpen naar voorwerpen, zich omdraaien enz. is ernstig vertraagd of komt helemaal niet op gang.
- Weinig tot geen ontwikkeling in contact met anderen, zoals reageren op aanraken, op verzorging enz. De verstandelijk gehandicapte is een in zichzelf levende persoon. Wel zie je uitingen van sympathie en/of antipathie en op een eenvoudige manier een zeker oogcontact en vormen van herkenning.
- Weinig tot geen verbale uitingen, zoals bijvoorbeeld geluidjes maken.
- Het bewustzijn is meestal weinig helder. De zorgvrager maakt een niet alerte indruk, soms is er sprake van een plantachtige toestand.
- De waarneming, zoals horen, zien, voelen en ruiken is beperkt. Dit uit zich bijvoorbeeld in het oplopen van brandwonden omdat er geen verband gelegd kan worden tussen het voelen van pijn en het feit dat een lichaamsdeel bijvoorbeeld de arm tegen iets heets aanligt.
- De motoriek is vertraagd en beperkt in de ontwikkeling. Sommigen kunnen niet lopen.
- Het spreken is zeer beperkt. De ernstig verstandelijk gehandicapte kent maar een paar woorden.
- De mimiek kan zich verschillend, maar met weinig variatie openbaren. Bij sommigen uit zich dat in onaangedaanheid, anderen daarentegen lachen heel veel.
- het denken is heel primitief.

9.2.2 De matig verstandelijk gehandicapte

Dit is een grote groep. Hieronder horen o.a. 'mongooltjes', lijdend aan het syndroom van Down. Maar ook ernstig spastische kinderen en kinderen met andere aangeboren of zeer vroeg opgelopen neuro-motorische aandoeningen kunnen tot deze groep behoren.
Ernstige, direct bij de geboorte of vrij snel daarna zichtbare lichamelijke afwijkingen komen bij deze groep minder voor

dan bij de ernstig verstandelijk gehandicapten. De handicap wordt dan ook vaak pas later ontdekt.

De ontwikkelingsmogelijkheden van deze groep gehandicapten zijn beter dan van de hiervoor beschreven groep.
De volgende verschijnselen doen zich voor:
- Het bewustzijn varieert van weinig helder tot helder. Een helder bewustzijn doet zich nogal eens voor bij het syndroom van Down.
- De waarneming is meer ontwikkeld dan bij de ernstig verstandelijk gehandicapten. Eenvoudige verbanden kunnen worden gelegd.
- De motoriek is zodanig dat de matig verstandelijk gehandicapte kan lopen. Het tempo is vaak wel traag en de bewegingen zijn vaak houterig en/of 'grof', als gevolg van coördinatiestoornissen en onrijpheid. Bij 'mongolen' komt wel een normale motorische ontwikkeling tot stand, alleen in een vertraagd tempo.
- De spraak is per individu zeer verschillend: van enkele woorden tot eenvoudige zinnen.
- De mimiek vertoont vaak uitersten en doet daarom onecht en overdreven aan.
- Het denken is traag. Dit komt omdat het met veel moeite volgens bepaalde patronen is verkregen.
- Er is duidelijk sprake van contact. De zorgvrager legt vaak gemakkelijk contact, vooral als de spraak enigszins is ontwikkeld en er geen sprake is van ernstige emotionele verstoringen. De matig verstandelijk gehandicapte heeft er behoefte aan om geleid te worden.

9.2.3 De licht verstandelijk gehandicapte

Tot deze groep behoort het grootste deel van de verstandelijk gehandicapten, nl. ruim zeventig procent. Een lichte verstandelijke handicap wordt vaak pas later ontdekt. Wanneer het kind op school komt of er soms al een tijdje op zit, komen de beperkingen in de intellectuele vermogens pas naar voren. Een lichte verstandelijke handicap kan velerlei oorzaken hebben. Er kan een erfelijke oorzaak zijn, maar ook kunnen invloeden van milieu en gezin gevolgen hebben.
De volgende verschijnselen komen voor:
- Achterstand in de taalontwikkeling, waardoor de zorgvrager zich verbaal minder goed kan uiten.
- De neiging om met jongere kinderen op te trekken zodat de te trage ontwikkeling niet opvalt.
- Beperkte waarneming, vooral het maken van combinaties is moeilijk.
- De motoriek ontwikkelt zich in de meeste gevallen normaal. Soms treden coördinatiestoornissen en overbeweeglijkheid op. In die gevallen is er sprake van een lichte hersenbeschadiging.
- De mimiek wisselt vaak snel en is extreem.
- Het denken is beperkt.
- Door bovengenoemde verschijnselen en door het feit dat er uiterlijk direct geen waarneembare afwijkingen zijn, voelt de zorgvrager zich vaak geïsoleerd en afgewezen.

9.3 Behandeling

Afhankelijk van de mate van verstandelijk gehandicapt-zijn en de bijkomende verschijnselen wordt een behandeling voorgeschreven. De juiste begeleiding, aangepast aan de individuele zorgvrager is van het allergrootste belang. Een passende leefomgeving, waar de verstandelijk gehandicapte een optimale begeleiding krijgt, hoort daarbij. Dit kan bijvoorbeeld een kleine woongemeenschap, een instelling voor verstandelijk gehandicapten, een gezinsvervangend huis en/of een speciale school zijn. Soms is medicatie nodig.

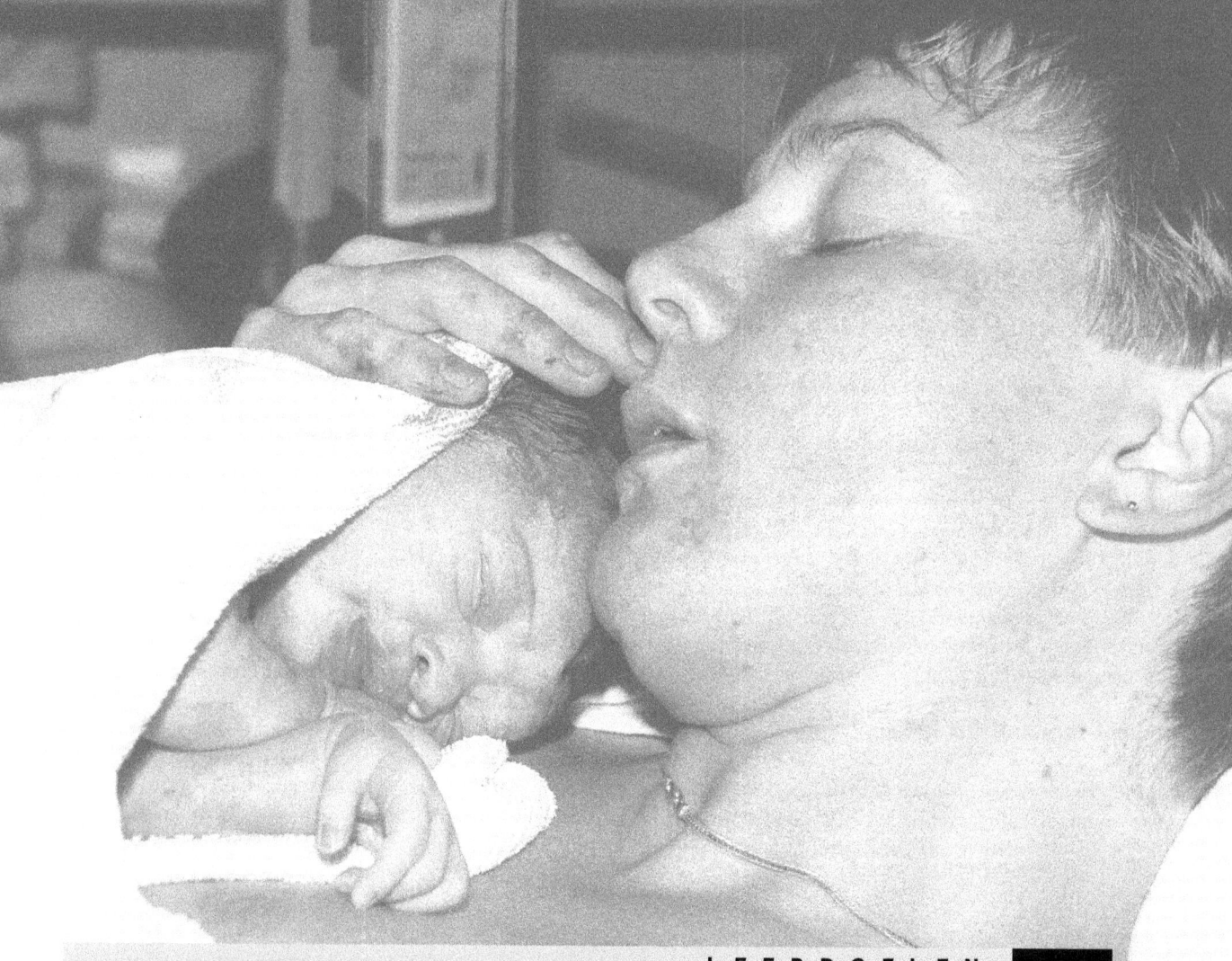

HOOFDSTUK 10

DE KRAAMVROUW EN DE PASGEBORENE

LEERDOELEN

Na bestudering van dit hoofdstuk heb je kennis van en inzicht in:
- de meest voorkomende afwijkingen en complicaties bij en na de bevalling
- de meest voorkomende afwijkingen bij de pasgeborene.

Als verzorgende in de kraamzorg krijg je te maken met kraamvrouwen die hun baby thuis hebben gekregen of die poliklinisch bevallen zijn. Je kunt ervan uitgaan dat zowel moeder als kind in een goede gezondheid verkeren. Mocht van tevoren namelijk een moeilijke bevalling verwacht worden, dan wordt de a.s. moeder meestal met een medische indicatie opgenomen op een afdeling verloskunde van een algemeen ziekenhuis. Toch kunnen tijdens en ook na de bevalling nog complicaties optreden, zowel bij de moeder als bij de pasgeborene. Het is belangrijk dat je als verzorgende op de hoogte bent van deze complicaties, zodat je weet wanneer de verloskundige of de huisarts geconsulteerd moet worden.

10.1 Gezondheidsproblemen bij kraamvrouwen

Ook bij de thuisbevalling kunnen zich tijdens en na de bevalling complicaties voordoen, te weten
- een episiotomie
- langdurig bloedverlies
- te veel bloedverlies
- vulvahematoom
- anemie
- borststuwing
- tepelkloven
- mastitis
- infecties
- psychische stoornissen.

10.1.1 Episiotomie

Bij veel bevallingen besluit de verloskundige of de huisarts bij voorbaat in te knippen om zodoende de bevalling makkelijker te laten verlopen of om inscheuring te voorkomen. Onder deze ingreep (episiotomie) wordt verstaan het inknippen van vagina en perineum (bilnaad). Na de bevalling wordt dit weer gehecht.

10.1.2 Langdurig bloedverlies

Na de bevalling heeft de kraamvrouw een periode van normale afscheiding van wondvocht en bloed uit de baarmoeder. Je spreekt van langdurig bloedverlies als dit langer dan acht dagen aanhoudt, waarbij dit wondvocht roodbruin gekleurd is en een onaangename geur heeft. Vaak gaat dit ook gepaard met koorts.

10.1.3 Te veel bloedverlies

Bij te veel bloedverlies blijft het wondvocht te bloederig met stolsels. Ook hierbij kan koorts optreden.

10.1.4 Vulvahematoom

Tijdens de baring kan een bloedvat springen, waarbij een bloeduitstorting (hematoom) onder de huid en in de dieper gelegen weefsels veroorzaakt wordt. Een vulvahematoom kan optreden na een spontane baring en na het hechten van een episiotomie.

10.1.5 Anemie

Anemie ofwel bloedarmoede kan ontstaan door overvloedig bloedverlies bij de baring of na de baring.
De verschijnselen zijn:
- snelle pols
- moeheid
- duizeligheid
- hoofdpijn.

10.1.6 Borststuwing

Onder borststuwing verstaan we het pijnlijk opzwellen van de borsten, de eerste twee tot vier dagen na de bevalling. Verschijnselen zijn: hard aanvoelende, gezwollen en gespannen borsten en lichte temperatuurverhoging; vanaf de derde dag kan er melkstuwing optreden.

10.1.7 Tepelkloven

Tepelkloven zijn kloofjes of scheurtjes in de tepel. De tepel vertoont kleine of grote kloven, die zeer pijnlijk zijn vooral bij het aanleggen van de baby. Bij het zogen kan er bloed uit de tepel komen en de baby braakt soms na de voeding wat bloed. Als de moeder tepelkloven heeft, blijft de baby vaak niet goed aanliggen, zodat de borst niet goed wordt leeggezogen.

10.1.8 Mastitis

Mastitis is een borstontsteking die meestal optreedt tussen de achtste en de twaalfde dag. Ze kan ook na enkele maanden optreden. De oorzaak kan zijn: onvoldoende of verkeerde tepelhygiëne of tepelkloven. Mastitis wordt vaak veroorzaakt door stafylokokken, die afkomstig zijn uit de neus- en keelholte van de zuigeling.
Je kunt twee vormen onderscheiden: een dreigende mastitis en een mastitis. Bij een dreigende mastitis is er een harde plek ontstaan in de borst. Deze harde plek kan groter worden en een infiltraat vormen. Bij een mastitis krijgt het infiltraat alle tekenen van een ontsteking. Het kan overgaan tot verweking met pusvorming. De verschijnselen zijn dan ook hoge koorts, versnelde pols en een rode, gezwollen, warm aanvoelende en pijnlijke borst.

10.1.9 Infecties

De meest voorkomende infecties zijn: infectie van de perineumwond en endometritis. Bij infectie van het perineum kan de episiotomiewond geïnfecteerd zijn geraakt. De verschijnselen zijn: roodheid, pijn en het openvallen van de wond.
Endometritis is een ontsteking van de binnenkant van de baarmoederholte. Deze openbaart zich meestal drie à vier dagen na de bevalling. De verschijnselen zijn bij een lichte vorm: overvloedige slechtruikende afscheiding. Bij een ernstige vorm treden ook pijn in de onderbuik bij druk op de baarmoeder, een versnelde pols en koorts op.

10.1.10 Psychische stoornissen

We onderscheiden drie stoornissen, t.w. het hyperesthetisch-emotioneel syndroom, de depressie en de psychose.

Het hyperesthetisch-emotioneel syndroom wordt ook wel huildagen of 'blue days' genoemd. De verschijnselen zijn: een gevoel van spanning, soms angstgevoelens, oververmoeidheid en ongewone huilbuien. Het treedt meestal op tussen de derde en vijfde dag van het kraambed en gaat snel weer voorbij.

Een depressie na de bevalling kenmerkt zich door onvoldoende kracht om alles aan te kunnen nu de baby er is. Een depressie treedt meestal op vanaf de derde week na de bevalling of veel later. Vaak wordt een gestoorde wisselwerking tussen lichamelijke, psychische en hormonale factoren aangegeven als oorzaak.
Verschijnselen zijn: emotionele onevenwichtigheid, slapeloosheid, gebrek aan energie, gebrek aan eetlust en angst voor de verantwoordelijkheid voor de verzorging en de voeding van de baby.

De eerste symptomen van een psychose treden veelal in de eerste 48 uur na de bevalling op. De verschijnselen zijn:
- onrust, slapeloosheid en ontremd gedrag
- veelvuldige hallucinaties
- delirium en verwarring
- soms totale apathie.

De psychotische moeder kan gevaarlijk zijn voor haar kind. Psychiatrische begeleiding is belangrijk.

10.2 Gezondheidsproblemen bij pasgeborenen

Infecties na de geboorte kunnen optreden via ouders, verzorgers, familie of via besmet voedsel. De pasgeborene heeft een verminderde weerstand tegen diverse infecties omdat het eigen afweersysteem nog onrijp is.
Infecties die kunnen optreden bij zuigelingen zijn o.a.:
- de navelstrengstompinfectie

- impetigo
- diarree
- dorstkoorts.

10.2.1 Navelstrengstompinfectie

De verschijnselen van een navelstrengstompinfectie zijn:
De stomp wordt vochtig en heeft een vieze geur, soms komt er pus uit, het gebied rondom de navel wordt rood en gezwollen en de pasgeborene krijgt koorts. De behandeling bestaat uit het geven van antibiotica.

10.2.2 Impetigo

Impetigo is een stafylokokkeninfectie van de huid. Hierbij treden blaasjes op met troebel vocht. Deze infectie is zeer besmettelijk.

10.2.3 Diarree

Diarree treedt meestal op als gevolg van een voedingsstoornis, veroorzaakt door een bacterie of een virus. De verschijnselen zijn: waterdunne geel-groene ontlasting, soms braken. Het kind is ziek en heeft snel verschijnselen van uitdroging, zoals sufheid, sloomheid, weinig urineproductie, droge slijmvliezen en diepliggende ogen.

10.2.4 Dorstkoorts

Dorstkoorts treedt op enkele dagen na de geboorte. Er zijn dan geen verschijnselen die wijzen op een infectie, maar er zijn wel verschijnselen van uitdroging. Soms wordt dorstkoorts veroorzaakt doordat de borstvoeding onvoldoende op gang gekomen is, waardoor de vochtopname van de zuigeling onvoldoende was.

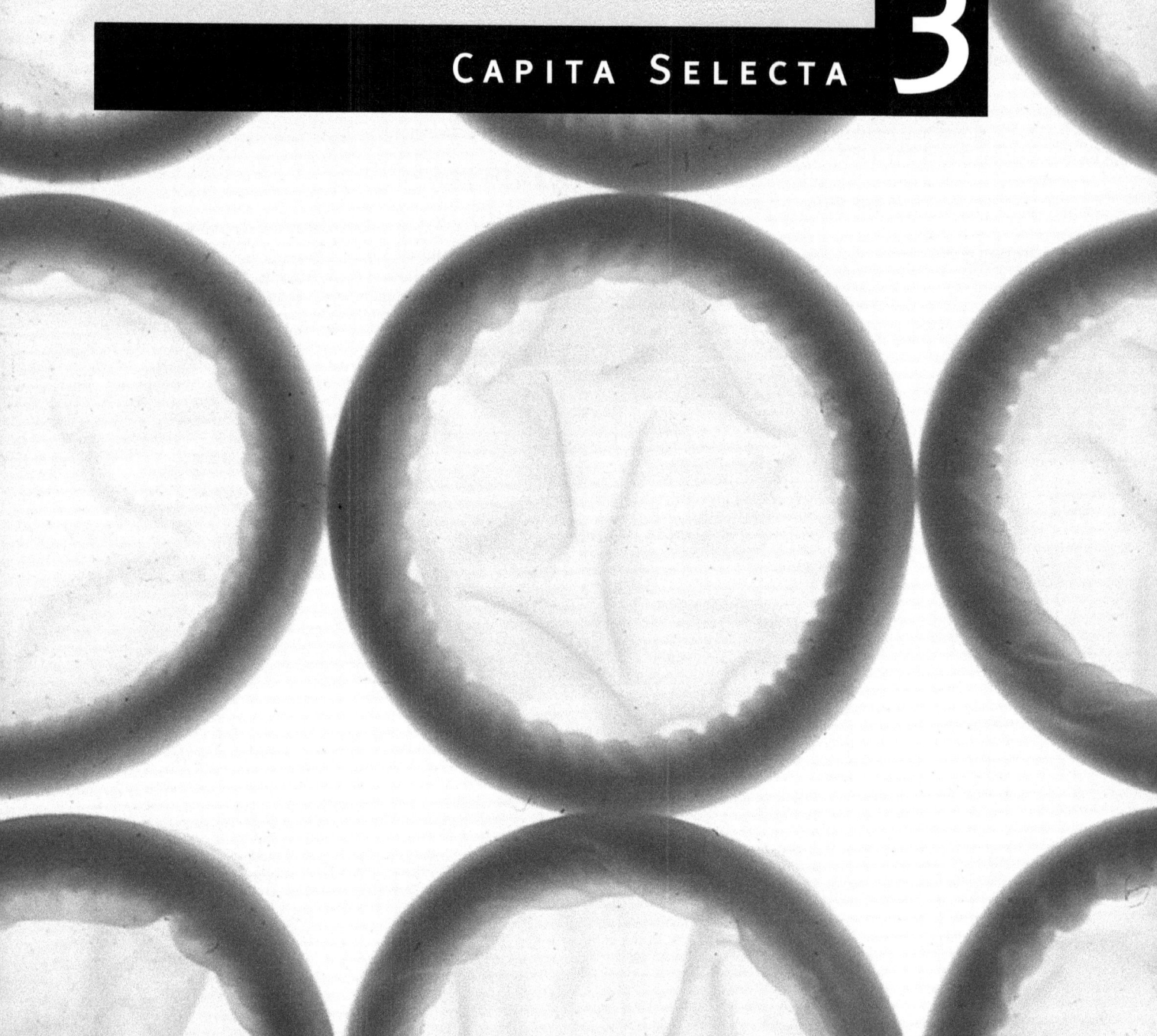

DEEL 3

CAPITA SELECTA

deel 1
Algemeen

deel 2
De zorgvragers

deel 3
Capita Selecta

11 Aandoeningen aan de geslachtsorganen en seksueel overdraagbare aandoeningen (SOA)

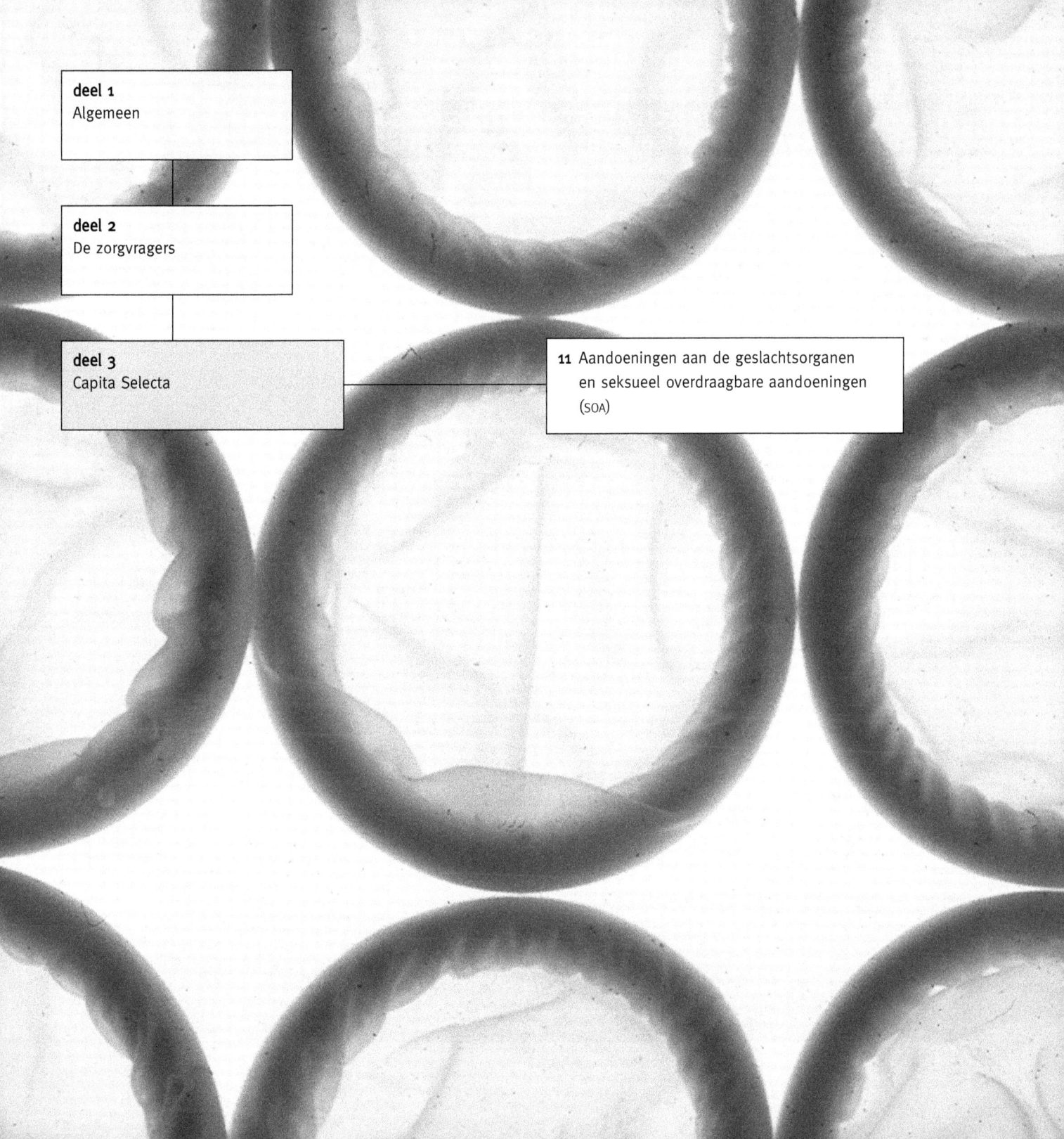

HOOFDSTUK 11

Aandoeningen aan de geslachtsorganen en seksueel overdraagbare aandoeningen (SOA)

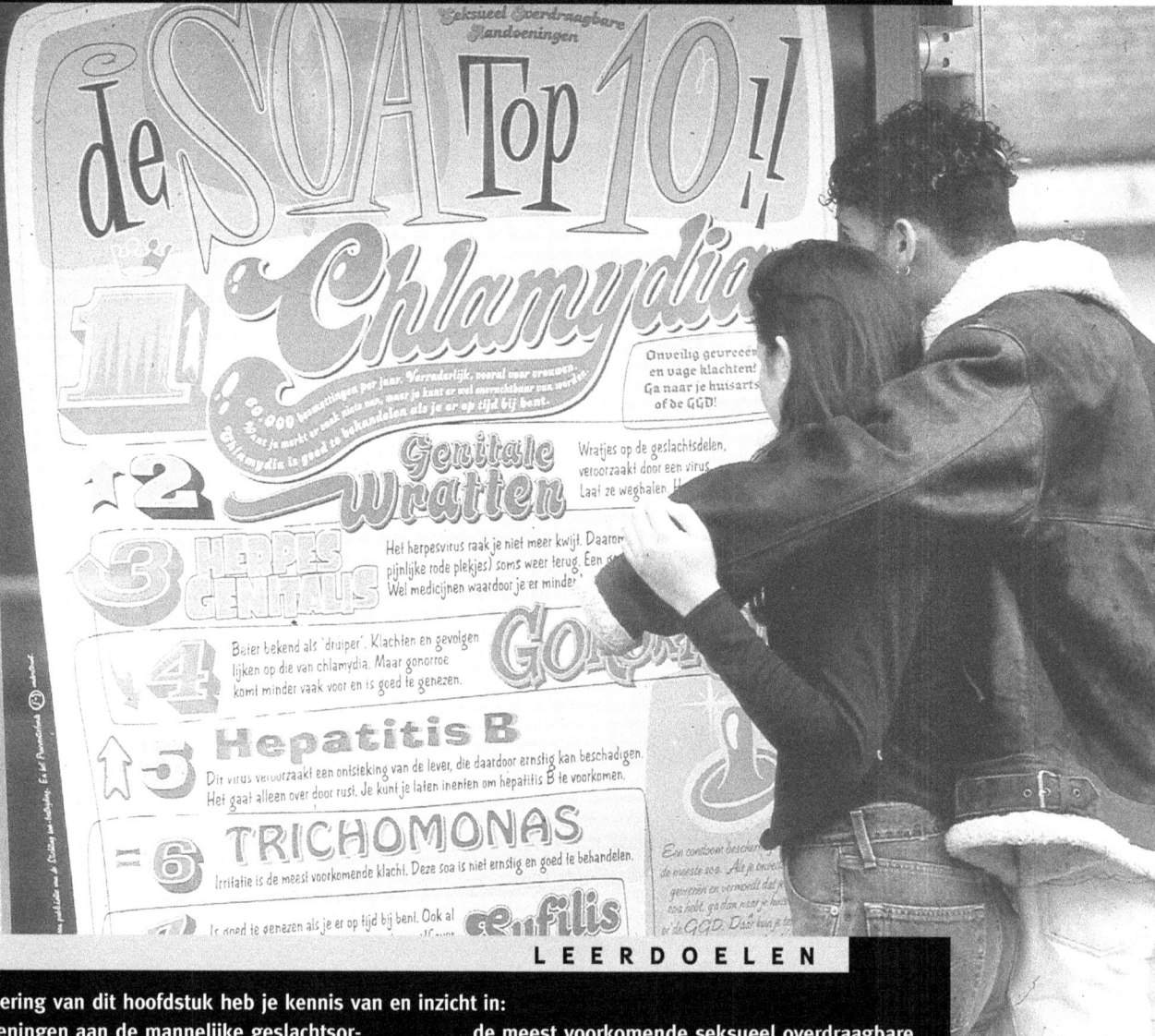

LEERDOELEN

Na bestudering van dit hoofdstuk heb je kennis van en inzicht in:
- aandoeningen aan de mannelijke geslachtsorganen, waaronder prostaathypertrofie
- aandoeningen aan de vrouwelijke geslachtsorganen
- de meest voorkomende seksueel overdraagbare aandoeningen (SOA).

11.1 Aandoeningen aan de mannelijke geslachtsorganen

11.1.1 Prostaathypertrofie (vergroting van de prostaatklier)

Op oudere leeftijd is bij mannen prostaathypertrofie een van de belangrijkste oorzaken van urinewegobstructie, in de volksmond de 'oude-mannenkwaal' genoemd. Men neemt aan dat de oorzaak van een prostaathypertrofie ligt aan een verstoord evenwicht in de hormonenproductie. In de regel treedt een vernauwing van de urethra prostatica op, die aanleiding geeft tot mictieklachten. De zorgvrager klaagt over de grote frequentie; ook 's nachts wordt enkele malen geürineerd. De straal is minder krachtig en dit kan ertoe leiden dat de zorgvrager alleen nog maar druppelsgewijs kan plassen. Uiteindelijk kan urineretentie ontstaan.

Onderzoek
Door een rectaal toucher stelt de arts vast of er een vergroting van de prostaat is. Urineretentie wordt gemeten bij cytoscopisch onderzoek of catheterisatie.

Complicaties
Door een slechte lediging van de blaas ontstaat stuwing in de nieren, waardoor de nierfunctie afneemt en het ureumgehalte in het bloed stijgt. Door urineretentie ontstaat urineweginfectie.

Behandeling
De wijze van behandeling hangt af van de ernst van de klachten, de grootte van de prostaat, de hoeveelheid urine die in de blaas achterblijft en de leeftijd van de zorgvrager. Bij geringe klachten wordt vaak een medicamenteuze therapie toegepast, bij ernstige klachten gaat men in de regel over tot operatie.

11.1.2 Prostaatcarcinoom

Prostaatcarcinoom komt voor bij mannen boven de vijftig jaar. Het is een vrij langzaam groeiend gezwel, dat voornamelijk metastaseert naar de botten en de lymfeklieren in de botten. De klachten zijn meestal dezelfde als bij een hypertrofie.

Onderzoek
Bij een rectaal toucher voelt de prostaat harder en zeer onregelmatig aan. Ook bloedonderzoek, het bepalen van het gehalte aan zure fosfatase (een enzym dat door het carcinoom wordt geproduceerd) geeft een aanwijzing voor het bestaan van een prostaatcarcinoom.

Behandeling
Een radicale resectie is de enig mogelijke behandeling (prostatectomie).

11.2 Aandoeningen aan de vrouwelijke geslachtsorganen

Het specialisme gynaecologie houdt zich bezig met aandoeningen aan de vrouwelijke geslachtsorganen. We maken onderscheid tussen uitwendige en inwendige geslachtsorganen. De uitwendige zijn:
– de vagina
– de grote en kleine schaamlippen
– de clitoris.

De inwendige zijn:
– de baarmoeder
– de eierstokken
– de eileiders.

11.2.1 Onderzoeken

Om de juiste diagnose te stellen, doet de arts diverse specifieke onderzoeken, zoals:
- vaginaal toucheren, waardoor anatomische afwijkingen worden opgespoord
- vaginaal onderzoek met een speculum, waarbij een uitstrijkje wordt gemaakt van geschraapte cellen van de baarmoedermond voor onderzoek
- echoscopie, via geluidsgolven wordt nagegaan of zich iets in de baarmoeder bevindt
- laparoscopie, een soort kijkoperatie, via een opening in de buikwand bekijkt men met een scoop de organen in de buik
- bloedonderzoek, toont aan of er een infectie is
- curettage, onder narcose wordt de baarmoederwand met een speciale lepel afgekrabd.

11.2.2 Menstruatiestoornissen

Menstruatiestoornissen hebben een lichamelijke oorzaak – hormonaal of door afwijkingen aan de geslachtsorganen – of een psychische oorzaak. De bekendste menstruatiestoornissen zijn:
- amenorroe: het wegblijven van de menstruatie
- dysmenorroe: het optreden van pijn en andere lichamelijke reacties, vaak vergezeld van het onregelmatig optreden van de menstruatiebloedingen
- te veel of te langdurig bloedverlies.

11.2.3 Infecties

Een aantal verwekkers van zogenoemde gynaecologische infecties wordt tegenwoordig gerekend tot de seksueel overdraagbare aandoeningen (SOA). De belangrijkste zijn: gonokokken, Chlamydia, Trichomonas, Candida en het herpesvirus. Door de anatomische bouw van de vrouwelijke geslachtsorganen is er een grote kans dat de infectie van lagere naar hogere delen opstijgt.
De bekendste ontstekingen zijn:
- aan het baarmoederslijmvlies (endometritis)
- aan de eileiders (salpingitis).

Verschijnselen die hierbij optreden zijn buikpijn en koorts. De infectie die het meest aan de vrouwelijke geslachtsorganen voorkomt is de zogenoemde schimmelinfectie, die gepaard gaat met witte afscheiding uit de vagina, witte vloed (fluor albus) genoemd.

11.2.4 Verzakking

Zoals bekend is, worden de vrouwelijke geslachtsorganen door banden en bekkenbodemspieren op hun plaats gehouden. Als bijvoorbeeld door zware bevallingen en veelvuldig persen verslapping van de bekkenbodemspieren en banden optreedt, treedt een verzakking of prolaps op, waarbij de vagina en/of de baarmoeder uitzakt. De klachten zijn lage rugpijn en problemen bij de mictie en de defecatie. Een verzakking wordt operatief verholpen met een abdominale (via de buik) of een vaginale (via de vagina) uterusextirpatie. In sommige gevallen wordt een ring of pessarium ingebracht om de prolaps te corrigeren.

11.2.5 De menopauze

De menopauze is de periode waarin de menstruaties langer dan een jaar achterwege blijven. De tijd hiervoor geeft grote hormoonschommelingen te zien, waardoor een nieuw hormonaal evenwicht ontstaat. Deze periode noemt men de overgang. Door de hormonale veranderingen (onder andere minder oestrogenen) kunnen problemen ontstaan, zoals:
- opvliegers (korte perioden met een sterk warmtegevoel)
- stemmingsveranderingen en depressieve gevoelens
- osteoporose
- minder vochtafscheiding in de vagina
- verslapping van de borsten
- verslapping van het opvangmechanisme van de baarmoeder.

De menopauze duurt doorgaans van vijftig tot 55 jaar. Bij sommige vrouwen treedt de overgang al eerder op. In een aantal gevallen gaat de menopauze ook na het 55e jaar door.

11.3 DE SEKSUEEL OVERDRAAGBARE AANDOENINGEN

Vroeger noemde men deze aandoeningen geslachtsziekten, maar de huidige term is een veel betere. SOA omvat alle aandoeningen die overgebracht zijn of kunnen zijn door seksueel contact tussen personen (homoseksuele of heteroseksuele contacten). Dit seksuele contact kan bestaan uit geslachtsgemeenschap dan wel contact tussen geslachtsorganen, mond of rectum. Onder de seksueel overdraagbare aandoeningen vallen de volgende ziekten:
- syfilis
- gonorroe
- herpes genitalis
- aids
- Trichomonas-infecties.

11.3.1 Syfilis

Syfilis, een ziekte die veroorzaakt wordt door Treponema pallidum, een spiraalvormige bacterie, kent drie stadia.
Het eerste stadium van de ziekte treedt meestal drie tot vier weken na de besmetting op. Kenmerken zijn: gezwollen lymfeklieren in de lies en een vast aanvoelende zweer. Dit geneest spontaan in enkele weken.
In het tweede stadium, dat vaak pas enkele maanden later optreedt, zijn alle lymfeklieren gezwollen en zijn er huidafwijkingen te constateren. Ook dit gaat vaak voorbij, waardoor de indruk kan ontstaan dat het over is.
Het derde stadium kan zelfs na tientallen jaren nog optreden. Het is een ontstekingsreactie, die in elk orgaan kan plaatsvinden. Uiteindelijk kan de ziekte leiden tot ernstige gedragsafwijkingen en stoornissen in de zenuwbanen van het ruggenmerg.

11.3.2 Gonorroe

Gonorroe wordt veroorzaakt door de gonokok en openbaart zich twee tot tien dagen na de besmetting. Bij de man openbaart de ziekte zich door een etterige afscheiding uit de penis. Bij vrouwen kan de ziekte veel sluipender verlopen en zelfs in veel gevallen onopgemerkt blijven. Als de ziekte niet behandeld wordt, kan deze bij de vrouw leiden tot steriliteit.

11.3.3 Herpes genitalis

Het herpesvirus veroorzaakt genitale infecties, die door geslachtsgemeenschap worden overgebracht. Twee tot tien dagen na de besmetting ontstaat een branderig gevoel, waarbij roodheid, zwelling en kleine blaasjes kunnen optreden. Dit duurt twee tot drie weken.

11.3.4 Aids

Aids is een ziekte die het afweersysteem in het menselijk lichaam aantast. De afkorting AIDS betekent: Acquired Immuno Deficiency Syndrome. Het aidsvirus (HIV) wordt overgedragen door bloed en sperma, dus via bloed-bloed-contact of door sperma-bloed-contact. Als het virus eenmaal in de bloedbaan zit, dringt het de cellen van het afweersysteem en de zenuwcellen binnen. Wanneer het virus geactiveerd wordt, kan het zich snel gaan vermenigvuldigen. Cellen worden hierdoor vernietigd. Het virus kan vele jaren aanwezig zijn in het bloed voordat aids uitbreekt. De incubatietijd varieert van twee tot acht jaar.

11.3.5 Trichomonasinfecties

Trichomonasinfectie is een betrekkelijk onschuldige, maar hinderlijke ontsteking van de slijmvliezen van de geslachtsorganen. De verschijnselen bij vrouwen zijn fluor vaginalis (witte vloed), vaak met irritatie, jeuk en pijn. Bij mannen geeft deze infectie geen verschijnselen. Belangrijk is wel om beide partners met medicijnen te behandelen.

Literatuur

Baar, J.A.M., Bastiaanssen, C.A. & Jochems, A.A.F. (1997).
Het lichamelijk functioneren.
Houten/Diegem: Bohn Stafleu Van Loghum.

Bilderbeek, A. (1993).
Ziekteleer.
Houten/Zaventem: Bohn Stafleu Van Loghum.

Boer, J. de, Derom, F. & Goris, R.J.A. e.a. (red.) (1993).
Leerboek chirurgie.
Houten/Zaventem: Bohn Stafleu Van Loghum.

Burger, G.T.M. (1993).
Psychische problemen bij Verstandelijk Gehandicapten.
Houten/Zaventem: Bohn Stafleu Van Loghum.

Dito, J.C., Stavast & Zwart, D. (1997).
Basiszorg.
Houten/Diegem: Bohn Stafleu Van Loghum.

Jong, J.T.E. de (1991).
Chirurgie voor verpleegkundigen.
Houten/Zaventem: Bohn Stafleu Van Loghum.

Jong, J.T.E. de, Vries, D.J.M. de & Zaagman-van Buuren, M.J. (1995).
Interne geneeskunde.
Houten/Zaventem: Bohn Stafleu Van Loghum.

Jonge, J. de & Klein Nijenhuis, W. (1993).
Gezondheidskunde voor de verplegende en verzorgende beroepen.
Houten/Zaventem: Bohn Stafleu Van Loghum.

Koenis, C.A.M. (1989).
Gezondheidskunde 2. Algemene gezondheidsleer, hygiëne, voedingsleer en seksuologie.
Utrecht/Antwerpen: Bohn, Scheltema & Holkema.

Leger, L. & Nagel, M. (1978).
Chirurgische Diagnostik. Krankheitslehre und Untersuchungstechnik.
Berlijn/Heidelberg/New York: Springer.

Lindeboom, G.A. (1961).
Inleiding tot de geschiedenis van de geneeskunde.
Haarlem: Erven Bohn.

Meij-de Leur, A.P.M. van der e.a. (1987).
Van olie en wijn. Geschiedenis van verpleegkunde, geneeskunde en sociale zorg.
Utrecht/Antwerpen: Bohn, Scheltema & Holkema.

Netter, F.
The CIBA collection of medical illustrations. Vol. 3 Digestive system. Part I (upper digestive tract) & Part II (lower digestive tract), CIBA-Geigy.

Oldenburger, I., Jong, J.H.J. de, Kerstens, J.A.M. & Smit, W.J. (1992).
Methoden en technieken voor het verpleegkundig handelen.
Houten/Zaventem: Bohn Stafleu Van Loghum.

Polano, M.K. & Suurmond, D. (z.j.).
Dermatologie in beeld.
Arnhem/Mijdrecht: CIBA/Zyma.

Verbrugh, H.A., Mouton, R.P. & Polderman, A.M. (red.) (1992).
Medische microbiologie. Leerboek voor bacteriologie, mycologie en parasitologie.
Houten/Zaventem: Bohn Stafleu Van Loghum.

Zaagman-van Buuren, M.J. & de Jong, J.T.E. (1997).
Algemene ziekteleer.
Houten/Diegem: Bohn Stafleu Van Loghum.

REGISTER

AAMD-systeem   169
aanpassingsgedrag   169
abces   46, 52
absence   159
aceton   10, 163
acetongeur   163
acetosal   29
acetylsalicylzuur   29
acidose   163
acne   55
actieve immuniteit   47
-, kunstmatige   47
-, natuurlijke   47
acupunctuur   16
acute bronchitis   127
acute buik   144
acute ontsteking   45
acute ziekte   6
Addison-ziekte   149
adenocarcinoom   65, 68
adenoom   65
aderontsteking   70, 110
adipositas   103
aërogene besmettingsweg   42, 43
afasie   155, 157
affectlabiliteit   80
afkoeling   85
aften   138
afterload   113
afweer   42
-, inwendige   44
-, uitwendige   43
afweermechanisme   39
Agarol®   30
agnosie   155, 157
agranulocytose   98
aids   43, 181
Albustix®   150
alternatieve geneeswijzen   16
amenorroe   180

American Association on Mental Deficiency   169
amnesie   155, 157
-, retrograde   157
anafylactische shock   106
anamnese   9
anatomie   5
anemie   10, 49, 66, 70, 77, 90, 96, 119, 173 *zie ook* bloedarmoede
-, aplastische   97
-, pernicieuze   97
angina pectoris   112
angiografisch onderzoek   14, 69
angiopathie   164
anorexia nervosa   136, 155
anorexie   66, 134
anoxie   83
antacida   139
antibiotica   16, 38, 39, 97
anticoagulantia   117
-, orale   19
antilichamen   47
anurie   148
apathie   107
APC®   25
aplastische anemie   97
apnoe   124
apoplexie   159
appendicitis   145
apraxie   155, 157
arteriosclerose   6, 118
artroplastiek   91
artroscopie   15
Ascal®   31
ascites   114, 142
aspecifieke klachten   68
aspiratie   137
Aspirine®   20, 29, 59, 131
asthenische bouw   140
asthma bronchiale   126

asthma cordiale   115
astmatische bronchitis   127
ataxie   155, 157
atherosclerose   76, 104, 109, 111, 118, 164
audiometrie   78
aura   158
auscultatie   9, 10
autonome groei   63
bacteriekolonie   36, 37
bacteriofagen   39
bacteriologie   35
bacteriologisch laboratoriumonderzoek   37
bactriekweek   37
Becotide®   127
bedwateren   148
benzodiazepine   30
besmettingsweg   42, 43
bestraling   16, 70
bevolkingspiramide   75
bilirubine   12, 49
binnenoorsdoofheid   79
biologische barrière   43
biologische ziekte-oorzaken   8
biopsie   14, 15, 16, 65, 69
Bisolvon®   127
blaasontsteking   150
blasten   98
bleekheid   6
blindedarmontsteking   145
bloed   95
bloedarmoede   49, 70, 90, 97, 98, 100, 119 *zie ook* anemie
bloedbraken   137
bloeddruk, diastolische   102
-, hoge   6
-, systolische   102
bloeddrukmeting   102
bloedglucosewaarde   163

bloedvergiftiging   53, 106
boezemfibrilleren   101
bof   43, 47
borststuwing   173
bovendruk   102
braakcentrum   135
bradycardie   100, 102
bradypnoe   124
braken   70, 134, 135, 146
brandwond   51
broedplaat   37, 38
broedstoof   37, 38, 40
bronchitis, acute   127
-, astmatische   127
-, chronische   126
bronchografie   128
bronchoscopie   15, 128
Brufen®   29, 91
BSE   11, 69
buikpijn   135
bulla   50

cachexie   85, 119
callusvorming   94
calor   45
Candida albicans   40, 53, 54, 138, 180
capsule   26
CARA   125
carcinoom   64, 65, 68
cardiogene shock   106
carotis-pols   99
cataract   76, 78
catarre   46
cavum Douglasi   144
celvocht   35
cerebrovasculair accident   159
chemische ziekte-oorzaken   8
chemotherapeutica   19
chemotherapie   70
Cheyne-Stokes-ademhaling   83, 124
chirurgische behandeling   16, 70
Chlamydia   180
cholecystitis   142
cholera   152
chronisch reuma   47, 76
chronische bronchitis   126
chronische ziekte   6, 89
classificatiesysteem   170

Clinistix®   150
coating   26
codeïne   30
colibacterie   35
colitis   152
colitis ulcerosa   143, 153
collaps   105
collumfractuur   94
coloncarcinoom   143
coloscopie   15
coma   137, 161
commensale flora   43
commotio cerebri   160
complicatie   6
confabuleren   79
congenitale ziekte   7
conjunctiva   98, 122
continue koorts   131
contractie   99
contractiliteit   113
contusie   50, 93
contusio cerebri   160
convulsie   158
Crohn-ziekte   153
cromoglycaat   127
CT-scanning   13, 69
curatieve geneeskunde   5
curettage   180
cutane besmettingsweg   42, 43
CVA   76, 159
cyanose   10, 49, 107
cyste   50, 55, 64, 65
cystic fibrosis   123
cystoscopie   15
cytologisch onderzoek   69
cytoplasma   35
cytostatica   70, 97

Dalmadorm®   30
darmparalyse   144
darmperforatie   145
decompensatio cordis   100
decorumverlies   79
decubitus   118
défense musculaire   144
defibrillatie   101
deformiteit   90
dehydratie   130, 153

dementie   77
densimeter   149
depotpreparaat   26
depressie   77, 80, 81, 174
depressiviteit   76
dermatitis   53
desoriëntatie, in persoon   79
-, in plaats   79
-, in tijd   79
destructieve groei   64
Dextropur®   164
diabetes mellitus   77, 162
diarree   70, 135, 152, 175
diastole   102
diastolische bloeddruk   102
diëtist   16
digitalis   19
digoxine   116
distorsie   93
diuretica   16, 25, 116
dolor   45
dorstkoorts   175
Down-syndroom   170, 171
draagkracht   80
draaglast   80
dragee   26
droog gangreen   118
drukbelasting   113
drukpols   101
duizeligheid   70
Dulcolax®   30
Duphalac®   30
dwarslaesie   161
dynamische ileus   147
dysartrie   157
dysenterie   43
dysmenorroe   180
dyspepsie   138
dyspnoe   115, 124
echografisch onderzoek   14, 69
echoscopie   180
eensecondewaarde   126
elektrische energie   8
embolus   110, 111
empyeem   46
emulsie   27
endemie   41
endocarditis   48

endocriene klier 165
endogene factoren 7
endometritis 174, 180
endoscopisch onderzoek 14
energie, elektrische 8
-, mechanische 7
-, thermische 8
enterale besmettingsweg 42, 43
enterale toediening 22
enuresis nocturna 148
epidemie 41
epidemiologie 41
epilepsie 158
-, focale 158
-, psychomotore 158
-, temporale 158
episiotomie 173
ergotherapeut 16
ernstig verstandelijk gehandicapte 170
erosie 50
erysipelas 48, 52
erytheem 50
erytrocyt 96
euthyreoïd struma 165
exantheem 50
exogene factoren 7
extrasystole 101

facocytose 45
familie-anamnese 9
fantoompijn 59, 95
fecaloïd braken 137
feces 151
fentanyl 20
fissura ani 155
flagellaten 40
flatulentie 134
Fleming, Alexander 19
Fluimucil® 127
fluor albus 180
fluor vaginalis 149
focale epilepsie 158
foliumzuur 97
fosfatase 179
fractuur 93
functieverlies 45
functio laesa 45
functionele ileus 147

Furadantine® 149
furunkel 49
fysiologie 5
fysiotherapeut 16
fysische ziekte-oorzaken 7

galblaasontsteking 142
galsteen 142
galsteenkoliek 142
gangreen 118
-, droog 118
-, nat 118
gastritis 140
gastroscopie 15
geleidingsslechthorendheid 78
gelijkmatigheid 101
genetische code 63
geriatrie 76
geneeskunde, curatieve 5
-, palliatieve 5
-, positieve 5
-, preventieve 5
`gewassen' plas 150
gewenning 25
gisting 152
glaucoom 76, 78
glucagon 164
glucosedagcurve 164
glucosetolerantietest 163
glucosurie 12, 149, 150
gonokokken 180
gonorroe 43, 181
gordelroos 60
grand mal 158
granulatieweefsel 51
groeihormoon 19

haematemesis 137
hallucinatie 161, 174
handicap 89
hartblok 101
hartinfarct 116
hartmassage 101
hartmiddelen 16, 19
hartminuutvolume 113
hartziekte, ischemische 76
Hb 11, 69, 97
hematocrietbepaling 11, 97

hematogene besmettingsweg 42, 43
hematologisch laboratoriumonderzoek 11
hematoom 93, 94, 159, 173
-, subduraal 159
hematurie 12, 149
hemoglobine 11, 69, 97
hemorroïden 155
heparine 31
hepatitis 43
hepatitis A 141
hepatitis B 47, 68, 142
hepatitis infectiosa 141
hernia hiatus oesophagei 139
hernia nuclei pulposi 160
heroïne 26
herpes genitalis 181
herpes zoster 60
herpesvirus 180
hersendood 84
hetero-anamnese 9
hik 134
Hirschsprung-ziekte 154
histologisch onderzoek 69
hitteberoerte 132
hittekrampen 132
HNP 160
hoge bloeddruk 6
homeopathie 16
hoofdluis 55
hoofdpijn 70
hordeolum 49
hormonale therapie 71
hormonen 16, 19
huidcontractuur 52
huildagen 174
hydrothorax 114
hyperesthetisch-emotioneel syndroom 174
hyperglykemie 163
hyperperistaltiek 146
hyperpnoe 124
hyperreactiviteit 126
hypertensie 76, 103, 113 zie ook hoge bloeddruk
hyperthermie 130
hyperthyreoïd struma 165
hyperthyreoïdie 154, 165

hyperventilatie   124
hyperventilatiesyndroom   125
hypo-albuminemie   149
hypochondrie   80, 81
hypodermoclyse   31
hypoglykemie   164
hypopnoe   124
hypotensie   104
-, orthostatische   105
hypothermie   130
hypothyreoïd struma   165
hypothyreoïdie   155, 165
hypoventilatie   124
hypovolemische shock   105

icterus   10
ijzerdeficiëntie   97
ijzerpreparaat   16
ileus   145
-, dynamische   147
-, functionele   147
-, mechanische   145
-, paralytische   144, 147
immobiliteit   154
immuniteit   47
-, actieve   47
-, passieve   47
immunoglobulinen   47
immunologie   47
immunotherapie   71
Imodium®   153
impetigo   48, 175
incisie   52
incontinentie   148
Indocid®   29, 91
inenting   47
infectie   47
infiltraat   52
infiltrerende groei   64
infuus   146
ingewandsgeluiden   135
inhalatie   24
inprentingsstoornis   79
inspectie   9, 10
insuline   16, 19, 163
-, per injectie   163
insult   158
intermitterende koorts   131

intertrigo   54
intramusculaire toediening   24
intranasale toediening   24
intraveneuze infusie   32
intraveneuze toediening   22
'intrinsic factor'   97
invasieve groei   66
inwendige afweer   44
IQ-test   169
iriscopie   16
irreversibele shock   105
'irritable bowel'-syndroom   152
ischemie   46
ischemische hartziekte   76
isotopenonderzoek   69

Jackson-aanval   158
jeuk   6

kanker   63
karbunkel   49
ketonlichamen   163
klachten, aspecifieke   68
-, organische   133
-, specifieke   68
klinisch-chemisch
    laboratoriumonderzoek   11
klinische dood   84
klysma   26
Koch, Robert   35
koliekpijn   61
Konakion®   31
koorts   6, 100, 130, 131
-, continue   131
-, intermitterende   131
-, remitterende   131
koortsdelier   131
koortsstuipen   131
Korotkow-tonen   103
Korsakov-syndroom   79
korte-termijngeheugen   79
koude rilling   131
kritiekstoornis   79
kritische temperatuurverandering   131
kunstmatige actieve immuniteit   47
Kussmaul-ademhaling   125
kwaddel   55

laboratoriumonderzoek   11
-, bacteriologisch   37
-, hematologisch   11
-, klinisch-chemisch   11
-, microbiologisch   12
-, pathologisch-anatomisch   12
lactobacil   44
lactulose   30
lange-termijngeheugen   79
laparoscopie   15, 180
laryngoscopie   16
Lasix®   116
laxeerzouten   30
leukemie   97, 98
leukocytose   98
leukocyturie   149
leukopenie   70, 98
levercirrose   142
leverfunctietest   69
Librium®   20
lichenificatie   50
licht verstandelijk gehandicapte   170
lijklucht   85
lijkschouwing   12
lijkstijfheid   85
lijkvlekken   84, 85
logopedist   16
Lomudal®   127
longcarcinoom   128
longembolie   111
longemfyseem   127
longontsteking   127
loopneus   46
lumbago   93
luxatie   93
lymfe   95
lymfoom   65, 68
lymphadenitis   53
lymphangitis   53
lytische temperatuurverandering   132

maagcarcinoom   141
maagperforatie   145
maagsonde   146
macula   50, 76
malabsorptie   154
malaise   131
malaria   41, 42, 43

Marcoumar® 31
maskergelaat 160
mastitis 49, 174
matig verstandelijk gehandicapte 170
mechanische barrière 43
mechanische energie 7
mechanische ileus 145
melaena 152
melanoom 65, 68
menopauze 180
menstruatiestoornis 180
mesenteria 144
metastase 64, 66, 67, 97
metastasevorming 64
methadon 20
microbiologisch laboratoriumonderzoek 12
micrometastase 71
microscopisch onderzoek 37
mictie 147
MID 79
middenoorontsteking 48, 78
middenrifsbreuk 60
migraine 60, 136
miltruptuur 108
misselijkheid 6, 70, 134, 135
Mogadon® 30
`mongooltje' 170
morfine 19, 25, 30
MS 161
multi-infarctdementie 79
multipele sclerose 161
mummificatie 118
myxoedeem 165

narcosemiddelen 24
nat gangreen 118
natuurlijke actieve immuniteit 47
navelstrengstompinfectie 174, 175
necrose 145
nicomorfine 20, 30
nierbekkenontsteking 151
nierinsufficiëntie 148
niersteen 151
niervergiftiging 149
nitrobaat 113
nitroglycerine 27
nodulair struma 165

nodulus 50, 90
nodus 50
Normison® 30
nycturie 116, 148

obductie 12
objectieve symptomen 6
observatie 9, 10
obstipatie 30, 135, 154
occult bloed 152
oedeem 11, 50, 102, 114
oefentherapie 91
oesofagoscopie 15
oesophagitis 138
oesophaguscarcinoom 139
oligurie 148
omgekeerde isolatie 98
onderdruk 102
ondersteunende behandeling 71
ondertemperatuur 130
onderzoek, angiografisch 14, 69
-, cytologisch 69
-, echografisch 14, 69
-, endoscopisch 14
-, histologisch 69
-, isotopen 69
-, laboratorium 11
-, microscopisch 37
-, radiologisch 12, 69
-, röntgenologisch 69
-, urinesediment 150
onthoudingsverschijnselen 25
ontsteking 45
ontstekingsreactie 45
onttrekkingsverschijnselen 26
ontwenningsverschijnselen 25
oordeelstoornis 79
opboeren 134
opgezette buik 134, 146
opium 19, 20
Opiumwet 20
opvlieger 180
orale anticoagulantia 19
orale toediening 22
organische klachten 133
orthostatische hypotensie 105
osteoporose 76, 77, 180
otoscoop 78

`oude-mannenkwaal' 179
overloopblaas 148

`packed cells' 71
palliatieve geneeskunde 5
palpatie 10
pancytopenie 97
pandemie 41
papel 50, 53, 55
papilloom 64, 65
paracetamol 29, 59
paralyse 155, 156, 157
paralytische ileus 144, 147
parasiet 41
paratyfus 43
parenterale toediening 22
parese 155, 156
paresthesie 158
Parkinson-ziekte 155, 160
paronychia 49, 53
passieve immuniteit 47
Pasteur, Louis 35
pathogene bacteriën 43
pathologisch-anatomisch laboratoriumonderzoek 12
penicilline 19
perceptieslechthorendheid 78
percussie 10
peritoneale pijn 61
peritonitis 143
pernicieuze anemie 97
petechiën 50
pethidine 20
petit mal 159
petrischaal 37, 38
Pfeiffer-ziekte 43
phlebitis 70, 110
pijn 6, 29, 45, 59, 158
-, peritoneale 61
pijnbestrijding 29, 59
pijnstillers 19, 117
plaques van Peyer 44
plasmodia 41
plastabletten 16 *zie ook* diuretica
pleura 128
pleurapijn 127
pleuritis 124, 128
pneumonie 127

pneumothorax 128
poliep 63, 64, 65
polio 39, 43, 47
pollakisurie 148
polsdeficit 101
polsregistratie 102
polsslag 99
polyurie 148, 163
porte d'entrée 41
positieve geneeskunde 5
postmeopauze 93
preload 113
preventieve geneeskunde 5
Primperan® 137
prodromale verschijnselen 90
profylaxe 111
prognose 6
projectielbraken 136
prolaps 180
prostaatcarcinoom 179
prostaathypertrofie 179
prostatectomie 179
proteïnurie 12, 149, 150
pseudodementie 77, 79
psoriasis 54
psychische ziekte-oorzaken 8
psychomotore epilepsie 158
psychose 174
psychosomatische aandoening 8
pus 46
pustel 50, 55
pyurie 149

radialispols 99
radicale resectie 70
radiologisch onderzoek 12, 69
radiotherapie 70
Rastinon® 163
reanimatie 84
recidief 6, 65
reconvalescentieperiode 6
rectaal toucher 11
rectale toediening 22
rectoscopie 15
reflux 134, 137
regulariteit 101
regurgitatie 137, 138

reincultuur 37
REM-fase 30
remissie 6, 71
remitterende koorts 131
Renitec® 116
repositie 94
resectie 70, 128
resistentie 39
resistentiebepaling 38
resistentieontwikkeling 39
resorptie 133
retentiebraken 137
retrograde amnesie 157
reuma, chronisch 47, 76
reumatische ziekte 89
reumatoïde arthritis 47
revalidatie 89
reversibele shock 105
rhinitis 122
Rifampicine® 149
rigor mortis 85
ring van Waldeyer 44
ritmestoornis 99
Riva Rocci 103
rodehond 43, 47
Rohypnol® 30
röntgenfoto 12
röntgenkater 70
röntgenologisch onderzoek 69
röntgenstralen 12
roodheid 45
rotting 152
rubor 45
rumineren 137, 138

Streptococcus viridans 48
salicylaten 91
Salmonella 153
salpingitis 180
sarcoom 64, 68, 95
satelliettumor 66
scabiës 55
schurft 55
sedativa 117
seksueel overdraagbare aandoening 180
sepsis 53, 120, 106
Shigella 153

shock 83, 105
-, anafylactische 106
-, cardiogene 106
-, hypovolemische 105
-, irreversibele 105
-, reversibele 105
-, traumatische 106
Sintrom® 31, 111, 117
Sintromitis® 31
sinusitis 123
slaapmiddelen 24
slagvolume 99
Snellen-kaart 78
SOA 180, 181
Softenon 20, 25, 28
somnolentie 161
soortelijk gewicht, urine 149
sopor 161
spanning 101
spanningshoofdpijn 60
spasme 156
spataderen 110
speciële anamnese 9
specifieke klachten 68
speculum 180
sporozoa 41
sporthart 101
spruw 138
squama 50
stabiele zijligging 159
stafylokken 48
stafylokkeninfectie 48
Staphylococcus aureus 48
Staphylococcus epidermidis 49
steatorroe 152
Stemetil® 137
stemvork 78
steriele ontsteking 45
stervensproces 83
stomatitis 138
stomatitis ulcerosa 138
stopverffeces 152
stralingsenergie 8
strangurie 148
Streptase® 117
streptokokken 47
stress-incontinentie 148

stridor 124
struma 165
-, euthyreoïd 165
-, hyperthyreoïd 165
-, hypothyreoïd 165
-, nodulair 165
stuwingsurine 114
subcoma 137, 161
subcutane toediening 24
subduraal hematoom 159
subfebriele temperatuur 130
subfrenische holte 144
subjectieve symptomen 6
sublinguale toediening 22
subluxatie 93
suspensie 27
syfilis 181
symptomen 5
-, objectieve 6
-, subjectieve 6
syndroom 6
-, hyperesthetisch-emotioneel 174
-, hyperventilatie 125
-, 'irritable bowel' 152
- van Down 170, 171
- van Korsakov 79
synovectomie 91
synovia 90
systole 102
systolische bloeddruk 102

T3 165
T4 165
tachycardie 100, 102
tachypnoe 124
temperatuurverandering, kritische 131
-, lytische 132
temporale epilepsie 158
tepelkloven 174
testosteron 97
tetanus 43, 47
thermische energie 8
Thyrax® 166
thyreostatica 166
thyroxine 165
TIA 1159
toediening, enterale 22

-, intramusculaire 24
-, intranasale 24
-, intraveneuze 22
-, orale 22
-, parenterale 22
-, rectale 22
-, subcutane 24
-, sublinguale 22
tolerantie 25
tongbeet 158
tonisch-clonische aanval 158
tonometer 78
tonsillitis 48
'total hip' 91, 95
toucher 11
-, rectaal 11
-, vaginaal 11, 180
tourniquet 109
toxicose 103
toxine 27
Toxoplasma gondii 41
tracheotomie 129
transient ischemic attack 159
trauma 106
traumatische shock 106
tri-jood-thyroxine 165
Trichomonas vaginalis 41, 180
Trichomonas-infectie 180, 181
trombocytopenie 70
trombose 109
tuberculose 43
tumor 45, 63
tumor in situ 66
turgor 49, 75
tyfus 152

uittering 119
uitwendige afweer 43
ulcus 50
ulcus cruris 117
ulcus duodeni 140
ulcus pepticum 140
ulcus ventriculi 140
uremie 149
ureter 151
urge-incontinentie 148
urinesedimentsonderzoek 150

urineweginfectie 150

vaccinatie 47
vaginaal toucher 11, 180
Valium® 25, 117
varices 110, 117
vasovagale collaps 105
Venflon 32
Ventolin® 127
vergrijzing 75
verrucae vulgares 55
verslaving 25
verstandelijk gehandicapte 170
verzakking 180
verzamelzucht 80, 81
vesikel 50
vetzucht 103
vijfjaarsoverleving 6, 71, 128
Vilan® 20, 30
virulentie 39
virus 35, 39
voedingsbodem 37
voedingsdeficiëntie 119
voedselallergie 134
voedselintolerantie 134
Voltaren® 29
volumebelasting 13
vulling 102
vulva 163
vulvahematoom 173
warmte 45
warmtetherapie 91
waterpokken 43, 47
waterzucht 102 *zie ook* oedeem
weefselvocht 95
weerpijn 59, 61
wekaminen 20
Wet op de geneesmiddelenvoorziening
   (1963) 19
wondgenezing 51
wratten 55

zenuwaandoening 165
ziekelijke achterdocht 80, 81
ziekte, acute 6
-, chronische 6, 89
-, congenitale 7

-, reumatische 89
- van Addison   149
- van Crohn   153
- van Hirschsprung   154
- van Parkinson   155, 160

- van Pfeiffer   43
ziekte-oorzaken, biologische   8
-, chemische   8
-, fysische   7
-, psychische   8

-, vanuit de voeding   8
zuurbranden   134
zwakzinnigheid   169
zwelling   45
zwemmerseczeem   40

Milton Keynes UK
Ingram Content Group UK Ltd.
UKHW031439190324
439615UK00003B/9